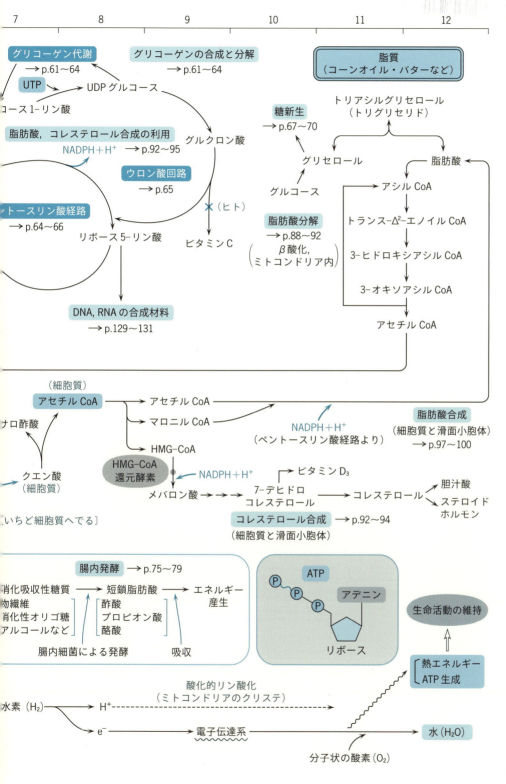

基礎から学ぶ
生化学

―― 改訂第4版 ――

監修 山田 和彦
編集 福島 亜紀子／叶内 宏明

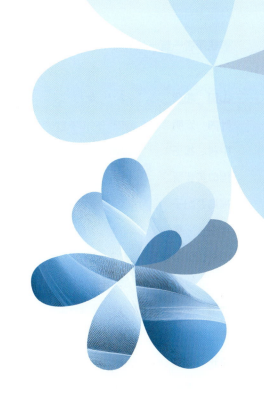
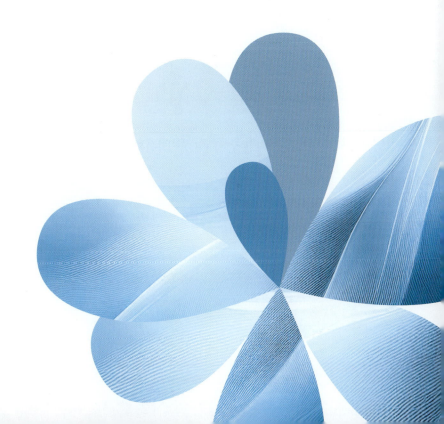

南江堂

●執筆者一覧（執筆順）

山田　和彦	やまだ　かずひこ	女子栄養大学名誉教授
叶内　宏明	かのうち　ひろあき	大阪公立大学大学院生活科学研究科教授
中村　禎子	なかむら　さだこ	十文字学園女子大学大学院人間生活学研究科/人間生活学部教授
橋口美智留	はしぐち　みちる	京都光華女子大学健康科学部准教授
福島亜紀子	ふくしま　あきこ	女子栄養大学栄養学部教授
神田　晃	かんだ　あきら	青森県立保健大学大学院健康科学研究科特任教授
田村(堀)奈緒子	たむら(ほり)　なおこ	神戸女子大学家政学部准教授
谷　政八	たに　まさはち	仁愛大学名誉教授
池田　涼子	いけだ　りょうこ	仁愛大学人間生活学部教授
菊田　安至	きくた　やすし	福山大学生命工学部教授
開元　多恵	かいもと　たえ	四国大学生活科学部准教授
横井　克彦	よこい　かつひこ	聖徳大学人間栄養学部教授
馬場　修	ばば　おさむ	東京家政学院大学名誉教授
福田　亨	ふくだ　とおる	東京聖栄大学健康栄養学部教授
加藤　久典	かとう　ひさのり	女子栄養大学栄養学部教授
仙波　和代	せんば　かずよ	別府大学食物栄養科学部教授

改訂第4版の序文

　本書『基礎から学ぶ生化学』は，栄養学を学び，将来，管理栄養士・栄養士や保健科学の専門家になろうとしている人を意識して構成している．2008年の初版より今回4度目の改訂となり，編者2名も交代した．執筆については大学で栄養学や健康科学の教育に携わり，食事から摂取する栄養素や食品成分の体内動態を，基礎生化学的な位置づけとして理解している方々に依頼し，執筆者も一部交代をした．当然，「管理栄養士国家試験出題基準」の「人体の構造と機能及び疾病の成り立ち」の生化学領域の内容を網羅し，「日本人の食事摂取基準（2025年版）」に対応している．

　多くの生化学の教科書は栄養素の化学構造から始まるのに対して，本書は生体を動的なものとして位置づけ，まず食べることを生化学的立場からとらえて，その物質と生命活動との関連を理解できるように構成している．今改訂では，読者からの指摘や要望を取り入れ，一部，図表の入れ替えも行った．また，代謝反応が理解しやすいように酵素名の初出箇所は和名とカタカナ名を併記した．たとえば，本書の初出箇所には乳酸脱水素酵素（乳酸デヒドロゲナーゼ）と記し，それ以降は乳酸脱水素酵素とした．「乳酸が乳酸脱水素酵素によって，脱水素されピルビン酸になる」と反応をイメージしながら理解してほしい．近年，化学構造式を用いず，物質名だけで説明をしている生化学の教科書も増えているが，物質名および代謝の理解には化学構造式が重要であると考え，本書では重要なものを厳選し化学構造式を示し，理解しやすいように工夫している．本書においては，栄養素共通のエネルギー産生反応である「TCAサイクル」「電子伝達系」を「CHAPTER 2　なぜ食物を摂らなければならないのか」で扱い，「TCAサイクル」は再度，糖質代謝の項で詳しく解説している．しかし，これらの反応系はアミノ酸，脂肪酸からエネルギー産生する際にも使われる反応系である．そのため，代謝系の全体像が見渡せるよう，見返しに代謝マップを掲載している．代謝マップには本文の記述対応頁も示しているので，全体像の理解に活用してほしい．

　本書は，栄養学・保健科学を学ぶ人が基礎科学としての生化学に親しみをもち，効果的に学修できるように配慮している．本書が栄養学を理解する上で最善の教科書となり，本書を大いに活用していただければ大きな喜びである．

　本書改訂にあたって，多大なご尽力をいただいた（株）南江堂の山本忠平氏，北島詩織氏に，心より感謝申し上げる．

　2025年2月

監修者，編者を代表して
女子栄養大学
福島亜紀子

初版の序文

　栄養・健康科学シリーズの『生化学』が刊行されて16年が経過した．その間，栄養士法の改正に伴って管理栄養士養成カリキュラムが大幅に変更され，3回の改訂を行なって対応してきた．好評を得て，多くの方々に利用していただき，また海外においても翻訳本が刊行された．

　栄養士法の改正によって，従来の生化学や解剖生理学などの科目名がなくなり，『人体の構造と機能および疾病の成り立ち』という大きな枠の中に取り込まれることとなった．しかし，1人の担当者がこの大枠のすべてを講義するわけではなく，従来の生化学，解剖生理学，病理学，疾病論などに分けて担当しているのが現状である．今回の『基礎から学ぶ生化学』は，栄養・健康科学シリーズから分離・独立した生化学テキストとして再構築したもので，その目指す方向は旧版の『生化学』の流れを受けた構成になっている．したがって，本書は栄養学や健康科学に携わる人々が必要とする生化学的知識を獲得するために十分対応できる内容となっている．また，新しいカリキュラムに基づく管理栄養士国家試験ガイドラインの生化学領域の内容を網羅してある．さらに，執筆者は一部交替して栄養の専門家を養成している研究者・教育者が中心である．

　本書は，栄養学や健康科学に携わる人々に対して，せめてこれだけは知っていてほしいと考えられる項目に搾り込んで，生化学テキストとして構成してみた．それゆえ，内容はあまり欲張らずに基本的なことや必要な事項が親しみをもって学習できるように配慮した．化学構造式は重要なものを厳選し，しかも1つひとつの構造式について，できるだけ理解しやすいように工夫してある．また，化学反応における中間代謝物や代謝経路については，主なものに限定し，全体像を把握できるようにした．したがって，生化学の成書に比べると物足りなく感じる読者諸氏もあるものと考える．これを一部補う意味で巻末に代謝経路図を添付した．より詳しく学習したい読者は巻末に掲げてある参考書を参照されたい．本書のもう1つの特徴は，生化学に親しみをもってもらうために，内容の構成を既存の生化学の教科書と大きく変えたことである．つまり，化学物質から学習が始まるのに対して，本書では生体を動的なものとして位置づけ，まず食べることを生化学的立場から捉えて，その物質と生命活動との関連を中心に構成した．

　本書は，栄養学・健康科学を学ぶ者が基礎科学としての生化学に親しみをもち，効率よく学習できるように配慮した．随所にその情熱と新しい試みがみられるはずである．本書が，栄養学・健康科学を志す諸賢の座右の書となり，わが国の栄養学領域の学問の発展に寄与することを念じ，また活用をお願いする次第である．

2008年10月

奥　恒行

目　次

1. 生化学を学ぶために
　　　　　　（山田和彦，叶内宏明）…1
A. 生化学とは…………………………1
B. 人体の化学組成……………………2
　1 人体はどんな元素からできているか
　　…………………………………………2
　2 人体はどんな成分から構成されているか
　　…………………………………………3
C. 身体の構成成分と食事成分…………4
D. なぜいろいろな食品を組み合わせて
　　食べなければならないか……………4
E. 生物の基本的な単位——細胞………6
　1 細胞の微細構造と細胞小器官の役割…6
　2 細胞内小器官の分画（分画の手順）…11
　●練習問題………………………………11

2. なぜ食物を摂らなければならない
　のか……（中村禎子，橋口美智留）…13
A. 食物成分の生体への取り込みとゆくえ
　　…………………………………………13
　1 食物は生体内でどのように利用されるか
　　…………………………………………13
　2 消化器官の役割とその特徴…………13
　3 管腔内消化と膜消化…………………15
　4 糖質の消化・吸収と発酵・吸収の概要
　　…………………………………………16
　5 脂質の消化・吸収の概要……………19
　6 タンパク質の消化・吸収の概要……21
　7 ビタミン・ミネラルの吸収…………23
　●練習問題………………………………24
B. エネルギーはどのように産生され，
　　利用されているか……………………24
　1 人間の活動とエネルギーの消費……24
　2 どの栄養素からどれくらいエネルギー

は産生されるか……………………24
　3 エネルギーはどのように作られ，
　　使われているか………………………25
　4 ATPと生命活動………………………29
　5 エネルギーの貯蔵と利用……………35
　6 栄養素酸化のエネルギー論…………35
　●練習問題………………………………37

3. 食物成分は生体内においてどのよ
　うに代謝されているか……………39
A. 代謝とは何か——代謝の全体像
　　…………………………（叶内宏明）…39
　1 代謝とは………………………………39
　2 分子は相互に変換される……………40
　3 時間的・空間的に代謝の変化を捉える
　　…………………………………………40
　4 代謝物は酵素活性を調節する………41
B. 糖質は生体内でどのように代謝されて
　　いるか…………………………………43
　1 糖質の特徴
　　………（山田和彦，福島亜紀子）…43
　2 糖質の働き……………………………53
　3 酸素がなくてもエネルギー産生できる
　　のは糖質………………………………55
　4 酸素があればエネルギー産生に無駄が
　　ない……………………………………58
　5 糖質の貯蔵物質——グリコーゲン…61
　6 糖質が生まれ変われば………………64
　7 血糖と生体機能とのかかわり
　　………（中村禎子，橋口美智留）…70
　8 難消化吸収性のオリゴ糖や糖アルコー
　　ルは生体内でどのように利用され，機
　　能を発現するか………………………74
　●練習問題………………………………80

viii 目　次

C. 脂質は生体内でどのように代謝され
　　ているか…………………（神田　晃）…82
　1 脂質とは何か……………………82
　2 脂質の種類と機能………………82
　3 脂質は生体内でどのような代謝物に
　　変換するか………………………88
　4 リン脂質もエネルギーを産生する…92
　5 コレステロールの合成とゆくすえ…92
　6 ケトン体はどんなときにどのようにし
　　て作られるか……………………95
　7 脂肪酸由来の生理活性物質
　　──エイコサノイドの種類と機能…96
　8 脂質は体内で生合成される………97
　9 脂肪組織は合成と分解が繰り返されて
　　いる………………………………100
　10 血液のリポタンパク質はどのように
　　代謝され機能しているか…………103
　●練習問題…………………………107

D. タンパク質は生体内でどのように代
　　謝されているか
　　………………（田村（堀）奈緒子）…108
　1 タンパク質とは何か……………108
　2 タンパク質の分類………………108
　3 アミノ酸という構成単位…………110
　4 タンパク質はどのような構造をして
　　いるか……………………………113
　5 タンパク質はどのように分解されるか
　　……………………………………116
　6 アミノ酸の役割は何か…………116
　7 アンモニアの処理………………122
　8 神経伝達物質……………………124
　9 アミノ酸代謝異常症……………125
　10 アミノ酸・タンパク質の栄養価…127
　●練習問題…………………………128

E. 遺伝情報はどのようなメカニズム
　　によって伝達されているか
　　………………………（福島亜紀子）…129
　1 核酸代謝…………………………129
　2 遺伝情報が受け継がれるしくみ……133

　3 アミノ酸配列情報とタンパク質の
　　生合成……………………………137
　4 遺伝子発現の調節………………142
　5 遺伝子操作………………………143
　6 ヒトゲノムと栄養学……………146
　●練習問題…………………………147

4. 生体の機能を調節しているものは何か …………………………149

A. 酵素・ホルモン・ビタミンの違い
　　………（中村禎子，橋口美智留）…149
B. 酵素は生体内でどのような働きを
　　しているか
　　……………（谷　政八，池田涼子）…149
　1 酵素とは何か……………………149
　2 反応の形式と酵素の分類…………150
　3 酵素はどのような構造をしているか
　　……………………………………152
　4 酵素にはどのような特性があるか…154
　5 酵素作用は調節を受けている………157
　6 酵素の反応速度…………………158
　7 酵素欠損による先天性代謝異常……161
　●練習問題…………………………163
C. ホルモンは生体内でどのような働きを
　　しているか…………（菊田安至）…164
　1 ホルモンとは何か………………164
　2 ホルモンはどのように働きかけるか
　　……………………………………164
　3 ホルモンおよびその関連物質………168
　4 ホルモン異常と疾病……………180
　●練習問題…………………………181
D. ビタミンは生体内でどのような働き
　　をしているか………（開元多恵）…182
　1 ビタミンとは何か………………182
　2 ビタミンの種類と主な性質………183
　3 水溶性ビタミン…………………183
　4 脂溶性ビタミン…………………189
　●練習問題…………………………192
E. ミネラル（無機質）は生体内でどの

ような働きをしているか
　　　　………………（横井克彦）… 193
　１ ミネラル（無機質）とは何か……… 193
　２ ミネラル（無機質）の分類……… 193
　３ ミネラル（無機質）の生理的意義… 194
　４ 各種ミネラル（無機質）の機能と
　　　生理作用…………………… 195
　　　● 練習問題…………………… 204
F.　水は生体内でどのような働きを
　　　しているか…………………… 205
　１ 水の特性と機能………………… 205
　２ 水の出納………………………… 205
　３ 細胞内液と細胞外液…………… 206
　４ 水の代謝………………………… 206
　　　● 練習問題…………………… 209

5. 生体の恒常性維持における血液と
　　尿の役割と働き ……………… 211
A.　血液の役割と働き
　　　………（馬場　修，福田　亨）… 211
　１ 血液の組成と一般的性質………… 211
　２ 血液の機能……………………… 214
　３ 赤血球…………………………… 215
　４ 白血球…………………………… 217
　５ 血小板…………………………… 217
　６ 血漿に含まれる成分…………… 218
B.　尿の役割と働き………………… 220
　１ 尿の生成と排泄………………… 220
　２ 尿の性状と成分………………… 222
C.　血液と尿による恒常性の維持…… 223
　１ 体液浸透圧……………………… 223
　２ 電解質と酸塩基平衡（pH）調節機構
　　　………………………………… 224
　３ アシドーシスとアルカローシス…… 225

　　　● 練習問題…………………… 226
D.　時間栄養学………（加藤久典）… 226
　１ 概日リズム，日周リズムと時間栄養学
　　　………………………………… 226
　２ 概日リズムのメカニズム………… 227
　３ 中枢の時計と末梢の時計………… 229
　４ 何をどのタイミングで摂取するか… 229
　　　● 練習問題…………………… 230

6. 外敵から生体をどのように守るか
　　　………………（仙波和代）… 231
A.　免疫とワクチン………………… 231
　１ 免疫とは何か…………………… 231
　２ ワクチンの歴史………………… 231
B.　感染防御機構…………………… 234
　１ 自然免疫系……………………… 234
　２ 獲得免疫系……………………… 237
C.　細胞性免疫……………………… 240
　１ 移植免疫………………………… 240
　２ 腫瘍免疫………………………… 241
　３ 母児免疫………………………… 241
D.　液性免疫………………………… 242
　１ 抗体の基本構造………………… 242
　２ 抗体の種類と特徴……………… 243
　３ 抗体の機能……………………… 244
E.　粘膜免疫………………………… 246
F.　アレルギー……………………… 246
　１ Ⅰ型アレルギー………………… 246
　２ Ⅱ型アレルギー………………… 248
　３ Ⅲ型アレルギー………………… 248
　４ Ⅳ型アレルギー………………… 249
　５ Ⅴ型アレルギー………………… 250
　　　● 練習問題…………………… 251

略　　語……………………………………………… 253
参考文献……………………………………………… 259
練習問題解答………………………………………… 261
索　　引……………………………………………… 271

x 目 次

Column

- 栄養学におけるエネルギーの単位…………28
- 酸化と還元の具体例…………………………30
- スポーツとエネルギー消費…………………73
- グリセミックインデックス…………………80
- 必須アミノ酸の覚え方……………………113
- 再生医療………………………………………127
- 酵素に関する用語と単位…………………151
- ミカエリス定数（K_m値）と代謝調節………161
- 血漿カルシウム濃度の調節………………171
- インスリンとグルコース輸送担体………173
- ホルモンによる脂肪代謝の調節…………178
- ホルモンと高血圧 …………………………181
- 葉酸代謝関連酵素の遺伝子多型 …………187
- アスコルビン酸の生合成…………………189
- HIV……………………………………………251

CHAPTER 1

生化学を学ぶために

A 生化学とは

　生化学は，人間に限らず，あらゆる生物の生命現象を化学的知識に基づき，化学的手法を用いて解析し，その本質を分子のレベルで理解しようとする学問である．すなわち，生物体を構成している物質の化学的性質を明らかにし，これらの物質が生体内でどのような化学的変化を受けるかを観察し，さらにこれらの物質の化学的変化と生命現象がどのような関係にあるかを究明する科学である．

　下等な単細胞生物でも，動物でも，植物でも，外界から絶えず物質を取り入れて，その一部を身体の構成物質として利用するが，一方では体内の物質を分解して生命現象を営むためのエネルギーを取り出し，不用となった物質を体外に排出している．このように，生物は生命を維持し，活動し，繁殖するために必要な物質を外部から取り入れ，それを利用している．この外界から適切な物質を取り入れ，生活現象を営むことを「栄養」といい，その取り入れる物質を「栄養素」という．管理栄養士・栄養士などの栄養専門家を志す者は，生物の取り入れた栄養素がどのように代謝され，エネルギーもしくは体構成分子として利用されるか，生命現象を営んでいるかについて十分な知識をもたなくてはならない．それゆえ，生化学は栄養学を学ぶ上で最も重要な基礎科学として位置づけられる．

　生化学の目覚ましい進歩は，器質的・形態的変化が現れてからしか発見できなかった生体の異常を，それよりも早い潜在的な段階で見出し，診断することを可能にした．また，生化学的検査によって得られた所見は病気の診断だけではなく，治療においても重要な意義をもつようになってきた．さらに，新しい医薬品の開発は生化学的な知見に基づいたものが少なくない．しかしながら，生化学が生命現象の解明に万能であるというわけではない．生化学の知識は個々の細胞内の出来事を説明しているに過ぎないこともある．試験管内で観察された生化学的な現象や細胞内の出来事をもって，複雑な調節機構を備えている個体レベルでの現象が説明できるとは限らないのである．人間まるごとの説明に外挿する場合には十分留意すべき点である．

1. 生化学を学ぶために

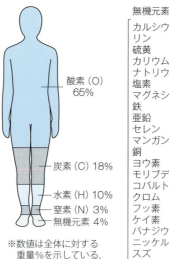

図1B-1 人体の元素組成

※数値は全体に対する重量％を示している．

無機元素
- カルシウム (Ca) 1.5%
- リン (P) 1.0%
- 硫黄 (S) 0.25%
- カリウム (K) 0.2%
- ナトリウム (Na) 0.15%
- 塩素 (Cl) 0.15%
- マグネシウム (Mg) 0.05%
- 鉄 (Fe) 0.006%
- 亜鉛 (Zn) 0.002%
- セレン (Se) 0.0003%
- マンガン (Mn) 0.0003%
- 銅 (Cu) 0.00015%
- ヨウ素 (I) 0.00004%
- モリブデン (Mo)
- コバルト (Co)
- クロム (Cr) ┐
- フッ素 (F)   │超微量に存在
- ケイ素 (Si) │
- バナジウム (V) │
- ニッケル (Ni) │
- スズ (Sn)   ┘

酸素(O) 65%
炭素(C) 18%
水素(H) 10%
窒素(N) 3%
無機元素 4%

B 人体の化学組成

1 人体はどんな元素からできているか

　生物，無生物を問わず，あらゆる物質は元素からできている．人体を構成する元素の95％以上は**酸素**，**炭素**，**水素**，**窒素**の4元素で占められており，カルシウムをはじめとする十数種類の**必須無機元素**が占めるのはわずか数％に過ぎない（**図1B-1**）．元素の数では水素のほうが酸素よりもはるかに多いにもかかわらず人体構成における酸素の重量比率が高いのは，元素当たりの重さが水素1に対して酸素16であるためである．また，酸素の比率がきわめて高いのは人体の60％以上が水分で占められ，酸素がその主要構成元素となっているからである．一方，人体を構成するタンパク質や脂質などの有機物には炭素，酸素，水素が含まれているのでこれらの比率も比較的高い．分子内に窒素を含んでいるのは大部分がタンパク質である．

　無機元素で多いものは骨の主な構成成分であるカルシウムとリンである．これら以外に比較的比率の高いものに血漿，リンパ液，組織間液，細胞内液の主な陽イオンであるカリウムやナトリウム，陰イオンである塩素などがある．鉄は赤血球のヘモグロビンや呼吸酵素の構成成分であり，マグネシウムは骨組織，組織間液，細胞内液などの塩類として含まれている．

　摂取されて体内に吸収される元素は人体に蓄積もしくは主に尿中に排泄される．**図1B-1**で数値を示した13種類の無機元素は，摂取量が少ないとよく知られている欠乏症が現れる．また，必要量はきわめてわずかであるか生理的に必須

B. 人体の化学組成　3

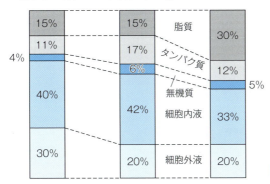

図 1B-2　人体の構成成分

の無機元素としてコバルト，モリブデン，クロムがある．このほか，動物実験でその必須性が確認されている元素にフッ素，ニッケル，ケイ素，スズ，バナジウムなどがある．また，非必須とはいい切れないが常に生体内に微量に存在する元素にアルミニウム，ホウ素，鉛などがある．

2　人体はどんな成分から構成されているか

　人体はたくさんの筋肉からできているので，全体としてはタンパク質含量が最も多い印象を受ける．しかし，図 1B-2 に示すように成人男子においては，水分の占める比率が最も高く，60％以上にもなっている．このように体水分含量が多いために，激しい発汗を伴う運動をすると簡単に体重が 1〜2 kg 軽くなったりする．運動負荷による急激な体重減少は貯蔵脂肪の減少というよりも，一次的な水分の喪失によることが多い．したがって，のどの渇きが治まる頃にはほぼもとの体重に戻ることが多い．体水分含量は乳幼児期では高く，新生児では 80％近くにも達する．しかし，加齢に伴って減少し，70 歳位になると体重の約 50％程度まで落ちる．特に細胞内液の減少が著しい．これは細胞数が加齢とともに減少するからである．女性では相対的に脂質含量が多いので，その分水分含量は少ない．
　構成成分のうち有機物で主なものはタンパク質で，成人男性では約 17％を占める．体重は加齢に伴って減少するが，タンパク質の減少のほうが著しいので高齢者ではタンパク質比率は低くなる．脂質は最も変動の大きい貯蔵物質で，肥っている人では多く，痩せている人では少ない．平均 15〜20％程度である．したがって，肥っている人の水分含量は相対的に少なくなり，痩せている人では多くなる．体構成成分としての糖質はグリコーゲンとして貯蔵されているが，生体内にはきわめてわずかしか存在せず，体重の 0.1％以下である．死後硬直が消失した死体には，糖質はほとんど含まれていない．筋肉に貯蔵されたグリコーゲンが解糖系（p.55 参照）によって分解されるからである．無機質の比率は約 6％で，

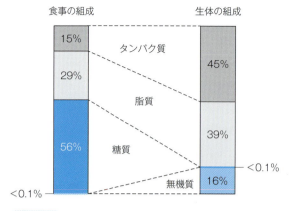

図 1C-1 水分を除いた場合の身体を構成する成分と食事を構成する成分

加齢による変動は比較的少ない．

C 身体の構成成分と食事成分

　生命を維持し，活動するためには，生体が要求する栄養素を常に補給しなければならない．身体を構成している成分も摂取した食品に含まれている栄養素によって常に入れ替わっている．このため，人間はいろいろな食品を組み合わせて摂取している．図 1C-1 に示したように，水分を除いた身体の構成成分で最も多いのはタンパク質で，ごくわずかしか含まれていないのが糖質である．ところが，人間が1日に摂取する食事成分で最も多い栄養素は糖質で，全栄養素重量の約70%にもなる．身体構成の主な栄養素であるタンパク質含量はそれほど多くない．すなわち，食事成分として最も多い糖質が生体内では最も少ない．このことは，摂取した糖質が他の成分に転換されたり，活発に代謝されたりして，身体を構成する成分が常に動的な状態にあることを意味している．

D なぜいろいろな食品を組み合わせて食べなければならないか

　生命を維持し，いろいろな生活活動をしていくために摂取しなければならない栄養素に糖質，脂質，タンパク質，無機質，ビタミンがある．これらのうち，糖質，脂質，タンパク質の3つの栄養素はその1日摂取量が数十グラムから数百グラムにもなるので，**三大栄養素**ということがある．これに対して，無機質やビタミンの1日摂取量は多くて数百ミリグラム，少ないものでは数マイクログラムに過ぎない．無機質とビタミンは総称的な呼称であって，生体が必要とする無機質

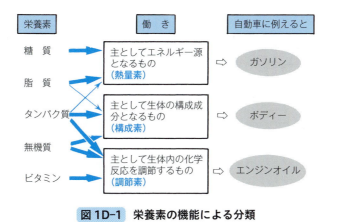

図 1D-1 栄養素の機能による分類

ならびにビタミンはそれぞれ十数種にもなる（p.182, 4章D参照）．

各栄養素はそれぞれ特有の生理作用をもっているので，いずれの栄養素が過不足を起こしても健康障害が生じる．各栄養素が生体側にもたらす機能によって大別すると，図 1D-1 のように3つに大別される．すなわち，1つ目は，主としてエネルギー源となるもので，熱量素といわれるものである．身体を動かすときにエネルギーが消費されることはもちろんのことであるが，睡眠時であっても脳，心臓，肺，その他の諸臓器は常に働いてエネルギーを消費している．熱量素は消費量が多いので量的に多く補給しなければならない成分である．このエネルギーを供給する栄養素は糖質，脂質，タンパク質である．したがって，エネルギー供給ということのみを考えると，いずれの栄養素であってもよいことになるが，糖質しかエネルギー源として利用できない細胞もある．

2つ目は，筋肉や内臓諸器官や骨格など主として生体の構成に用いられるもので，構成素といわれるものである．これに属するものはタンパク質と無機質である．筋肉，内臓諸器官，骨組織などを構成するタンパク質や無機質を他の栄養素で代用することはできない．生体の構成に用いられる栄養素も比較的多く摂取しなければならない成分である．脂質も十数％含まれるので構成素ということができるが，一部の必須脂肪酸を除き，他の栄養素から合成される．また，その摂取量に対する本来の機能性を考えるとエネルギー源としての働きが中心となる．

3つ目は，生体内で行われる種々の化学反応を調節するもので，調節素といわれる．これに属するものにビタミン，タンパク質，無機質がある．機械でいえば潤滑油の働きをするので，その補給量は少量でよい．ある種のビタミンや無機質は補酵素や補助因子として酵素反応に関与している．また，タンパク質は酵素，ホルモン，その他の生理活性物質の合成に用いられる．このように，調節素に該当する栄養素は特有の生理機能をもっているので他の栄養素で代用することはできない．厳密にいえば，糖質や脂質も種々の生理活性物質，例えば，細胞表面の糖鎖やプロスタグランジンなどの構成成分や前駆体となっているので調節素とい

うこともできるが，通常は調節素としては取り扱わない．

これまでに示した分類は厳密なものではないが，各栄養素が特有の機能をもち，その働きによっては代用できるものとできないもの，量的に多く摂らなければならないものとそうでないもの，などを理解する上では便利である．ここでは，栄養素の機能性を生体にもたらす働きによって大別しているが，個々の栄養素の化学的特徴やその代謝過程，あるいは生理作用については以下の章において詳しく述べる．

食品はいずれかの栄養素を含んでいるが，生体が要求する栄養素を一品だけでバランスよく含んでいるような食品は存在しない．したがって，その食品の成分的あるいは利用上の特徴をよく理解し，生体に補給しなければならない栄養素の種類と量を考えて，上手に組み合わせて摂取することが必要となる．

E 生物の基本的な単位——細胞

生物の基本単位である細胞は形質膜あるいは原形質膜と呼ばれる膜で囲まれ，隔てられている．高等動物や酵母の細胞のように膜で囲まれた核をもつ細胞を真核細胞といい，そのような細胞からなっている生物を真核生物という．これに対して，細菌やラン藻のように膜に囲まれた核をもたない細胞を原核細胞といい，そのような細胞をもつ生物を原核生物という．

身体は体重60kgで約37兆個の細胞が集まってできている．受精卵は発生・成長の過程で細胞分裂を重ね，次第に特有の細胞の形や機能をもつようになる．このような変化を分化と呼び，一般的には不可逆的である．あるものは筋細胞に，あるものは神経細胞というように分化し，同じ機能をもった細胞が多数集まって1つの働きを営む集団を形成する．これが組織である．また，いくつかの組織が集まってあるまとまった働きを行うものを器官といい，いくつもの器官が互いに連携して協同的に1つの総合的な作用を営むものを器官系という．

1 細胞の微細構造と細胞小器官の役割

身体を構成する細胞はいろいろ変わった形をしているが，共通の形態学的ならびに化学的特徴を備えている．また，細胞の1つひとつは個体全体と同じように栄養を営み，生命活動をしている．

細胞の表面は細胞膜（形質膜ともいう）で覆われ，内部は半透明半流動性の原形質で満たされている．原形質は核，ミトコンドリア，小胞体，リボソームなどの細胞内小器官や，分泌液胞や貯蔵物質粒も包含している（図1E-1）．

E. 生物の基本的な単位——細胞　7

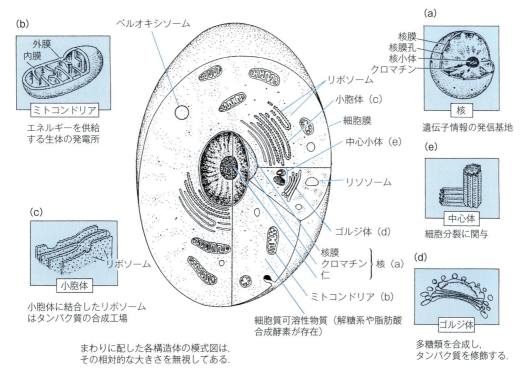

図 1E-1　細胞の微細構造

電子顕微鏡で明らかにされた"典型的な細胞の基本構造"を模式的に示したもので，立体的な袋のようなものの断面を表している．ここに示している顆粒やその構造はすべての細胞にみられるものではない．ただ，いろいろな型の細胞に起こりうる分化を示したものである．

a　細胞膜（形質膜 plasma membrane）

　細胞の一番外側は厚さ 7.5～10 nm（75～100 Å）の脂質からなる薄い膜（細胞膜）に覆われ外部環境と内部環境の境界を形成している．細胞に必要なすべての物質はこの細胞膜を透過して取り込まれ，また不用な物質は排泄され，物質の出入りを調節している．細胞膜は電子顕微鏡でみると，1層の明るい層をはさんで，2層の暗い層からできている（**図 1E-2a**）．このような3層構造は細胞内の他の小器官の膜にもみられ，すべての生体膜の基本構造となっている．

　<u>生体膜</u>は主としてタンパク質（約60％）と脂質（約40％）からなっており，脂質の主成分はリン脂質で，このほかにコレステロールや糖質も含んでいる．リン脂質の非極性端（疎水性部位）は膜の内側に向かって二重層を作り，極性端（親水性部位）は膜の両面に向かって規則的に並んでいる．タンパク質は膜の外表面あるいは内表面に存在するもの，一部が表面から膜に侵入しているもの，膜を突き抜けて存在するものなどがあり，規則的な固定された配置はしていない（**図 1E-2b，c**）．このような膜の構造は常に流動的で，タンパク質部分も脂質部分も膜内で移動していると考えられている．

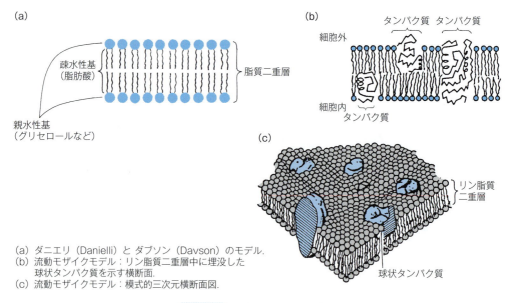

(a) ダニエリ（Danielli）とダブソン（Davson）のモデル．
(b) 流動モザイクモデル：リン脂質二重層中に埋没した球状タンパク質を示す横断面．
(c) 流動モザイクモデル：模式的三次元横断面図．

図 1E-2　生体膜の構造モデル

糖質が膜の表面を覆っている場合もある．これは糖タンパク質あるいは糖脂質の糖鎖の部分が外表面に並んだものである．その一端は膜のタンパク質や脂質と結合している．

b 核

核（nucleus）は細胞内の最大の構造物で，核膜に覆われている．核膜にはところどころに小さな孔（核膜孔，約 50 nm）があり，核の内外に通じている（**図 1E-1a**）．核から細胞質への物質の移動は核膜を透過するルートとこの小孔を通るルートがある．

核の内容物の大部分は<u>染色体</u>（chromosome）で，細胞分裂をするとき以外は明瞭な形をしていない．通常は不規則不透明な顆粒あるいは紐状をしている．これを<u>クロマチン</u>という．染色体にみられる顆粒は<u>デオキシリボ核酸</u>（<u>DNA</u>）である．染色体はクロマチンの重合した巨大な DNA 分子と支持タンパク質からなっている．DNA は遺伝子の担体で，遺伝子の情報はこの DNA の配列によって決定される．DNA は相補的に自己とまったく同一配列の DNA および自己の鋳型に適合する配列のリボ核酸（RNA）を合成する．

核内の小器官として<u>核小体</u>（<u>仁</u>ともいう，nucleolus）が存在する．核小体の 5〜10% は RNA であり，リボソーム RNA（rRNA）が合成されている．タンパク質合成が盛んなとき核小体は増大する．

E．生物の基本的な単位——細胞　9

c　ミトコンドリア

　ミトコンドリア（mitochondria）は直径 0.3〜0.7 μm，長さ 1〜4 μm のソーセージ状の小器官で，二重膜構造をもち，1 つの細胞内に数百個から数千個も存在する．外側は単位膜で覆われているが，内側は棚状の隔壁クリステ（cristae）によって複雑に仕切られている（図 1E-1b）．クリステには電子伝達系の酵素群を含んだ小顆粒が規則正しく並んでいる．内腔は基質あるいはマトリックス（matrix）と呼ばれる可溶性物質で満たされている．マトリックスには TCA サイクルや脂肪酸酸化などに関与している酵素群が存在しているので，ミトコンドリアは酸素の存在下において細胞に必要なエネルギーを供給している．また，ミトコンドリアにはわずかながら独自の環状型 DNA が存在しており，ミトコンドリア独自のタンパク質を合成している．

d　小胞体

　小胞体（endoplasmic reticulum：ER）は管状，小胞状，偏平の袋状の構造をし，細胞質全体に網目状に広がっている．小胞体を構成する単位膜は細胞膜や核膜，細胞質内の大顆粒表面の膜とも連絡し，高等動物の消化管に似ており，小顆粒リボソームで合成されたタンパク質の輸送路になっている（図 1E-1c）．小胞体の表面にはリボソームが付着している部分があり，これを粗面小胞体（rough surfaced ER）という．小胞体のうち小顆粒が付着していないものを滑面小胞体（smooth surfaced ER）という．小胞体は内分泌腺や肝臓などのように分泌活動の盛んな細胞によく発達している．

e　リボソーム

　リボソーム（ribosome）はダルマ形の小顆粒（約 15 nm）で，小胞体の膜面に付着しているものと，細胞質内に分散しているものとがある（図 1E-1c）．リボソーム RNA（rRNA）とタンパク質からできており，タンパク質合成の場である．タンパク質合成中のリボソームは通常 mRNA などと結合してポリソームあるいはポリリボソームといわれる状態で存在する．

f　ゴルジ体

　ゴルジ体（Golgi body）は核の近傍に位置する膜性の小器官（直径約 1 μm）で，偏平な袋が数枚平行に重層された構造をし，周囲に小胞と空胞を伴い，やや湾曲して凸面を核側に向けている（図 1E-1d）．小胞体と似ているが，機能的には異なり，ムコ多糖類の合成を行って，これを小胞体で作られたタンパク質や脂質に

転移して修飾し，分泌顆粒として細胞表面まで移送して放出する．

g リソソーム

リソソーム（lysosome）は一重の膜で包まれた小胞（直径約 $0.4\,\mu$m）で，内部構造をもたない小器官である．内部に水素イオンを取り込むポンプが膜にあり，リソソーム内は酸性に保たれている．また，巨大分子を代謝可能な低分子まで分解する各種加水分解酵素を多量に含んでいる．リソソームの膜が破れないかぎり，加水分解酵素は細胞質内の基質に作用しないが，膜が破れるとリソソームの酵素が流れ出し，細胞の融解が急速に起こる．

h ペルオキシソーム

ペルオキシソーム（peroxisome）は一重の膜で包まれた球状または楕円形の小胞（直径 $0.1\sim1\,\mu$m）で内部構造をもたない小器官である．数はミトコンドリア 4 個に対して 1 個くらいの割合で存在する．炭素数が 22 以上の長鎖脂肪酸を酸化する．また，酸化反応で生成した H_2O_2 をペルオキシソームに存在するペルオキシダーゼやカタラーゼなどが処理し，無毒化する．

i 中心体

中心体（centrosome）は，直径約 $0.4\,\mu$m の円筒形の小管である．中心小体（centriole）が通常 2 個が互いに直交する位置関係で核の近傍に存在する．電子顕微鏡でみると，3 個の管が 1 束になった形のものが 9 個集まって細管を形成している（**図 1E-1e**）．細胞分裂の始まる前に 4 個に増え，2 個ずつ中心小体が離れて両極に移動し，極間に紡錘糸（微小管）を生じる．分裂した染色体はこの紡錘糸に導かれて極に向かって移動する．

j 細胞質可溶性物質

細胞質可溶性物質（cytosol）は細胞質に存在するミトコンドリア，小胞体，ゴルジ体などの構造体を埋めている部分で，タンパク質を主体にしている．嫌気的条件下におけるエネルギー産生（解糖系）やアミノ酸，脂肪酸，核酸などを合成するための素材の生成に必要な酵素を含んでいる．また，タンパク質合成のときのアミノ酸の運び屋である転移 RNA（tRNA）も含まれている．

E．生物の基本的な単位——細胞　11

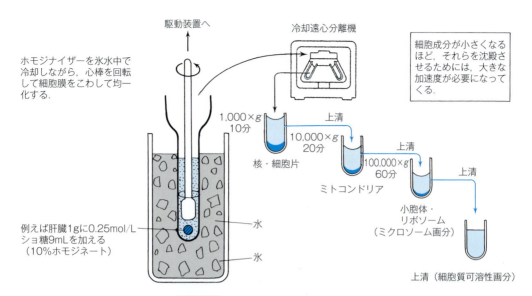

図1E-3 遠心分離による細胞分画法

2　細胞内小器官の分画（分画の手順）

　細胞膜で囲まれた細胞内にはいろいろな小器官が存在する．これらの小器官や細胞膜はその大きさや比重が異なるため，遠心分離することによって分画することができる．**図1E-3**は最も一般的な細胞分画法を示したものである．

　肝臓などの組織を0.25 mol/Lショ糖液中ですり潰したホモジネートを1,000×g（gは重力を意味する）で10分間遠心分離して得られる沈殿物が核画分で，大部分は核であるが，未破壊の細胞などもこの画分にくる．この上清を，8,000～10,000×gで20分間遠心分離するとミトコンドリアが沈殿する．さらに，この上清を100,000×gで60分間遠心分離すると，リボソーム，小胞体，細胞膜などが細かく破壊されたものが沈殿する．この画分を<u>ミクロソーム画分</u>という．このときの上清が細胞質可溶性画分（cytosol）である．

練習問題

1．次の記述のうち正しいものを1つ選べ．
　(1) 人体構成元素のうち最も多いものは酸素で，ナトリウムに次いで多いのはカリウムである．
　(2) 体水分含量は成人男性では体重の約60％であるが，性差および年齢の違いによる変動はきわめて少ない．
　(3) 食事成分で最も多い栄養素は糖質であるが，体成分としての糖質は最も少ない．
　(4) 生体膜はタンパク質および脂質からなっており，脂質の主成分はトリアシルグリセロールである．
　(5) ミトコンドリアは電子伝達系の一連の酵素群を含み，嫌気的条件下でエネルギー供給をしている．

CHAPTER 2

なぜ食物を摂らなければ ならないのか

A 食物成分の生体への取り込みとゆくえ

1 食物は生体内でどのように利用されるか

　生体は生命活動を維持するために必要な成分を絶えず補給する必要がある．そのためには摂取した食物を生体内で利用できるように変換しなければならない．消化器官の機能は，高分子化合物である食物を物理的，化学的，あるいは生物学的に分解し，生体が利用できるような小分子の物質にすること，次にその小分子物質の中から必要なものを小腸粘膜の吸収上皮細胞に吸収することである．生体の細胞内には，吸収された小分子物質を用いて再び生体が必要とする高分子物質を合成する経路が備わっており，多くの反応によって生命活動が維持されている．

　生命活動を維持するためには，細胞におけるリン酸化の反応と高エネルギーリン酸化合物である ATP が常に必要である．糖質，脂質，タンパク質の分解物はアセチル CoA または TCA サイクルの中間体となり相互に作用する（図 2A-1）．ミトコンドリア内の TCA サイクルでは，酸化によって組織が必要とするエネルギー（ATP）の大部分を産生している．また，ビタミンやミネラルはエネルギー産生にかかわる酵素反応を調節する役割を担っている．生体はこれらの栄養素を利用し，一定の法則性に従って同化と異化を調節している．本節では，三大栄養素の消化・吸収について概説するが，代謝の詳細は糖質，脂質，タンパク質の各節を，またエネルギー産生についての詳細は次節を参照されたい．

2 消化器官の役割とその特徴

　消化器官は図 2A-2 に示すとおりで，口から小腸までの上部消化管と大腸および肛門の下部消化管，肝臓や膵臓などの付属器官がある．内部が空洞になった器官（中空器官）で，体内にありながら生体外に接している器官である．粘膜，筋層，漿膜（外膜）の3層からなり，蠕動運動や分節運動などをするとともに，腸液の分泌を行って，食物を効果的に分解している．口から食物を摂取後，食道-

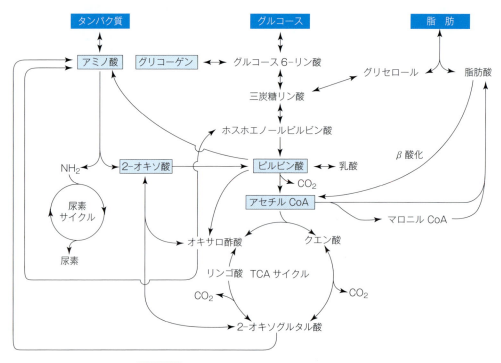

図 2A-1 タンパク質，糖質，脂質の相互変換

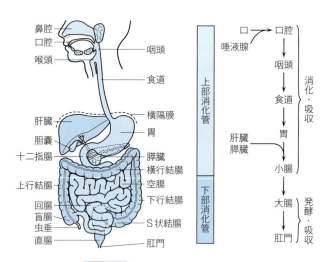

図 2A-2 消化器系の構造と働き

A. 食物成分の生体への取り込みとゆくえ　15

表 2A-1　消化管内に送り込まれる水分の分泌量と pH，および電解質組成の特徴

	分泌量（L/日）	pH	その他の特徴
唾　液	0.5〜1.5	5.5〜7.8	Na^+，Cl^-濃度は血漿値より低く，K^+濃度は高い．分泌速度が上昇しているときにはHCO_3^-が比較的高く，pH は上昇し，浸透圧濃度は血漿値に近づく
胃　液	2〜3	1〜2	H^+濃度が高く，壁細胞からの分泌速度の上昇に伴ってH^+濃度が高くなる
胆　汁	0.6〜1	5.7〜8.6	主な陽イオンはNa^+，HCO_3^-，Ca^{2+}が血漿より高い
膵　液	1〜2	7〜9	多種の消化酵素を含む．Na^+約 160 mEq/L，K^+約 5 mEq/L は分泌速度に関係なくほぼ一定．浸透圧は血漿と等張．分泌速度が上昇するとHCO_3^-が高濃度になり，pH が 8 以上になる
小腸液	1.5〜3	8.2〜9.3（十二指腸ブルンネル腺からの分泌液）	ブルンネル(Brunner)腺からの分泌は少なく血漿電解質濃度に近いが，HCO_3^-濃度は高い．リーベルキューン(Lieberkühn)腺からの分泌が多い
大　腸	＊		＊水分の分泌より吸収が多い．腸内細菌の代謝産物によって管腔内 pH が影響を受ける
糞　便	0.1	6〜7.5	血漿より高浸透圧で，約 400 mOsm/kg．Na^+，Cl^-は大部分再吸収される

飲食物由来の水分は 1 日約 2.5 L である．

胃－小腸－大腸において生命活動に必要な栄養素や食品成分を吸収し，老廃物を糞塊として排泄するまでにかかわるすべての器官である．

また，**表 2A-1** に示すように消化管の管腔内には飲食物由来の水分約 2.5 L，唾液，胃液，腸液などの生体由来の水分が 7〜10 L，合計 1 日約 10 L の液体が出入りしており，消化器官は体水分を調節する重要な役割を担っている．細胞膜を介した細胞内外の電解質組成は物質の透過や吸収を調節し，電解質のバランスや酸塩基平衡に密接に関与している．このように，大量の水分が出入りする消化器官は，恒常性の維持に寄与している．このほかに，消化器官は，ホルモン分泌，神経伝達物質，消化管免疫機構，輸送担体などの作用や腸内細菌叢（腸内フローラともいう）などの働きによる調節を受けて生命活動の維持に関与している．

3　管腔内消化と膜消化

食物は口腔内消化を受けた後，食道を経て胃に到達して消化粥（chyme）となって小腸へ移行する．十二指腸への胃内容物の排出は規則的な反射性因子の作用によって徐々に行われ，胃と十二指腸の内圧較差が 20〜30 cmH₂O になると幽門が開き，十二指腸への移行が始まる．胃内容物が排出される時間は 2〜6 時間で，その速度は糖質＞タンパク質＞脂質の順に速い．内容物が十二指腸へ到達したときに乳び状液になっているために，小腸における管腔内消化と膜消化，ならびに吸収が速やかに進行する．

16 2. なぜ食物を摂らなければならないのか

消化の過程は，管腔内消化と膜消化に大別される．管腔内消化は，摂取された食物が口腔から大腸に到達するまでの間に，消化管腔内に外分泌された消化酵素によって小分子化される過程をいう．一方，膜消化は，小腸粘膜上皮細胞の微絨毛膜において行われる消化の最終段階の過程で，消化と吸収が表裏一体となって同時に進行する．管腔内および膜消化にかかわる主な酵素を表2A-2に示してあるが，詳細については，糖質，脂質，タンパク質の各節を参照．

ところで，消化・吸収の過程は小腸で終了すると考えられていたが，生体に必要な成分の吸収は大腸においても行われている．食品成分中には小腸の消化に対して抵抗性を示す成分が存在する．これらは主に糖質やタンパク質を構成成分にもつ物質である．小腸において消化を受けなかった糖質やタンパク質は，そのまま大腸に到達して大腸内に常在する腸内細菌による発酵を受けて代謝される．糖質の発酵生成物である短鎖脂肪酸は大腸上皮細胞のエネルギー源になったり，吸収されて生体のエネルギー源として利用されている．このことを，小腸における消化・吸収に対して，大腸における発酵・吸収という．大腸は糞塊を形成するためだけの器官ではなく，ミネラルや腸内細菌が産生した短鎖脂肪酸の吸収など，生体に必要な成分の代謝に関与している．

4 糖質の消化・吸収と発酵・吸収の概要（図2A-3）

糖質は，食品中にデンプンやグリコーゲンなどの多糖類，大豆オリゴ糖，ガラクトオリゴ糖，フラクトオリゴ糖などのオリゴ糖類，麦芽糖（マルトース），ショ糖（スクロース），乳糖（ラクトース），トレハロースなどの二糖類，ブドウ糖（グルコース）や果糖（フルクトース）などの単糖類として存在している．

生体内にはグルコースやグリコーゲンとして存在するほか，糖脂質や糖タンパク質として生体機能の維持や生体防御の役目を果たしている．脳，神経組織，赤血球，精巣，酸素不足の骨格筋などの組織はブドウ糖を唯一のエネルギー源としている．日本人1人1日当たりの糖質摂取量は約240〜300gで，総エネルギー摂取量に対する比率は約60％を占め，最も摂取量の多い成分である．一方，生体内に貯蔵されているグリコーゲンは水分を除いた人体組成の0.1％程度で，過剰な糖質は脂質に転換されて貯蔵される．タンパク質約45％，脂質39％に比べるときわめてわずかである（p.4，図1C-1参照）．このことは摂取した糖質が生体内でダイナミックに代謝され，利用されていることを示している．

デンプンやグリコーゲンなどの高分子化合物の消化は，口腔内から開始する．食物を咀嚼することによって唾液分泌が増加し，高分子の糖質は唾液 α-アミラーゼによって α-1,4 グリコシド結合が加水分解されて小分子化する．

小腸においては，膵液に含まれる膵 α-アミラーゼと小腸粘膜微絨毛膜に局在する二糖類水解酵素（グルコアミラーゼ，スクラーゼ-イソマルターゼ複合体，ラクターゼ-フロリジン水解酵素複合体，トレハラーゼ）によって単糖に分解さ

A. 食物成分の生体への取り込みとゆくえ　17

表 2A-2　管腔内消化と膜消化に関連する消化酵素の特徴

	消化液	酵　素	至適条件	基　質	主な生成物
管腔内消化	唾　液	唾液 α-アミラーゼ	pH 6.6〜6.8	デンプン，グリコーゲン	マルトース，マルトオリゴ糖，α-限界デキストリン
	胃　液	胃（底腺）リパーゼ	pH 3.0〜6.0（2.0〜7.5 で活性あり）	脂質	脂肪酸，1,2-ジアシルグリセロール
		ペプシン	pH 1.0〜2.0	タンパク質	ペプチド
	膵　液	膵 α-アミラーゼ	pH 6.9〜7.1（pH 4.0〜11 で安定）	デンプン，デンプンの小分子分解物，グリコーゲン	マルトース，マルトオリゴ糖，α-限界デキストリン
		トリプシン	pH 8.0〜9.0（pH 5.2〜6.0 で活性化）	タンパク質（リシン，アルギニンを認識）	ペプチド，オリゴペプチド
		キモトリプシン	pH 8.0〜9.0	タンパク質（チロシン，フェニルアラニン，トリプトファンを認識）	ペプチド，オリゴペプチド
		カルボキシペプチダーゼ	pH 7.0〜9.0（トリプシンにより活性化）	タンパク質（カルボキシペプチダーゼ A は中性アミノ酸を，B はリシンとアルギニンを認識）	遊離アミノ酸, ペプチド, オリゴペプチド
		リボヌクレアーゼ，デオキシリボヌクレアーゼ		核酸（DNA，RNA）	ヌクレオチド
		膵リパーゼ	pH 8.0	中性脂質	脂肪酸，2-モノアシルグリセロール
		ホスホリパーゼ		リン脂質	脂肪酸，リゾホスファチジルコリン
		コレステロールエステル水解酵素	胆汁酸により活性化	コレステロール	脂肪酸，遊離コレステロール
膜消化		二糖類水解酵素	pH 5.0〜7.0	二糖類	単糖類
		ホスファターゼ	pH 8.6	有機リン酸	遊離リン酸
		エンドペプチダーゼ		ペプチド	ペプチド
		アミノペプチダーゼ		ペプチド	ジペプチド，トリペプチド，中性アミノ酸，酸性アミノ酸，プロリン
		カルボキシペプチダーゼ		ペプチド	塩基性アミノ酸，プロリン，プテロイルグルタミン酸
		トリペプチダーゼ（細胞質）		トリペプチド	アミノ酸，ジペプチド
		ジペプチダーゼ（細胞質）		ジペプチド	アミノ酸
		ヌクレオシダーゼ，ポリヌクレオチダーゼ		ヌクレオシド，核酸	ヌクレオチド，プリン，ピリミジン，ペントース，リン酸

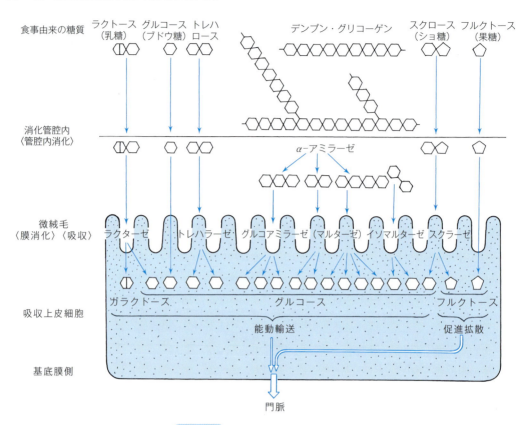

図 2A-3 糖質の消化・吸収の経路

れる．唾液および膵液 α-アミラーゼは高分子糖質の α-1,4 結合に特異的に作用するため，α-限界デキストリンやオリゴ糖，および二糖類が遊離する．これらの小分子の糖質は微絨毛膜に局在する二糖類水解酵素によって単糖へ消化され，同時に速やかに吸収されて細胞内に取り込まれる．

　細胞への単糖の輸送は二糖類水解酵素の近傍にある糖輸送担体によって行われている．これらの輸送には，ナトリウムイオン（Na$^+$）と共役した能動輸送，ヘキソース輸送担体による促進拡散および単純拡散がある．グルコースやガラクトースは，Na$^+$/D-グルコース共輸送担体（SGLT1）によってグルコース 1 分子と Na$^+$ 2 分子が細胞内へ共輸送される．小腸粘膜上皮細胞の基底膜側に存在する Na$^+$/K$^+$-ATP アーゼによって細胞内 Na$^+$ 濃度が低く保持されて管腔側との濃度勾配が生じるために Na$^+$ とともにグルコースが輸送される（二次性能動輸送）．フルクトースは拡散輸送型糖輸送担体ファミリー（GLUT）の 1 つであるフルクトース輸送担体（GLUT 5）によって輸送される．粘膜上皮細胞内から血管への輸送は GLUT 2 によって行われる．糖輸送担体である GLUT ファミリーは，12 回膜貫通型の膜タンパク質であり，促進拡散型の輸送担体である．

A．食物成分の生体への取り込みとゆくえ　**19**

　消化管に存在する消化酵素によって加水分解されるグリコシド結合は，ブドウ糖が α-1,4 および α-1,6 結合したデンプンなどの多糖類およびその分解物（マルトオリゴ糖，イソマルトオリゴ糖，麦芽糖，イソマルトース），α-1,2 結合（ショ糖），β-1,4 結合（乳糖），α-1,1 結合（トレハロース）である．これらの結合を分子内にもっていても，重合度が 3～10（大豆オリゴ糖，ガラクトオリゴ糖，フラクトオリゴ糖など）になると糖質の消化酵素は加水分解することができない．デンプン，麦芽糖，ショ糖などが消化吸収性糖質といわれるのに対して，これらは難消化吸収性糖質として分類され，大腸において腸内細菌の発酵を受けて利用される．

5　脂質の消化・吸収の概要（図 2A-4）

　食品の脂質は，動物性食品および植物性食品のどちらにも含まれており，トリアシルグリセロール（中性脂肪，あるいはトリグリセリド，TG）のほかにリン脂質やステロール類として存在する．それぞれの主な成分は，トリアシルグリセロールは長鎖脂肪酸，リン脂質はホスファチジルコリン，ステロールはコレステロールであり，脂質として供給されるエネルギーの約 90％はトリアシルグリセロールである．また，食品のコレステロールは大半が遊離型で，10～15％がコレステロールエステルを形成している．日本人は 1 人 1 日平均 60～65 g の脂質を食品から摂取している．消化管腔内にはこれらのほかに胆汁中の胆汁酸やコレステロール，はく離脱落した上皮細胞の脂質など約 50 g が送り込まれている．健常成人の糞便中に排泄される脂質は摂取量の約 5％以下であるので，生体は大量の脂質を代謝していることになる．

　脂質は水に不溶であり，これを消化する酵素は管腔内の水溶液中に存在するため，エマルジョンを形成して界面を増大させる必要がある．食物中には界面活性物質が通常あまり存在しない．食物中の脂質はその一部が，胃内で蠕動運動によってエマルジョンとなり，これに胃リパーゼ（別名：胃底腺リパーゼ）が作用してトリアシルグリセロールの 3 位のエステル結合が加水分解され，ジアシルグリセロールと遊離脂肪酸（FFA）に分解される．この胃リパーゼ活性は，分解産物と十二指腸内の胆汁酸によって阻害され，また胃リパーゼは膵臓から分泌されるタンパク質分解酵素によって分解される．新生児では膵リパーゼの活性が低いので，胃リパーゼは乳中の脂肪を分解するために重要な役割がある．ラットやマウスには胃リパーゼはなく，舌リパーゼがその役割を果たすという報告がある．

　十二指腸では膵外分泌腺から分泌される膵リパーゼとコリパーゼが胆汁中の胆汁酸の作用でエマルジョン表面に付着し，1 位および 3 位のエステル結合が消化されて 2-モノアシルグリセロールと脂肪酸が遊離する．摂取したトリアシルグリセロールの約 70～80％はモノアシルグリセロールとして吸収され，完全に遊離脂肪酸になって吸収されるのは約 20％で，残りの数％はトリアシルグリセ

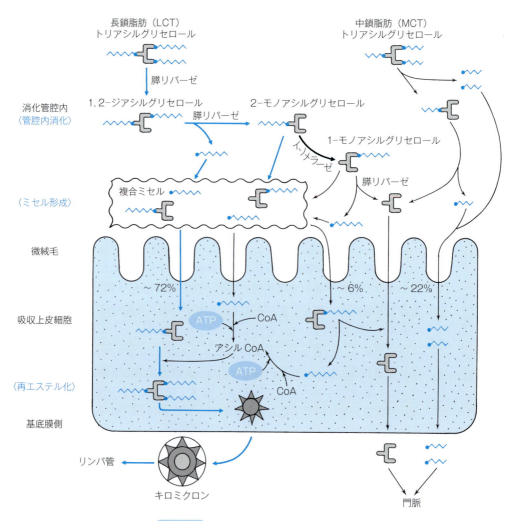

図 2A-4 中性脂肪の消化・吸収の経路

ロールとしてピノサイトーシス（pinocytosis）で吸収される．ホスファチジルコリンは十二指腸内で膵由来ホスホリパーゼ A_2 によって，2位のエステル結合が加水分解されてリゾホスファチジルコリン（リゾレシチン）と脂肪酸とに分解される．また，コレステロールエステルは，胆汁酸の存在によって活性化されたコレステロールエステラーゼによって遊離コレステロールと脂肪酸に分解される．

　管腔内に存在する脂質分解物を小腸から効率よく吸収するためには，胆汁酸との混合ミセルを形成する必要がある．ミセル形成には，胆汁酸，2-モノアシルグリセロールと遊離脂肪酸が必要である．小腸粘膜上にミセルが拡散することによって脂質の吸収が行われる．小腸粘膜上皮細胞における脂質の吸収は主に空腸で行われるが，混合ミセルの胆汁酸は管腔内にとどまり，その後回腸で吸収され

A．食物成分の生体への取り込みとゆくえ　21

て腸肝循環をする．脂質の細胞膜の通過は受動拡散によると考えられていたが，近年輸送担体の脂肪酸結合タンパク質を介して吸収されることが明らかになってきた．

　上皮細胞内に吸収された長鎖脂肪酸とホスファチジルコリンの分解物は，細胞質の脂肪酸結合タンパク質によって滑面小胞体に輸送され，2-モノアシルグリセロール経路でトリアシルグリセロールに再合成される．空腹時の場合には，この再合成は粗面小胞体に存在するα-グリセロリン酸経路で行われる．吸収されたコレステロールは遊離コレステロールプールに入り，滑面小胞体でアシルCoA：コレステロール O-アシル基転移酵素（アシルCoA：コレステロール O-アシルトランスフェラーゼ，ACAT）と膵由来のコレステロールエステラーゼによってエステル化される．

　再合成された長鎖トリアシルグリセロール（LCT），コレステロールエステルおよびホスファチジルコリンは大きな油滴を形成して小胞体，ゴルジ体へ移動する．そこで，粗面小胞体で形成されたアポタンパク質と結合してリポタンパク質となる．脂質を摂取したときに形成される主なリポタンパク質はキロミクロン（chylomicron）で，その成分の約80％がトリアシルグリセロールである．キロミクロンは上皮細胞基底膜側からエキソサイトーシス（exocytosis）された後，腹腔リンパ管に集合し，最終的に左鎖骨下静脈と内頸静脈の合流角へ移行する．

6　タンパク質の消化・吸収の概要（図2A-5）

　タンパク質はアミノ酸がペプチド結合した高分子のポリペプチドで，生体を構成する重要な成分である．日本人は肉類，魚類，卵類などの動物性食品と穀類や豆類などの植物性食品から1人1日平均70〜80gのタンパク質を摂取している．消化管腔内には食品由来のタンパク質のほかに内因性タンパク質として，1日に消化液と一緒に分泌されたタンパク質が20〜30g，脱落した消化管上皮細胞由来のタンパク質が約30g，血漿から小腸内へのアルブミン喪失が2〜5g存在しており，これらも食事由来のタンパク質と同様に消化され，再利用されている．タンパク質はほとんどが消化・吸収されるが，プロリン含有量の高いタンパク質などは消化されにくい．難消化性糖質と同様に，これらの消化抵抗性タンパク質は大腸内の腸内細菌によって発酵分解される．

　タンパク質を摂取すると副交感神経が興奮し，この伝達を受けて胃の主細胞より酵素の前駆体であるペプシノーゲンが分泌される．ペプシノーゲンは胃壁細胞から分泌される塩酸（胃酸）によってペプシンに変換されて活性化され，生成されたペプシンもポリペプチドのアミノ基側を切断し，活性化する．

　十二指腸に分泌される膵液には，ポリペプチド内部のペプチド結合を切断するエンド型タンパク質分解酵素（トリプシン，キモトリプシン，エラスターゼ）や，ペプチド鎖のカルボキシ基側から順次アミノ酸を切断するエキソ型タンパク質分

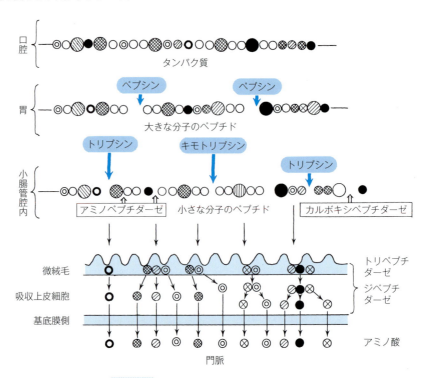

図 2A-5 タンパク質の消化・吸収の経路

解酵素（カルボキシペプチダーゼ A および B）が存在している．膵由来の酵素はいずれもプロ酵素として分泌される．まず，トリプシノーゲンが刷子縁膜に存在するエンテロキナーゼによって活性化されてトリプシンとなり，さらに他のプロ酵素とトリプシノーゲン自体を活性化する．膵タンパク質分解酵素は基質特異性があり，トリプシンは塩基性アミノ酸に，キモトリプシンは芳香族アミノ酸に，エラスターゼは脂肪族アミノ酸に特異的に作用し，またカルボキシペプチダーゼ A は中性アミノ酸に，カルボキシペプチダーゼ B は塩基性アミノ酸に作用する．これらの酵素によるタンパク質の分解物は，遊離アミノ酸が約 40％，アミノ酸残基が 2〜6 のオリゴペプチドが約 60％といわれている．

　膵ペプチダーゼによって小分子化されたペプチドは，小腸粘膜刷子縁膜に局在するアミノペプチダーゼ，カルボキシペプチダーゼ，およびジペプチダーゼによって基質特異的に分解され，アミノ酸，ジペプチド，トリペプチドになる．遊離アミノ酸はアミノ酸に対する輸送担体で吸収されるが，ジペプチドまたはトリペプチドは H^+ 濃度勾配を利用する能動的ペプチド輸送システムによって小腸粘膜上皮細胞内に輸送される．小腸粘膜上皮細胞質に存在するトリペプチダーゼおよびジペプチダーゼによる消化を受け，最終的にアミノ酸に分解されて利用される．小腸粘膜上皮細胞のアミノ酸輸送担体は基質特異性が低いことが特徴であり，Na^+ 濃度勾配に依存性のものや非依存性のものなど多様である．これらの詳細お

A．食物成分の生体への取り込みとゆくえ　23

よびペプチド輸送担体についてはタンパク質の節を参照.

7　ビタミン・ミネラルの吸収

　ビタミンB複合体やビタミンCなどの水溶性ビタミンは小腸粘膜上皮細胞から特異的な輸送担体により吸収され，アセチルCoAの構成成分や生体内の酵素の補酵素として作用する．吸収は単純拡散や促進拡散で取り込まれるものや，Na^+依存性の輸送体を必要とするものなどさまざまである．ビタミンB_{12}は，胃壁細胞から分泌される内因子（特異的な糖タンパク質）に結合して回腸へ運ばれ，粘膜に存在する受容体を介して吸収される．胃切除などによって内因子が欠損するとビタミンB_{12}が吸収されないために欠乏症を生じることがある．また，水溶性ビタミンの中には大腸内の腸内細菌によって合成されて吸収されるものもある．水溶性ビタミンは過剰に摂取すると尿中に排泄されるため過剰摂取による健康障害は起こりにくいが，貯蔵できないので毎日補給することが必要である．しかし，葉酸などについては，過剰摂取による健康影響が報告されているので，常に最新の情報を得る必要がある.

　食品の脂溶性ビタミン（ビタミンA，D，E，K）は，脂質の分解産物とともに胆汁酸との混合ミセルに取り込まれて脂質と同じ経路で吸収される．脂溶性ビタミンには，さまざまな生理作用が認められているが，過剰摂取は肝臓などの負担を増大して健康障害を誘発することがある．ビタミンについての詳細は4章D（p.182）を参照.

　食品中に含まれるミネラルの多くは不溶性塩の形態をとっているが，消化の過程でイオン化し，小腸より吸収される．カルシウムなど一部のミネラルは大腸でも吸収される．ミネラルの吸収率は，体内での要求量や同時に摂取する食品成分の影響を受けて変動する.

　生体内のミネラルは，歯や骨などの硬組織や酵素の構成成分として存在する．また，体液の浸透圧や酸・塩基平衡の維持にかかわっている．恒常性維持のため，血液中の濃度は一定の範囲内に厳密に調整されている．必要量はごくわずかで，過剰摂取により毒性を示すものが多いが体内合成できないため，不足によって欠乏症を引き起こすことがある.

　カルシウムは主に小腸上部で能動輸送により吸収される．この輸送は，活性型ビタミンDによって調節されている．一方で，空腸下部や回腸では，ビタミンDによる調節を受けない受動拡散による吸収が主となる．受動拡散による吸収は，ラクトースや難消化性糖質などの摂取によって促進される.

　鉄は，肉や魚に含まれるヘム鉄と植物性食品に含まれる非ヘム鉄とで吸収経路や吸収率が大きく異なる．鉄は，主に小腸上部で吸収される．ヘム鉄は他の食品成分の影響を受けずに担体を介して吸収される．非ヘム鉄は食品中では三価鉄（Fe^{3+}）の形で存在しているが，腸管から吸収されるには二価鉄（Fe^{2+}）に還元

2

なぜ食物を摂らなければならないのか

される必要がある．ミネラルについての詳細は4章E（p.193）を参照．

1. 次の記述のうち正しいのはどれか．2つ選べ．
   (1) 消化は消化管に分泌される消化酵素によってのみ行われる．
   (2) 膵臓から消化管腔内への消化酵素の分泌は内分泌である．
   (3) 過剰な糖質は生体内では脂質として貯蔵される．
   (4) キロミクロンの主な成分はトリアシルグリセロールである．
   (5) トリプシン，キモトリプシンはエキソ型タンパク質分解酵素である．

B　エネルギーはどのように産生され，利用されているか

1　人間の活動とエネルギーの消費

　眠っているときでも，神経細胞は休むことなく活動を続けている．また，心臓は絶え間なく拍動を続けて血液を循環させており，肺は呼吸して人体に必要な酸素を取り入れ，細胞で生成された二酸化炭素を排出している．くわえて，人体を構成している成分は合成と分解を絶え間なく繰り返している．このように，じっとしていても，どんなに小さな仕事をするにしてもエネルギーは消費され，それは絶えることがない．

　このようなエネルギーの消費は食物中に含まれている糖質や脂質やタンパク質などが吸収され，いろいろな生化学反応を介して酸化されるときに発生するエネルギーによってまかなわれる．したがって，身体を余計に動かしたり，体成分の合成や分解が活発なときにはそれだけエネルギーが多く消費されるので，それに相当する分の食物を多く摂るようにしなければならない．食物の補給がうまく行われないと，その不足分は体成分が消費されることになるので，このような状態を繰り返しているとやがて生命を維持できなくなる．

　私たちがいろいろな生活現象を営み，生きていくために必要な1日あたりのエネルギー量は身体活動レベルが普通の成人男性では，2,600〜2,750 kcal，成人女性では1,950〜2,050 kcalである．身体活動が活発な仕事に従事している人や妊婦・授乳婦などはエネルギー要求量が多くなるのは当然のことである．

2　どの栄養素からどれくらいエネルギーは産生されるか

　栄養素が生体内で代謝されて有効利用されるエネルギー量を<u>生理的燃焼熱</u>という．これは栄養素の種類によって異なり，その栄養素が保有しているエネルギー

B. エネルギーはどのように産生され，利用されているか **25**

表 2B-1 普通の食事における栄養素の有効エネルギー量
（アトウォーター係数）

栄　養　素	燃焼熱 （kcal/g）	消化吸収率（%）	補正	有効エネルギー量 （kcal/g）
タンパク質	5.65	92	− 1.25	≒ 4
脂　　　質	9.40	95		≒ 9
糖　　　質	4.10	97		≒ 4

量（物理的燃焼熱）とも異なる．この生理的燃焼熱は栄養素の構成成分，例えば中性脂肪を構成する脂肪酸組成やタンパク質を構成するアミノ酸組成などの違いによって異なる．また，生理的燃焼熱は食品に含まれている栄養素が消化吸収されて生体内で実際に役立つエネルギー量を表すので，各食品の消化吸収率によっても影響を受ける．アトウォーター（Atwater）はこれらを考慮して糖質，脂質，タンパク質の平均的な生理的燃焼熱を**表 2B-1** のように定め，これがアトウォーター係数として長い間用いられてきた．しかし，各栄養素の構成成分組成は食品によって異なるため，現在使用されている日本食品標準成分表 2020 年版（八訂）では，食品可食部 100 g 当たりの各成分量に成分ごとのエネルギー換算係数（**表 2B-2**）を乗じてエネルギー値を算出している．

　栄養素の中で物理的燃焼熱と生理的燃焼熱の差が最も大きいのはタンパク質である．これは摂取したタンパク質が生体内で完全酸化されず，最終代謝産物である尿素や尿酸などがエネルギーを保有したまま尿へ排泄されるからである．

3　エネルギーはどのように作られ，使われているか

　食物に含まれるエネルギー源となる物質は基本的には植物によって太陽エネルギーを化学的エネルギーとして蓄えたものである．すなわち，植物における光合成によって光エネルギーおよび低分子の二酸化炭素と水からグルコースが作られ，これがさらに高分子化合物になったものである．動物は太陽エネルギーを直接に化学的エネルギーとして貯蔵する能力はもっていない．したがって，植物が光合成によって貯蔵したエネルギーを利用して生体に必要な物質を作っている．摂取した食物分子中に蓄えられたエネルギーは酸化反応によって放出されるが，この過程ではその素材となる物質がもっている自由エネルギーは常に減少する．植物が独立栄養生物であるのに対して，人間を含めた動物は従属栄養生物という．光合成は緑色植物のほか，藻類や特殊な細菌においても行われる．

a　エネルギーの変換

　生体は外界から絶えず物質を取り入れ，これを生体に必要な物質に合成したり，転換したりしている．生体が取り入れた物質を生体に必要な物質に合成したり，

2. なぜ食物を摂らなければならないのか

表 2B-2　適用したエネルギー換算係数

成分名	換算係数 (kJ/g)	換算係数 (kcal/g)	備　考
アミノ酸組成によるタンパク質/ タンパク質[*1]	17	4	
脂肪酸のトリアシルグリセロール 当量/脂質[*1]	37	9	
利用可能炭水化物（単糖当量）	16	3.75	
差引き法による利用可能炭水化物[*1]	17	4	
食物繊維総量	8	2	成分値は AOAC.2011.25 法，プ ロスキー変法またはプロスキー法 による食物繊維総量を用いる
アルコール	29	7	
糖アルコール[*2] 　ソルビトール 　マンニトール 　マルチトール 　還元水あめ 　その他の糖アルコール	 10.8 6.7 8.8 12.6 10	 2.6 1.6 2.1 3.0 2.4	
有機酸[*2] 　酢酸 　乳酸 　クエン酸 　リンゴ酸 　その他の有機酸	 14.6 15.1 10.3 10.0 13	 3.5 3.6 2.5 2.4 3	

注：[*1]　アミノ酸組成によるタンパク質，脂肪酸のトリアシルグリセロール当量，利用可能炭水化物（単糖当量）の成分値がない食品では，それぞれタンパク質，脂質，差引き法による利用可能炭水化物の成分値を用いてエネルギー計算を行う．利用可能炭水化物（単糖当量）の成分値がある食品でも，水分を除く一般成分等の合計値と 100 g から水分を差引いた乾物値との比が一定の範囲に入らない食品の場合（資料「エネルギーの計算方法」参照）には，利用可能炭水化物（単糖当量）に代えて，差引き法による利用可能炭水化物を用いてエネルギー計算をする．
　　[*2]　糖アルコール，有機酸のうち，収載値が 1 g 以上の食品がある化合物で，エネルギー換算係数を定めてある化合物については，当該化合物に適用するエネルギー換算係数を用いてエネルギー計算を行う．
［日本食品標準成分表 2020 年版（八訂）より引用］

転換する過程を同化といい，この過程ではエネルギーが消費される．同化した物質をより簡単な物質に分解する過程を異化といい，この過程ではエネルギーが放出される．同化や異化のような生体内における物質の変換を物質代謝という．

　食物に存在する糖質，脂質，タンパク質が消化吸収されて生体内で別の高分子化合物に合成されるようなときには，エネルギーを供給しなければ反応は進行しない．このエネルギーは栄養素の分解によって遊離する自由エネルギーを特定の高エネルギー化合物の形で取り出し，この高エネルギー化合物が分解されるときに放出される自由エネルギーを合成反応に利用している（**図 2B-1**）．

B．エネルギーはどのように産生され，利用されているか　27

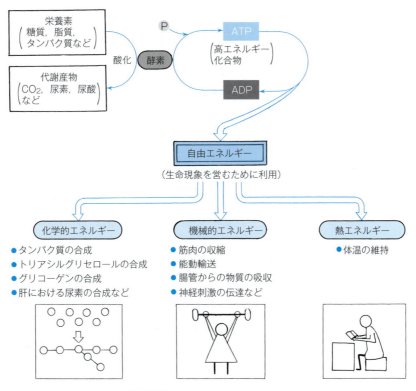

図 2B-1　エネルギー変換と利用

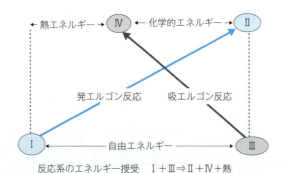

反応系のエネルギー授受　Ⅰ＋Ⅲ⇒Ⅱ＋Ⅳ＋熱

図 2B-2　発エルゴン反応と吸エルゴン反応の共役

反応物Ⅰから反応物Ⅱへ変換する際にエネルギーが放出されるようなときには，反応物Ⅲを反応物Ⅳへ転換するためにエネルギーを必要とするような他の反応と必ず共役している．反応物Ⅰの分解反応で放出されるエネルギーはすべて熱エネルギーに転換されずに，熱以外の形で共役する合成反応にも転移する．反応物Ⅰから反応物Ⅱへの転換は発エルゴン反応であり，反応物Ⅲから反応物Ⅳへの変換は吸エルゴン反応である．このときエネルギーの一部は必ず熱として喪失する．

 発エルゴン反応と吸エルゴン反応の共役（図 2B-2）

　生化学反応は，反応する系がより高いエネルギーから，より低いエネルギーへ

28   2. なぜ食物を摂らなければならないのか

移行するときにエネルギー放出を伴う．このとき，エネルギーは熱として放出されることが多い．生物系以外では熱エネルギーは機械的エネルギー，電気的エネルギー，化学的エネルギーなどに変換することができる．しかし，生物系は原則的に等温系であるので，生体内で放出した熱エネルギーは生命現象を営むために必要なエネルギーとして再利用することはできない．このため，生体成分の合成，筋肉の収縮，物質の輸送などに必要なエネルギーは化学的連鎖や酸化反応への共役によって獲得している．

C 自由エネルギー

自由エネルギーの変化（ΔG）は，反応系における全エネルギー変化のうち，仕事に利用することが可能なエネルギーをいい，化学系においては化学ポテンシャルとして知られている．

生化学反応が進行する場合には，発エルゴン反応と吸エルゴン反応が共役して進むので，自由エネルギーは熱としての喪失を伴う．このとき，発エルゴン反応に際して高エネルギー化合物を合成して，これを吸エルゴン反応に組み入れ，自由エネルギーを発エルゴン過程から吸エルゴン過程に移行する．生体の細胞における主な高エネルギー貯留物質は ATP である．

発展　表 2B-3 は生化学において重要なリン酸化合物の加水分解の際の標準自由エネルギーである．ATP の末端リン酸基の自由エネルギーは − 7.3 kcal/mol で，これより高いリン酸化合物と，低いリン酸化合物に分けられる．標準自由エネルギーが ATP よりも低い化合物に対して，ATP は高エネルギーリン酸の供与体となることができる．また，ADP は ATP よりエネルギー準位が高い化合物から高エネルギーリン酸を受け取り，ATP を合成することができる．

Column	栄養学におけるエネルギーの単位

栄養学においてはエネルギーの単位は古くから「カロリー」が用いられている．栄養学でいう 1 kcal は水 1 kg を 1 気圧のもとで 14.5℃ から 15.5℃ まで 1℃ 高めるのに必要なエネルギー量として取り扱われている．過去においては Cal の単位表示（いわゆる大カロリーとして calorie の「c」を大文字で表示）が使用されていたが，1/1000 量の cal と紛らわしいことから kcal が用いられるようになった．

国際的には SI 単位を用いる機運が高まっている．このため，現在ではエネルギーの SI 単位であるジュール（joule）がカロリーと併記して用いられることが多くなってきた．日本では，カロリー（kcal）が当分の間用いられるものと思われるので，本書ではカロリー（kcal）を使用する．1 kcal は 4.184 kJ（kilojoule）である．

B. エネルギーはどのように産生され，利用されているか　**29**

表 2B-3　主な有機リン酸化合物の加水分解の際の標準自由エネルギー

化合物	$\Delta G°'$ kcal／mol 標準自由エネルギー
ホスホエノールピルビン酸→ピルビン酸＋Pi	－ 14.8
1,3-ビスホスホグリセリン酸→3-ホスホグリセリン酸＋Pi	－ 11.8
ADP → AMP＋Pi	－ 7.8
ATP → AMP＋PPi	－ 10.9
ATP → ADP＋Pi	－ 7.3
グルコース 1-リン酸→グルコース＋Pi	－ 5.0
フルクトース 6-リン酸→フルクトース＋Pi	－ 3.8
グルコース 6-リン酸→グルコース＋Pi	－ 3.3
グリセロール 3-リン酸→グリセロール＋Pi	－ 2.2

d　酸化還元

　ある物質が酸化するという意味は，それが酸素と化合するということである．化合物の水素が奪われることも広い意味の酸化であり，生体で行われる酸化反応はむしろこのほうが多い．水素が奪われる反応を脱水素反応といい，この反応を触媒する酵素を**脱水素酵素**という．このほか，酸化還元には，電子（e^-）が奪われる変化がある．例えば，鉄を水に浸すと鉄が電子を失い陽イオンとなる（$Fe → Fe^{2+}＋2e^-$）．離れた電子は酸素に渡され，これと水素イオンが結合して水分子ができる（$2e^-＋1/2O_2＋2H^+ → H_2O$）．これを結果的にみると，酸素が鉄を酸化したことになる．脱水素反応も結局は水素原子核に伴って電子が抜け出ていく反応である．

　通常，酸化と還元は相伴って起こるので両者をまとめて**酸化還元**という．

e　酸化還元電位

　酸化還元を行う反応では，自由エネルギーの交換は反応物が電子を供与するか，受容するかの強さに比例する．したがって，自由エネルギー変化は酸化還元電位によっても数量的に表すことができる．通常，生物系の酸化還元電位は pH 7.0 の水素電極の電極電位（－ 0.41 V）を基準にして表される．通常は，酸化還元位がプラスになる方向へ反応が起こる．しかし，エネルギーが外部から投入されると，逆の反応が生じる．

4　ATP と生命活動

　生体が生命を維持し活動するためのエネルギーは，ATP のリン酸基とリン酸基との結合がもつ化学的エネルギーを介して行われる．ATP は，異化反応で生

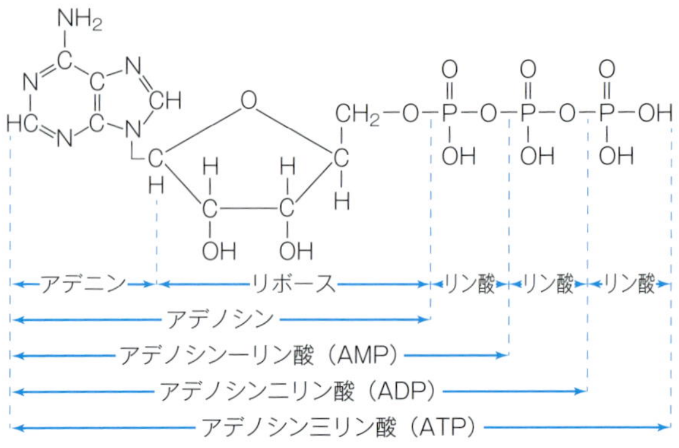

NH₂... (structure figure)

アデニン　リボース　リン酸　リン酸　リン酸
アデノシン
アデノシン一リン酸（AMP）
アデノシン二リン酸（ADP）
アデノシン三リン酸（ATP）

図 2B-3　ATP の構造

じる自由エネルギーの一部を ADP が高エネルギーリン酸化合物の形で捕捉した分子で，この自由エネルギーがエネルギーを必要とする反応を進行させるために使われる．ATP は生物におけるエネルギー通貨のような働きをしているわけである．

　食物に含まれる糖質，脂質，タンパク質がエネルギー源となるのはその酸化過程において ATP が生成されるからである．この ATP がもつ化学的エネルギーが筋肉の収縮や物質の輸送・濃縮などの機械的エネルギー，生体成分として必要な高分子化合物の合成に用いる化学的エネルギー，体温維持のための熱エネルギーなどとして利用される（**図 2B-1** 参照）．

a　ATP の構造

　ATP はアデノシンにリン酸基 3 個が直列に結合した高エネルギーリン酸化合物で，**図 2B-3** のような基本構造をしている．ATP に ATP アーゼが働くと，

Column	酸化と還元の具体例

〈酸化〉

1	酸素と化合する場合	$C + O_2 \rightarrow CO_2$
2	水素が奪われる場合	乳酸→ピルビン酸 + 2H
3	陽電子価が増加する場合	$Fe^{2+} \rightarrow Fe^{3+}$
4	陰電子価が減少する場合	$2I^- \rightarrow I_2$
5	電子が奪われる場合	$H \rightarrow H^+ + e^-$

〈還元〉

1	酸素が奪われる場合	$CuO \rightarrow Cu + O$
2	水素と結合する場合	$NAD^+ + 2H \rightarrow NADH + H^+$
3	陽電子価が減少する場合	$Fe^{3+} \rightarrow Fe^{2+}$
4	陰電子価が増加する場合	$I_2 \rightarrow 2I^-$
5	電子が与えられる場合	$H^+ + e^- \rightarrow H$

加水分解されて ADP とリン酸が生成される．このとき ATP 1 mol 当たり約 7.3 kcal のエネルギーが放出される．また，ADP が AMP とリン酸に加水分解されるとき，1 mol 当たり約 7.8 kcal のエネルギーが放出される．しかしながら，AMP がアデノシンとリン酸に加水分解されるときには 3.4 kcal のエネルギーしか放出されない．同じリン酸が 1 mol 遊離されるにもかかわらずリンの結合位置によって放出エネルギー量が異なるのはそれぞれのリンの荷電の状態が異なるからである．

b ATP の生成

高エネルギーリン酸化合物を生成する経路には，解糖系（p.55 参照），TCA サイクル（クエン酸回路）（p.58 参照），脂肪酸の β 酸化（p.90 参照）がある（**図 2B-4**）．これらのうち解糖系と TCA サイクルにおいては基質に加水分解時のエネルギーが直接取り入れられ，それから ATP が合成される反応がある．これが基質レベルのリン酸化である．これに対して，基質の酸化によって生じた電子と水素が電子伝達系（呼吸鎖）を経て，分子状酸素と結合して水を生成する過程において，電子伝達の自由エネルギー変化によって ATP が合成される．この一連の反応系を酸化的リン酸化という．

1）基質レベルのリン酸化

基質レベルのリン酸化によって高エネルギーリン酸化合物が生成される反応は，解糖系に 2 か所，TCA サイクルに 1 か所ある．

① グリセルアルデヒド 3–リン酸のリン酸化によって 1,3–ビスホスホグリセリン酸が生成され，このリン酸基がホスホグリセリン酸キナーゼにより ADP に転移して ATP が生成される．

② 2–ホスホグリセリン酸がホスホエノールピルビン酸に転換されることによってリン酸供与ポテンシャルが高まり，ピルビン酸キナーゼの作用によって ADP にリン酸が転移されて ATP が生成される．

③ TCA サイクルにおいて 2–オキソグルタル酸からスクシニル CoA が生成され，このスクシニル CoA が加水分解されるときに共役して GDP から GTP ができる．このエネルギーはいずれ ADP に転移され ATP を生成する．

2）電子伝達系と酸化的リン酸化

細胞での酸化に由来する大部分のエネルギーが高エネルギー化合物の ATP の形で捕捉される場所はミトコンドリアである．このため，ミトコンドリアは細胞の"発電所"と呼ばれている．脂肪酸とアミノ酸の酸化の際に発生する有効エネルギーならびに，糖質の酸化による大部分のエネルギーはミトコンドリアの中で還元当量（水素または電子）として利用され，最終的に酸素が還元され水となる．これを遂行するときに遊離する自由エネルギーが ATP として捕捉される．生体における ATP の生成は，大部分が電子伝達系に伴って起こる酸化的リン酸

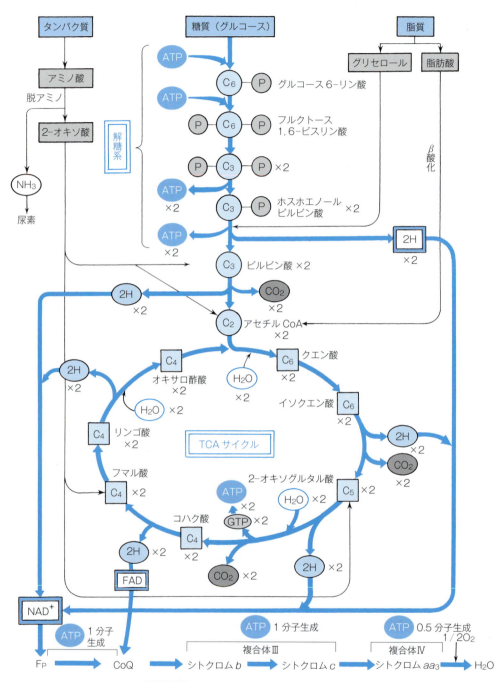

図 2B-4 栄養素からの ATP 産生のしくみ

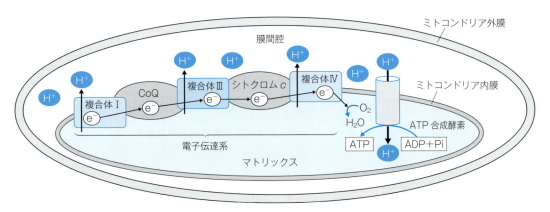

図 2B-5 ミトコンドリアにおける ATP 合成の概要

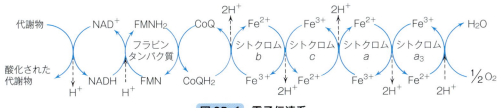

図 2B-6 電子伝達系

化によって行われる（図 2B-5）．

(1) 電子伝達系（呼吸鎖）

　生体における酸化反応の過程で，基質から遊離した水素を酸素と結合させて水に変える一連の反応系は**電子伝達系**と呼ばれる．電子伝達系の主成分は，還元電位が増加する順序に従ってミトコンドリアの内膜に配列されている（図 2B-6）．電子または水素より電気的陰性の成分から，より電気的陽性の成分に向かって鎖のような系を通じて段階的に移行する．したがって，電子伝達系の成分の酸化還元電位は，その系における成分の位置を推定するために必要な情報を与える．

> **発展**　TCA サイクルで基質から遊離した水素原子は NAD^+ あるいは FAD により捕捉される．このとき，水素原子から電子を放出して水素イオンとなり，負の電荷をもった電子が一連の酸化還元酵素の間を受け渡されていく（図 2B-6）．NAD^+ を水素受容体とする脱水素酵素は TCA サイクルに4つある．ピルビン酸，イソクエン酸，2-オキソグルタル酸，リンゴ酸の各脱水素酵素である（図 2B-4）．これらの脱水素酵素によって基質から水素原子2個が離脱され，このうち水素イオン1個と電子2個が NAD^+ に移され，残された水素イオン1個は溶媒中に移される．
> 　FAD の最初の水素受容体となるのは TCA サイクルのコハク酸脱水素酵素（コハク酸デヒドロゲナーゼ）である．このとき，FAD は基質より水素イオン2個とも受け取る．基質分子の脱水素によって離脱した水素は NADH または $FADH_2$ として電子伝達系に移される．電子伝達系はそれぞれに特異的な一連の受容体によって電子を受け渡していく．NADH の酸化は複合体Ⅰの NADH 脱水素酵素によって

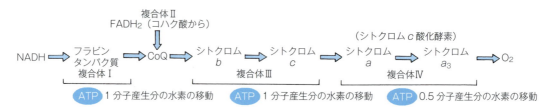

図 2B-7 酸化的リン酸化が共役する電子伝達系の要素

触媒され，NADH から離脱した 2 分子の電子が FMN に渡され，生じた FMNH$_2$ の 2 個の電子は CoQ に渡される．TCA サイクルで FADH$_2$ を生じるコハク酸脱水素酵素（複合体Ⅱ）はミトコンドリア内膜に結合しており，産生された FADH$_2$ の電子もこの CoQ に移され電子伝達系に入る．

CoQH$_2$ 1 分子が再酸化されるとき 2 分子のシトクロム b が還元され，水素イオン 2 個が放出される．シトクロムの還元は電子のみの移動によって行われ，三価鉄（Fe^{3+}）が還元されて二価鉄（Fe^{2+}）になる．シトクロム b はさらにシトクロム c，シトクロム aa_3 へと電子を移し，最後に還元型のシトクロム c 酸化酵素（シトクロム c オキシダーゼ）は電子を酸素に伝達し，O^{2-} ができる．この酸素は不安定でただちに H$^+$ と結合し，水を生じる．電子伝達系の成分の間を電子が移って，最後に酸素と反応させて水を形成するまでに水素原子のもっていた自由エネルギーは次第に減少する．この間に発生するエネルギーが ATP の産生に利用される．ちなみに，電子の対が NADH から分子状酸素に渡されて水になるまでに，1 分子につき約 53 kcal の自由エネルギーが生じる．

シアン化カリウム（青酸カリ）はこの電子伝達系成分であるシトクロム c 酸化酵素（シトクロム c オキシダーゼ）の活性中心である鉄原子と不可逆的に結合するため，細胞は呼吸できなくなり，死に至る．

(2) 酸化的リン酸化

NADH や FADH$_2$ の電子が電子伝達系を経て分子状酸素に移される過程において，生じた水素イオン（H$^+$）は複合体Ⅰ，Ⅲ，Ⅳが H$^+$（プロトン）ポンプとして働くため，マトリックスから膜間腔に H$^+$ を輸送する．これによって膜内外のプロトン濃度勾配を作り，プロトン駆動力と呼ばれる電気化学的勾配を作る．これが ATP 合成酵素が ATP を合成するための自由エネルギーを与える．この水素イオンが ATP 合成酵素を通ってマトリックスに流入することと共役して酸化的リン酸化によって ADP とリン酸から ATP 合成酵素により ATP が生成される．このように電子伝達系と共役した ATP 生成の機構を酸化的リン酸化反応といい，生体における ATP の大部分はこの機構で産生される．

酸化的リン酸化が共役する電子伝達の部位は NADH と CoQ の間，シトクロム b とシトクロム c の間，シトクロム a と O$_2$ の間の 3 か所である（**図 2B-7**）．すなわち，NADH 1 分子から ATP 2.5 分子が産生される．一方，FADH$_2$ からは CoQ を経て電子伝達系に入るので共役する電子伝達部位は 2 か所である．同じ

B. エネルギーはどのように産生され，利用されているか　35

水素を酸素と結合させて水分子に変換するにしても NADH から入ると ATP が 2.5 分子できるが，$FADH_2$ から入ると ATP は 1.5 分子しか作られない．

　ミトコンドリア内膜に存在する膜タンパク質の 1 つである脱共役タンパク質（uncoupling protein：UCP）は，電子伝達系によって膜間腔に蓄積された水素イオンを ATP 合成酵素の介入なしでマトリックスに流入させる．酸化反応が制限なく進行することで，熱エネルギーを生じる．UCP は，褐色脂肪組織のミトコンドリアに多く含まれる．UCP については，遺伝子バリアントとの関連も注目されている．後章も併せて参照のこと．

5　エネルギーの貯蔵と利用

　基質レベルの酸化や酸化的リン酸化で生成された ATP はいろいろな代謝過程で化学的エネルギーとして利用される．1 日に消費される ATP 量は体重とほぼ等しいくらいで 60～70 kg にも達するといわれる．このような膨大な量の ATP が体内に貯蔵されているわけではなく，必要に応じて産生され，ただちに消費されている．体内に存在する ATP 量はせいぜい数秒間で使い尽くされる程度に過ぎない．このほか，高エネルギーリン酸化合物の貯蔵形態として筋肉中にクレアチンリン酸が存在する．この化合物は筋収縮時に細胞内 ATP が消失すると，速やかにその再生に使用されるが，その量はせいぜい数十秒間で枯渇する程度である．

　通常，筋肉の ATP 濃度は一定に維持され，筋肉収縮のエネルギー源として速やかに利用される．しかし，ATP が十分に存在するときには

クレアチン＋ ATP →クレアチンリン酸＋ ADP

のように，クレアチンリン酸濃度を高めるように作用する．筋肉が収縮するときには多量の ATP を消費するので，そのとき筋肉に貯蔵されているクレアチンリン酸が速やかに ADP にエネルギーを供与して ATP を供給する．

6　栄養素酸化のエネルギー論

a　グルコースからの ATP 産生量

　図 2B-4 からもわかるように，グルコース 1 分子が解糖系で代謝される過程で 4 分子の ATP が産生され，2 分子の ATP が消費される．したがって，差し引き 2 分子の ATP が産生されることになる．同時に，グリセルアルデヒド 3-リン酸脱水素酵素（グリセルアルデヒド 3-リン酸デヒドロゲナーゼ，GAPDH）の作用によって NADH が合計 2 分子産生される．この NADH はミトコンドリア内に運ばれて，好気的条件下では，NADH 1 分子が電子伝達系において 2.5 分子の ATP を産生するので合計 ATP 5 分子産生する．解糖系を介した ATP 産生量は

36　2. なぜ食物を摂らなければならないのか

表 2B-4　グルコースの代謝過程における ATP 産生量

経路	反応を触媒する酵素	ATP の産生の仕方	グルコース 1 分子当たりの生成 ATP 数
解糖系	グリセルアルデヒド 3-リン酸脱水素酵素	NADH の酸化的リン酸化	5[*]
	ホスホグリセリン酸キナーゼ	基質レベルの酸化	2
	ピルビン酸キナーゼ	基質レベルの酸化	2
			計 9
	ヘキソキナーゼ ホスホフルクトキナーゼ } で触媒される反応による ATP の質量		− 2
			正味 7
TCAサイクル	ピルビン酸脱水素酵素	2NADH の酸化的リン酸化	5
	イソクエン酸脱水素酵素	2NADH の酸化的リン酸化	5
	2-オキソグルタル酸脱水素酵素	2NADH の酸化的リン酸化	5
	スクシニル CoA 合成酵素	基質レベルの酸化	2
	コハク酸脱水素酵素	2FADH$_2$ の酸化的リン酸化	3
	リンゴ酸脱水素酵素	2NADH の酸化的リン酸化	5
			正味 25
	好気的条件下のグルコース 1 分子当たり		32
	嫌気的条件下のグルコース 1 分子当たり		2

[*]この ATP はミトコンドリア内で産生する.

7 分子といえるが，細胞質においては ATP の産生は 2 分子である.

一方，TCA サイクルにおいては，NADH が生成される反応が 4 か所と，FADH$_2$ が産生される反応が 1 か所ある．さらに，基質レベルの酸化による ATP 産生が 1 か所ある．グルコース 1 分子からアセチル CoA 2 分子ができるので，TCA サイクルは 2 回まわることになる．したがって，NADH 8 分子と FADH$_2$ 2 分子が生成されることになり，これから ATP は 23 分子（$8 \times 2.5 + 2 \times 1.5 = 23$）産生される．これに基質レベルで産生される ATP 2 分子を加えると TCA サイクルを介した ATP 産生量は合計 25 分子となり（**表 2B-4**），総計は 32 分子となる.

嫌気的条件下では，ピルビン酸が TCA サイクルに入ることがないために乳酸ができる．また，酸素がない状態では電子伝達系は作動しないので解糖系で生成された NADH からは ATP は産生されない．つまり，好気的条件下では嫌気的条件下の 16 倍ものエネルギーが産生されるのである．これに対して嫌気的条件下では，グルコース 1 分子からのエネルギー産生効率はきわめて悪い.

b　脂肪酸からの ATP 産生量

パルミチン酸を例にとって ATP 産生量の計算を試みる．パルミチン酸（C$_{16}$）は脂肪酸の輸送系によりミトコンドリア内に運ばれて 7 回の β 酸化によってアセチル CoA 8 分子を生成する．1 回の β 酸化の過程で FADH$_2$ 1 分子と NADH 1 分

子が生成されるので，これらが電子伝達系で酸化的リン酸化を受けるとATP 4分子が産生される．したがって，β酸化を介したATP産生量は計28分子（4×7=28）となる．

さらに，β酸化によってパルミチン酸1分子から8分子のアセチルCoAが同時に生成される．これらはグルコースの場合と同様にTCAサイクルで酸化されて，アセチルCoA 1分子当たりATP 10分子を産生する．したがって，パルミチン酸に由来するアセチルCoAから産生されるATPは計80（8×10=80）分子となる．脂肪酸がβ酸化に入るためには活性化されなければならないが，この活性化にATP 2分子が消費される．したがって，パルミチン酸1分子が完全に酸化されるときに産生されるATP量は差し引き106分子（28+80−2=106）となる．

炭素数でATP産生量を比較すると，グルコースでは1炭素当たりATP 5.3分子に対して，脂肪酸は6.6分子となり，二酸化炭素産生量に対するエネルギー産生比率は高くなる．しかしながら，脂肪は嫌気的条件下でATP産生をすることができない．酸素不足の状態でもわずかではあるがエネルギー産生をすることができる栄養素は糖質のみである．

C タンパク質からのATP産生量

タンパク質は約20種類のアミノ酸から構成され，それぞれのアミノ酸の代謝過程はアミノ酸の種類によって異なる．このため，ATP産生量は簡単に計算することはできない．ここでは，グルタミン酸を例にして計算を試みる．グルタミン酸が脱アミノされるとTCAサイクルの中間体である2-オキソグルタル酸ができる．これが完全に酸化されると，NADH 2分子とFADH$_2$ 1分子が産生され，これらからATP 6.5分子が産生される．さらに，基質レベルでの酸化によってATP 1分子ができるので合計ATP 7.5分子が産生されることになる．アミノ酸の種類によってATP産生量が異なると考えねばならない．

1. 次の記述のうち正しいものを選べ．
   (1) 物理的燃焼値と生理的燃焼値の差異が最も大きい栄養素は脂質である．
   (2) 生命活動するためのエネルギーはATP，ADP，AMPからそれぞれ供給される．
   (3) 基質の酸化によって遊離した水素が電子伝達系を経てATPが合成される一連の過程を基質レベルの酸化という．
   (4) 生物は原則として等温系であるので，生体内で放出した熱エネルギーを生命現象を営むために再利用できない．
   (5) 生化学反応では発エルゴン反応と吸エルゴン反応が共役して進行するため，自由エネルギーの喪失は伴わない．

CHAPTER 3 食物成分は生体内においてどのように代謝されているか

A 代謝とは何か──代謝の全体像

1 代謝とは

　代謝とは生体内で起こる化学反応である．代謝は2つの主要な反応に分けられる．物質を分解（**異化**：酸化反応）してエネルギーを取り出す反応とエネルギーを消費して物質を合成（**同化**：還元反応）する反応である（**図3A-1**）．食事として摂取する糖質，タンパク質，脂質はエネルギーの源であり，また人体の構成成分にもなることは，2章で紹介されたとおりである．本章では，消化・吸収された各栄養素が生体内でどのように代謝されるかが個々に紹介されるが，まずは

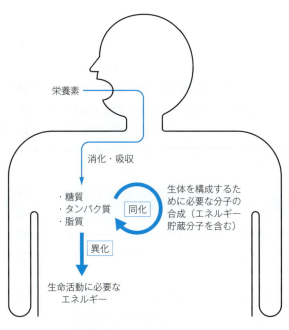

図3A-1 異化と同化の概念図

40　3. 食物成分は生体内においてどのように代謝されているか

代謝の概要すなわち，糖質，タンパク質，脂質が代謝によってどのようにつながっているかについて俯瞰的に眺めて代謝の全体像を理解する必要がある．

　人体を構成する各分子は一度作られた後，恒久的に存在することは皆無であると考えられている．健康な成人が通常の生活をしていれば，体格の変化はほとんどない．そのような状態においても，実感はまったくわかないが生体を構成する分子は分解と合成を繰り返し恒常性を維持している．一見無駄にもみえる分解と合成を繰り返す反応をヒトは必須とする理由がある．

2　分子は相互に変換される

　三大栄養素である糖質，タンパク質，脂質の高分子はそれぞれ，デンプン，タンパク質，トリアシルグリセロール（中性脂肪）である．基本的にはそれらの低分子であるグルコース，アミノ酸，脂肪酸（およびモノアシルグリセロール）にまで消化されて吸収される．これら低分子物質はエネルギーとして利用される過程で完全に酸化されれば水と二酸化炭素（タンパク質であれば尿素も含まれる）になり体外に排泄される．一方，人体の構成成分となる際はそれら低分子がもとの高分子（グルコースはグリコーゲン）になるような単純な反応だけではなく，グルコースから脂肪酸が生じる反応もある．砂糖（主成分はフルクトースとグルコースから構成されるショ糖）だけを食べても肥るということは，砂糖が脂肪酸を経て合成された中性脂肪になって体内に蓄積した結果であり，生体内で糖質が脂質に変化したことを意味する．アミノ酸もまたタンパク質になるだけでなく，グルコースや脂肪酸にも変換される．このほか，生体内では数千の分子が代謝によって生じ，生体が必要とする分子を合成している．

　これまでの研究によって体内で起こるおおよその代謝が解明されており，それらすべてを1枚の絵で表現することが可能である（代謝マップ，見返し参照）．本書に掲載した代謝マップは主要な経路をわかりやすくするためにきわめて簡略化している．代謝マップでは一方通行の反応が随所にあり，すべての反応が可逆的な反応でつながっているのではない．不可逆的な反応があることによって代謝が絶妙に調節され，生体は恒常性（ホメオスタシス）を維持している．

3　時間的・空間的に代謝の変化を捉える

　先に述べた分解と合成を繰り返す理由の1つとして，生体が必要とするエネルギーを継続的に外部から得ることができない環境も関係している．食事は朝，昼，晩の3回であり，食事を摂らない時間が数時間ある．この間にも生体は多くのエネルギーを必要としている．中でも，最も多くのエネルギーを必要としているのは脳であり，継続的なエネルギー供給が必須である．普通の状態において脳はグルコースをエネルギー源として利用する．そのため，血液中のグルコースは脳に

エネルギーを供給するために重要である．

　血液中のグルコース濃度は血糖値と呼ばれるが，血糖値が低下すると脳の働きが悪くなって集中力が低下し，冷や汗やめまいなどが生じる．健常人が通常の生活を過ごしていれば，起こり得ないが，低血糖がさらに進むと昏睡状態（強い刺激を与えても覚醒させることのできない持続性の深い意識障害）にまで至る．脳は常にグルコースを消費するため，グルコースが血液中に供給されなければ当然血糖値は下がり続ける．血糖値を維持するために，生体内では食間の数時間，肝臓に貯蔵されたグリコーゲンを分解することでグルコースを供給している．

　利用可能なグリコーゲンがなくなるとどうなるか．そのような環境では，タンパク質由来の一部のアミノ酸（糖原性アミノ酸）が肝臓に移行して，数種類の2-オキソ酸に代謝され，グルコースの材料になる．アミノ酸は生体内では筋肉として貯蔵されていることから，絶食が続いている期間は筋肉を分解して血糖値を維持していることになる．一方，白色脂肪組織中の中性脂肪から生じる脂肪酸はグルコースの供給源にはならない．脂肪酸は筋肉に取り込まれてクエン酸回路で完全に燃焼してしまうためである．全身の筋肉も常にエネルギーが必要であり，筋肉中のグリコーゲンが枯渇した後は，脂肪酸のエネルギーが利用される．

　低血糖時に起こる筋肉タンパク質の分解や脂肪組織中の中性脂肪の分解を利用したエネルギーの供給は長期間絶食の際にのみ起こる現象ではない．食事を摂っていない数時間の空腹期間においても起こっている現象である．食事を摂ることで，空腹期に失われた筋タンパク質および中性脂肪が再生される．それらの再生には食事に含まれるアミノ酸や脂肪酸が材料になることはもちろんであるが，デンプンから生じるグルコースも筋タンパク質や脂肪の材料として利用されている．

　このように食事を摂った直後と食後数時間の空腹期の間で代謝が劇的に違うだけでなく，臓器や細胞レベルでも代謝が異なる（**図3A-2**，**図3A-3**）．しかし，代謝マップを書く際にはすべて1枚のシートで表す．そのため，代謝マップにおける個々の反応がどのような栄養状態で，どこの臓器で起こっているのかを考えることは重要である．多細胞生物であるヒトはさまざまな環境に適応するために臓器間が協調して，この代謝マップ全体を動かしている．臓器同士は直接物質交換ができないため，細胞のまわりの間質液，血液もしくはリンパ液を介して臓器間での物質の交換が行われている．

4　代謝物は酵素活性を調節する

　代謝マップでみられるほぼすべての化学反応はそれぞれ特異的な酵素がかかわる．おのおのの反応が進むかどうかは代謝物の濃度および酵素の活性状態によって決定する．代謝をコントロールする上で酵素の活性状態はきわめて重要である．酵素活性に影響する分子としてインスリンなどのホルモンもあるが，多くの場合アロステリックに酵素活性が調節されている（p.157参照）．すなわち代謝経路に

3. 食物成分は生体内においてどのように代謝されているか

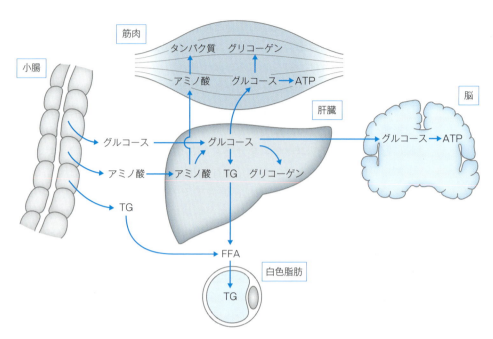

図 3A-2　食後すぐの代謝状態
TG：トリアシルグリセロール，FFA：遊離脂肪酸．

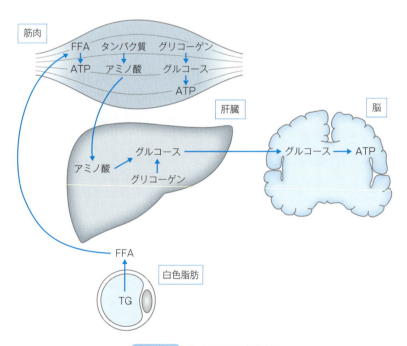

図 3A-3　空腹時の代謝状態
ただし飢餓時の代謝は若干異なる．

おける下流の分子がその代謝経路の上流に存在する酵素に直接作用してその活性を制御（**フィードバック作用**）する．これによって，生体のエネルギー状態に非常に敏感に反応することが可能になっている．

B 糖質は生体内でどのように代謝されているか

1 糖質の特徴

a 人間はどのような糖質を食べているか

糖質（消化吸収可能な炭水化物を指す）を含んだ食品は植物性食品に多く，ご飯，パン，麺などのデンプン食品，イモ類，果実類や菓子類など甘味を呈する食品が代表的なものである．また，ホウレンソウ，キャベツ，海藻などは人間の消化酵素で分解されない食物繊維を含んでいる．大豆には，大腸の調子を整える難消化性糖質である大豆オリゴ糖が含まれている．動物性食品のうち牛乳（ラクトース），牡蠣，レバー（グリコーゲン）は糖質を含んでいるが牛乳以外にはごくわずかしか含まれておらず，糖質を供給する食品の多くは植物性食品である．

国民健康・栄養調査結果（令和元年）によると，炭水化物エネルギー比率は，昭和27（1952）年に78.1%（1,600 kcal）であったものが令和元（2019）年では56.3%（1,071 kcal）に減少している．日本人の食事摂取基準（2025年版）は，成人の炭水化物の摂取目標量をエネルギー比率にして50〜65%としている．このエネルギー比率は適正範囲にあるが，半世紀の間に，食材構造に質的変化も生じている．

国際連合食糧農業機関（FAO）では世界の食品エネルギーの65%が糖質から供給され，内訳は先進国では50%，開発途上国では75%が糖質に依存していると報告している．人間は経済的に豊かになると穀物や食物繊維の多い食品から遠ざかる傾向にある．砂糖の国民1人当たりの年間消費量も昭和40年代後半の約30 kgから2022年は約15.3 kgと減少しており，これは食生活改善の成果といえる．

日本人は豊かさの中でいろいろな糖質を食べている．ここでは食べ物として消化・吸収される糖質を中心に，予備知識から代謝へと話を進める．

b 糖質とは何か？

糖質（saccharide, sugar）は炭素，水素，酸素原子から構成されており，$C_mH_{2n}O_n$ または $C_m(H_2O)_n$ の分子式で示すことができる．日本食品標準成分表ではおおよそ次の関係である．**炭水化物**（carbohydrate）＝糖質（利用可能炭水化物）＋食物繊維．化学構造は，炭素原子を3個以上有し，ポリヒドロキシアルデヒドまたはケトン，あるいは加水分解によってこのような化合物を生成する物質をい

44 3. 食物成分は生体内においてどのように代謝されているか

表 3B-1 糖質の分類

分　類	小分類	主な糖
単　糖	三炭糖（トリオース）	グリセルアルデヒド（glyceraldehyde） ジヒドロキシアセトン（dihydroxy acetone）
	四炭糖（テトロース）	エリトロース（erythlose）
	五炭糖（ペントース）	リボース（ribose, Rib），キシロース（xylose, Xyl）， アラビノース（arabinose, Ara）
	六炭糖（ヘキソース）	グルコース（ブドウ糖 glucose, Glc） ガラクトース（galactose, Gal） フルクトース（果糖 fructose, Fru） プシコース（psicose）
オリゴ糖	二　糖	スクロース（ショ糖 sucrose, Glc-Fru） マルトース（麦芽糖 maltose, Glc-Glc） イソマルトース（isomaltose, Glc-Glc） ラクトース（乳糖 lactose, Glc-Gal） トレハロース（trehalose, Glc-Glc）
	三　糖	ラフィノース（raffinose, Gal-Glc-Fru） ガラクトシルスクロース（galactosyl sucrose, Gal-Glc-Fru） ケストース（kestose, Glc-Fru-Fru）
	四　糖	スタキオース（stachyose, Gal-Gal-Glc-Fru）
	その他のオリゴ糖	フルクトオリゴ糖（FOS：fructo-oligosaccharide） ガラクトオリゴ糖（GOS：galacto-oligosaccharide）
多　糖	単純多糖	グリコーゲン（glycogen），スターチ（デンプン starch）， セルロース（cellulose），イヌリン（inulin）
	複合多糖	寒天（agar），キチン（chitin）
誘導糖質	糖アルコール	ソルビトール（sorbitol），キシリトール（xylitol）
	酸性糖（ウロン酸）	グルクロン酸（glucuronic acid），ガラクツロン酸（galacturonic acid）
	アミノ糖	アセチルグルコサミン（acetyl glucosamine）
	デオキシ糖	デオキシリボース（deoxyribose）

う．糖質の英語名には接尾語として-ose をつける．しかし自然界には上述の分子式にあてはまらない糖質があり，例えばアルデヒド基が還元された糖アルコール，酸化されてカルボン酸を有するウロン酸，アミノ基を含むアミノ糖などの誘導糖質などがある（表 3B-1）．

　重合度は，分子量 90 のグリセルアルデヒドから数十万以上の巨大分子であるデンプンまで分子量の幅が広い．しかしながら，そこには規則性があり，ちょうどおもちゃのブロックをイメージすれば理解しやすく，基本ユニットである単糖を脱水縮合させて，いくつも接続が可能である．2ないし数個結合すればスクロース（ショ糖）やデキストリンのようなオリゴ糖ができ，ユニットがさらに数多く結合するとグリコーゲンのような多糖が組み上げられる．逆にいえば，糖質は脱水縮合しているので，酸あるいはアミラーゼなどで加水分解すると，基本ユニットの単糖まで分解できる．分解（消化）された糖質は小腸粘膜より体内に吸収され，エネルギー源として利用される．

　糖質のみから構成したものを単純糖質，タンパク質や脂質など糖質以外の成分

と結合したものを複合糖質と呼ぶ．タンパク質や細胞表面に結合した糖鎖は，生体での反応識別機能を有しており，例えば血液型判定でのレクチンのようにタンパク質分子や細胞間の認識の鍵を握っているといわれる．

単糖（monosaccharide）

1) 単糖の構造

糖質性エネルギー源であるデンプン，非栄養素であるが機能性が認められている食物繊維，そしてオリゴ糖など，これらを構成する最小構成単位（ユニット）が単糖である．タンパク質でいえばアミノ酸に相当する．生化学的に重要な単糖は，五炭糖のリボース（ribose，略号 Rib），六炭糖のグルコース（ブドウ糖，glucose, Glc），フルクトース（果糖, fructose, Fru），ガラクトース（galactose, Gal），そしてグルクロン酸，デオキシリボース，グルコサミンをはじめとする誘導糖質である．

単糖の化学構造を理解することは，次の4要素を理解することである．
①炭素原子の数：三炭糖，四炭糖，五炭糖，六炭糖など
②構成カルボニル化合物の種類：アルドース，ケトース
③鏡像異性体（不斉炭素によるエナンチオマー enantiomer）：D-型，L-型
④ヘミアセタール構造：フラノース，ピラノース

2) 炭素数とカルボニル基

単糖は構成する炭素数により，三炭糖（トリオース triose），四炭糖（テトロース tetrose），五炭糖（ペントース pentose），六炭糖（ヘキソース hexose）などに分類する．分子内にアルデヒド基をもつ単糖をアルドース（aldose）と呼び，ケトン基をもつ場合をケトース（ketose）と呼ぶ．アルドース系列で重要な糖質は，五炭糖ではD-リボース（ribose）で，核酸およびリボフラビンの構成要素になっている．また六炭糖では糖質代謝の中心であるD-グルコース，乳糖を構成しているD-ガラクトースなどである．ケトース系列では果実に多く含まれ，またショ糖（sucrose）を構成しているD-フルクトースなどである．

3) 不斉炭素原子

アルドースの基本となるのは三炭糖グリセルアルデヒドであり，フィッシャー（Fischer）投影での化学構造を図3B-1に示す．中央の炭素原子を中心にみると，4種類の異なった置換基がついており，このような炭素原子のことを不斉炭素原子と呼ぶ．不斉炭素原子は2種類の光学異性体を生じ鏡像異性体という．−OH基が右側に位置する場合をD-グリセルアルデヒド，（D-は右回転（＋），dextrorotatory），左側の場合をL-グリセルアルデヒド（L-は左回転（−），levorotatory）と呼ぶ．D-グリセルアルデヒドの比旋光度 $[\alpha]_D^{25}$ は＋8.7°，L-型は−8.7°である．D-グルコースの場合は平衡状態で $[\alpha]_D^{20} = +52.7°$ である．自然界にはフコース以外L-型は少なく，D-型の糖質がほとんどである．

3. 食物成分は生体内においてどのように代謝されているか

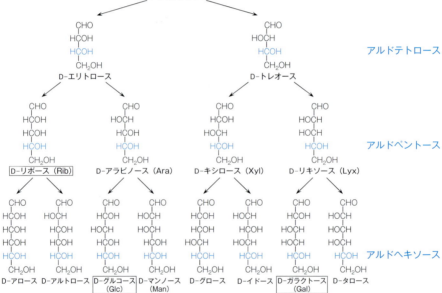

図 3B-1　鏡像異性体 D-型 と L-型

図 3B-2　D-系列アルドースの構造

　三炭糖グリセルアルデヒドでの不斉炭素原子の考え方に基づき，四炭糖，五炭糖，六炭糖と炭素数が増えるにつれて，立体異性体がそれぞれ 2^2，2^3，2^4 個存在することになる．アルドースの D-系列を図 3B-2 に示す．
　ケトースについても三炭糖ジヒドロキシアセトンを基本に，同様の考え方ができる．フルクトースは D-ケトヘキソースの 1 つである．

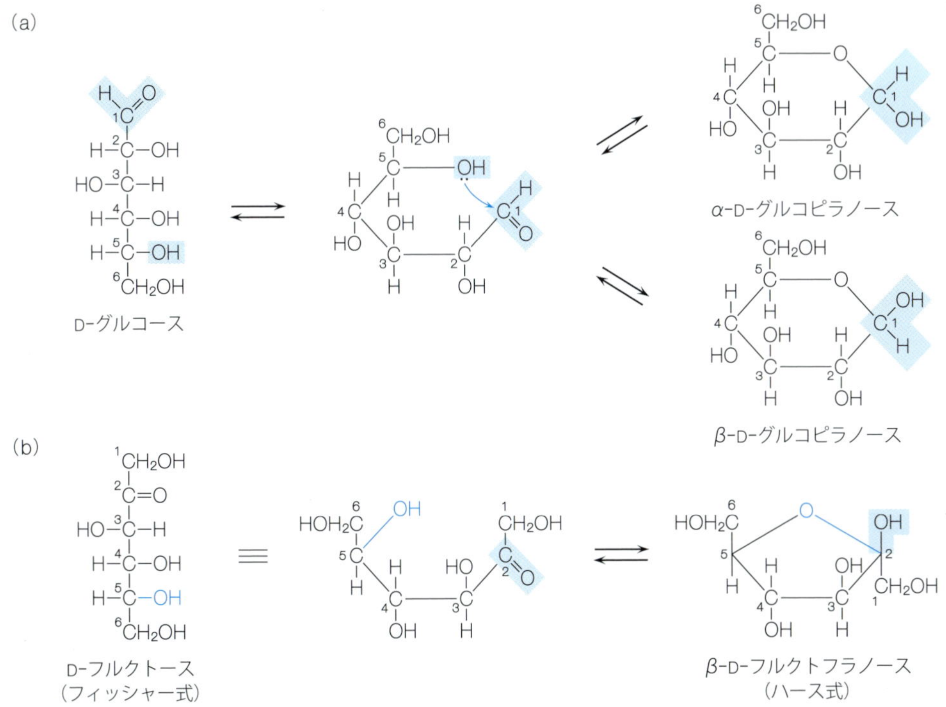

B. 糖質は生体内でどのように代謝されているか　**47**

(a)

(b)

図3B-3 D−グルコースならびにD−フルクトースの構造

4) ヘミアセタール構造

アルデヒド系四炭糖，五炭糖，六炭糖と炭素数が増えると，溶液および結晶いずれの状態でも**ヘミアセタール**（hemiacetal，環状構造）を形成する．ヘミアセタールとは糖質のようなアルデヒド水和物の1個の−OHがアルキル基（−R）とエーテル結合（−C−O−R）した化合物の構造をいう．ケトンの場合はヘミケタール，また2個の−OHにエーテル結合した場合はアセタールという．その結果は，糖質は五員環のフラノース（franose）または六員環のピラノース（pyranose）の状態で存在する．常温ではフィッシャー式ではなく，ほとんどがヘミアセタール構造をとっている．フラノースやピラノースの呼称は酸素を含む複素環化合物の五員環フランおよび六員環ピランに由来している．

これら環状構造物質について形成された環状構造を平面とイメージすると，−Hおよび−OHをはじめすべての置換基は環の上面（*α−*）または下面（*β−*）にくる．単糖のカルボニル炭素（アノマー炭素）はキラル中心になるので，上面，下面の2つの立体異性体をアノマーと呼ぶ．単糖のD−，L−を決める炭素につく−CH$_2$OHに対して，反対側にくる場合を*α*−アノマー，同じ側を*β*−アノマーと呼ぶ．D−グルコースはフラノース，ピラノースの*α*と*β*の4種類の化学構造が生じるが，平衡状態になると**図3B-3**に示すピラノース型（*α*：*β*＝36：64）で多くが存在する．

5）グルコースと主な単糖（図 3B-4）

グルコースを上記ルールに従って表現すると，アルデヒド基を有する六炭糖なのでアルドヘキソースの1つである．また光学および立体異性体の視点より代表的な形態は，α-D-グルコピラノースである．しかし，実際にはα-D-グルコース，D-グルコースまたは単にグルコースと呼んでいる．

炭素骨格の1位のアノメリック炭素（フィッシャー投影ではアルデヒド基）は還元力（相手を還元する）を有し，反応性が高いため，あるときには鉄など遷移元素と糖質間反応を定性・定量実験に応用したり，自然界では他の糖質や有機化合物とグリコシド結合を促す．グルコースがグリコシド結合で多数重合したグリコーゲンやデンプンを形成したり，配糖体を形成する．

グルコースは食べ物では，はちみつや果実中に存在し，またはスクロースやラクトースの構成成分として存在する．植物体ではグルコースを重合してセルロースを作り細胞壁を構成したり，デンプンとしてエネルギーを蓄え，高等動植物における糖質代謝の中心的存在である．

フルクトースはケトース系列のケトヘキソースで，代表的な形態はβ-D-フルクトフラノースである．これは果実やはちみつに多く含まれ，またスクロースの構成成分でもあり，乳幼児を除けばグルコースに次いで摂取量の多い糖である．

ガラクトースは乳汁中に含まれるラクトース（乳糖）の構成成分として，乳児の糖質性エネルギー源となっている．

五炭糖のリボースはヌクレオシド（アデノシン），ヌクレオチド（ATP），核酸を構成する重要な糖質である．生体内ではペントースリン酸経路などで産生される．

五炭糖で，ヒトでは代謝されないL-アラビノース，またD-フルクトースのエピマーであり，自然界では微量にしか存在しないD-タガトースやD-プシコースなどが，最近では合成され利用されてもいる．

6）単糖の誘導体（図 3B-4）

単糖の1位炭素（アルデヒド基）を酸化してカルボン酸としたアルドン酸（例：D-グルコン酸），6位炭素の-OH基を酸化してカルボン酸としたウロン酸（例：D-グルクロン酸，D-ガラクツロン酸），また2位炭素の-OH基をアミノ基で置換したアミノ糖（例：D-グルコサミン），2位炭素の-OH基を脱酸素化したデオキシ糖（例：D-デオキシリボース）などを誘導糖質という．D-グルクロン酸は抱合体として動物の尿中に存在し，ムコ多糖やポリウロニドなどの構成成分である．D-デオキシリボースはDNAの構成成分である．

単糖のアルデヒド基を還元することにより環状構造が開環して得られるポリヒドロキシアルカンのことを糖アルコールという．単糖の糖アルコールには，キシリトール，ソルビトール，マンニトールなどがある．また二糖の糖アルコールにはマルチトール（還元麦芽糖），ラクチトール（還元乳糖），パラチニット（還元パラチノース）などがあるが天然には存在しない．

B. 糖質は生体内でどのように代謝されているか　49

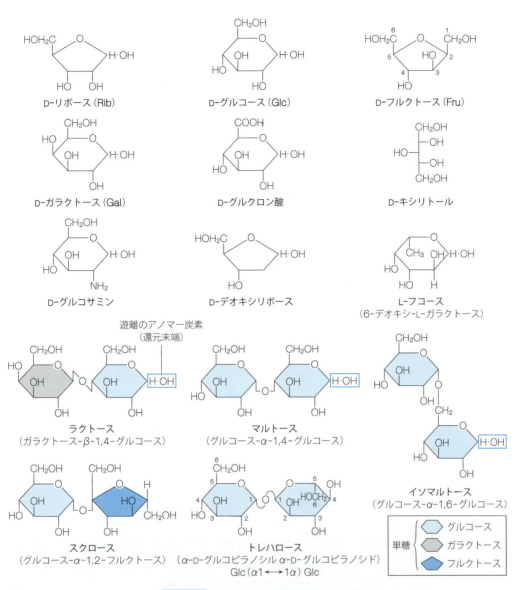

図 3B-4　生化学で大切な単糖と二糖類

d　オリゴ糖（oligosaccharide）

　単糖がおおむね2～10個グリコシド結合したものをオリゴ糖と呼び，そのうち2個結合した糖質を特に二糖（disaccharide）と呼んでいる．二糖の代表的なものはスクロース（sucrose, ショ糖），マルトース（maltose, 麦芽糖），イソマルトース（isomaltose），ラクトース（lactose, 乳糖），トレハロース（trehalose）である（図3B-4）．

50   3. 食物成分は生体内においてどのように代謝されているか

1）スクロース

スクロース（O-α-D-グルコピラノシル-$(1$-$2)$-β-D-フルクトフラノシド）は，β-D-フルクトースとα-D-グルコースの反応性のある炭素原子（アノメリック炭素）同士がα-1,2結合によってグリコシド結合しているため，還元性がない．スクロースのように還元性のない糖を非還元糖と呼ぶ．このためスクロースは安定性があり，砂糖は長期間変色せず，また甘味料の基準物質として用いられている．しかし，むし歯菌であるストレプトコッカス・ミュータンスに好まれて利用され，歯垢形成グルカンを産生し，う蝕の原因となる（p.77 参照）．スクロースを加水分解すると，D-グルコースとD-フルクトースの混合物となり旋光度が変わるため，加水分解物のことを転化糖と呼ぶ．

2）マルトース，イソマルトース

マルトースはデンプンがアミラーゼで分解されて生じる物質で，2分子のD-グルコースがα-1,4結合した還元性二糖である．甘味度はスクロースの60％程度である．イソマルトースはデンプンの枝分かれ部分と同様の結合形態（α-1,6結合）で，マルトースと同様2分子のD-グルコースからなる還元性二糖である．

3）ラクトース

ラクトースは，D-グルコースとD-ガラクトースがβ-1,4結合した還元性のある二糖である．母乳や粉乳中に含まれ，牛乳の場合，糖質の99.8％はラクトースで，仔牛のエネルギー供給源として重要である．ラクトースの生合成は，授乳中の乳腺においてガラクトース転移酵素（ガラクトシルトランスフェラーゼ）とα-ラクトアルブミンとの2種類の酵素によって行われる．α-ラクトアルブミンは，ガラクトース転移酵素に結合したガラクトースへのグルコースの結合に対し触媒的に作用する．

4）その他のオリゴ糖

三糖のラフィノース，パノース，ケストース，四糖のスタキオース，ニストースなどがある．またフルクトオリゴ糖，ガラクトオリゴ糖，乳果オリゴ糖（別名ガラクトシルスクロースともいう），キシロオリゴ糖などが生物工学的に開発され，消化酵素で分解されずに大腸でビフィズス菌を増殖させるなどの機能があり，おなかの調子を整える特定保健用食品に用いられている．

e 多糖（polysaccharide）

1）巨大分子の多糖

単糖が1×10^2〜10^6個程度，高度に重合した糖質を多糖と呼ぶ．多糖は1種類の単糖だけで構成される単純多糖と2種類以上の単糖からなる複合多糖に分類される．複合多糖の場合，構成している単糖は二糖の場合と同様D-グルコースを含む場合が最も多く，次いでD-ガラクトース，D-マンノース，D-フルクトースなどである．高等生物（食品素材の多くも高等生物である）の場合も人間と同様，

(a) アミロース

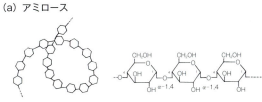

長い直鎖がらせん構造をしているため，ヨード染色でヨードを包接し青〜紫色にみえる

(b) アミロペクチン

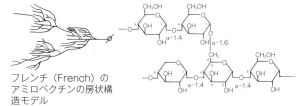

フレンチ（French）のアミロペクチンの房状構造モデル

(c) グリコーゲンの模式図

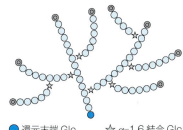

● 還元末端 Glc,　☆ α-1,6 結合 Glc
○ α-1,4 結合 Glc,　◎ 非還元末端 Glc

図 3B-5 デンプンとグリコーゲンの構造

D-グルコースを糖質代謝の中心に位置づけている．

2) デンプンはグルコースの重合体

デンプンは植物のエネルギー貯蔵形態で，多数のD-グルコースがグリコシド結合したホモ多糖である．デンプンの語源は"沈殿する粉"という意味に由来している．デンプンは糖質供給源としては重要であり，穀物やイモ類に多く含まれている．デンプンは2種類の成分で構成され，α-1,4 グリコシド結合からなる直鎖状のアミロースと，α-1,4 結合の途中から α-1,6 結合によって枝が分かれ，櫛状態をしているアミロペクチンがある（**図 3B-5**）．一般にアミロースの重合度（D-グルコースの結合数のこと，DP）は300から数千程度で，分子量にすると50,000から数十万，アミロペクチンは分子量が数百万といわれる巨大分子である．デンプンにはうるち性（普通型）ともち性があり，うるち性は植物の種類により異なるが，アミロースとアミロペクチンの比率がおおよそ1:4であり，もち性は，ほとんどアミロペクチンで構成されている．デンプンは自然界では粒状であるが，人間は水を加えて加熱調理（糊化，α化）し，舌触りよく，消化酵素の作用を受けやすい状態で食べている．

3) グリコーゲンもグルコースの重合体

グリコーゲンは動物のエネルギー貯蔵形態で，これは植物のデンプンに相当し，主に肝臓や筋肉中に蓄えられている．グリコーゲンの基本構造はアミロペクチンに似た構造（**図 3B-5**）をしており，重合度は数万程度とアミロペクチンより小規模で，かつ枝分かれも多いため水に可溶性で酵素分解を受けやすい．

4) セルロースもグルコースの重合体

セルロースはデンプンと結合形態が異なり，D-グルコースが β-1,4 グリコシ

ド結合で数千程度，直鎖状に結合した多糖で，一種の*β*-グルカンである．D-グルコースの結合状態が異なるため*α*-アミラーゼでは消化されない．しかし，反すう動物の第1胃に存在する微生物由来のセルラーゼがセルロースを分解するため，牧草が反すう動物のエネルギー源となっている．

5) 食物繊維

デンプンやグリコーゲンは消化酵素で消化されるが，セルロースは消化されない．後者のような多糖を食物繊維と呼び，植物性のヘミセルロース，ペクチン（主にD-ガラクツロン酸からなる多糖），グルコマンナン（D-グルコースとD-マンノースからなる多糖），海藻の寒天（D-ガラクトースと3,6-アンヒドロ-L-ガラクトースからなる多糖），イヌリン（フルクトースが*β*2-1結合した多糖），キチン（*N*-アセチルグルコサミンが*β*1-4結合した多糖）などが代表的な物質である．

f 複合糖質と糖鎖

真核細胞の表面で，細胞膜の構成成分に付加された特異的なオリゴ糖鎖が，糖質の層を形成する．これらのオリゴ糖は，細胞間の認識と接着，発生過程における細胞の移動，血液凝固，免疫応答，創傷治癒などの細胞過程において中心的な役割を果たしている．ほとんどの場合に，情報を含む糖質は，タンパク質や脂質に共有結合して，生物活性を有する分子である複合糖質を形成する．糖鎖はインフルエンザウイルスやHIVなどのウイルス感染にも深くかかわっている．細胞膜はタンパク質や脂質が密に埋め込まれた状態で，それらに糖鎖が結合し，細胞間や侵入物とのコミュニケーション（識別）の役割を果たしている．

例えば，受精の場合，精子は卵子表面の卵黄膜にある糖鎖と結合することで膜を通過し，受精する．免疫細胞の白血球は血管内の糖鎖を識別監視し，炎症が起きている場合は糖鎖が異なることから免疫細胞を呼び寄せる．インフルエンザウイルスはヘマグルチニン（HA）とノイラミニダーゼ（NA）の2つのタンパク質をもち，細胞に侵入するときはHAと糖鎖を結合させて細胞内部へ侵入し，出て行くときにNAで糖鎖を切って次の細胞へと拡散する．抗インフルエンザウイルス薬のオセルタミビル（タミフル）は，NAの作用を抑えて感染細胞を抑制する作用がある．

1) 糖タンパク質と糖脂質

糖タンパク質はタンパク質を構成するアミノ酸の一部に糖鎖が結合したものである．ヒトでは体内の全タンパク質の50％以上に糖鎖が付加されているという．糖質含量は1％から90％まで幅が広い．アスパラギンに結合したもの（*N*-結合型）とセリンやトレオニンに結合したもの（*O*-結合型，ムチン型）がある．唾液のムチンは*N*-アセチルガラクトサミンとアミノ糖から構成される粘性多糖である．栄養アセスメントの指標となるヘモグロビンA1c（HbA1c）も一種の糖タンパク質で糖鎖にグルコースがついた糖タンパク質である．ヘモグロビン A_0, A_1, A_2, F

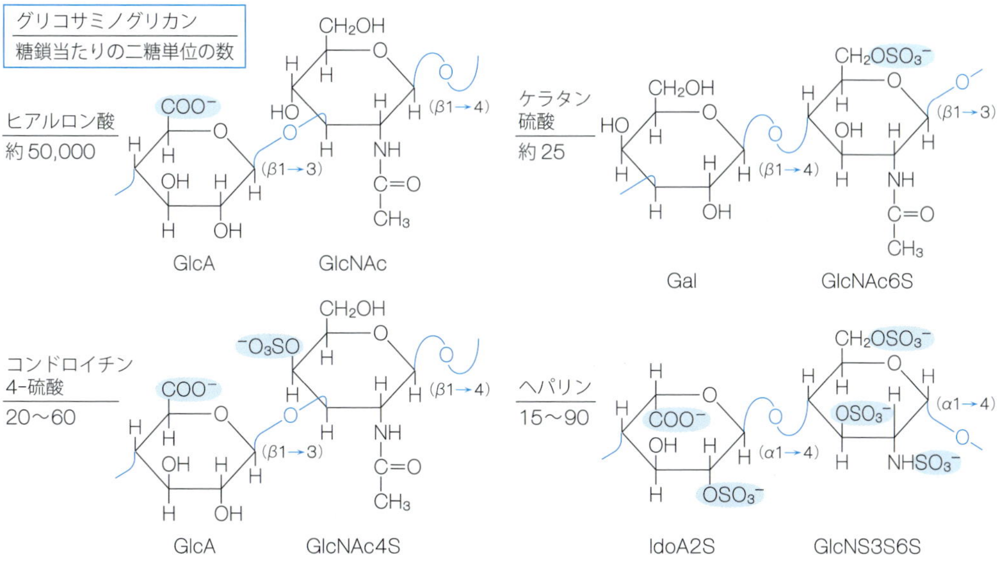

B. 糖質は生体内でどのように代謝されているか　**53**

図 3B-6　グリコサミノグリカンの構造

に対する A1c の割合は，血糖濃度に依存するため過去 1〜2 か月の血糖管理指標となる.

2）プロテオグリカンとグリコサミノグリカン

　糖鎖量の多い糖タンパク質を**プロテオグリカン**と呼び，タンパク質とムコ多糖糖鎖の**グリコサミノグリカン**が共有結合している. 糖質を 95％含量することもある. プロテオグリカンは軟骨，腱をはじめ結合組織（細胞外マトリックス）に存在する.

　グリコサミノグリカンはウロン酸とヘキソサミン基から構成される二糖をユニットとし，多数連続した直鎖状多糖で，負の荷電を帯びている（**図 3B-6**）. **ヒアルロン酸**は，D-グルクロン酸と N-アセチルグルコサミンをユニットとしたグリコサミノグリカンで，粘性および保湿性があり，生体では眼の硝子体成分，関節の潤滑剤として存在し，また保湿潤滑性が化粧品や食品などに利用されている.

2　糖質の働き

a　糖質は必須の栄養素か

　グルコースは供給がなかったとしても，他の栄養素から容易に生合成できる. 逆にいえばグルコースは生体内で常時存在しなければ生命活動に支障をきたすほど大切な物質であることを意味している. グルコースには主要な役割がある. それらは，①細胞外空間へ放出される複合多糖の合成への利用，②細胞内での貯蔵（グリコーゲンなどの多糖），③解糖を経て三炭素化合物（ピルビン酸）へと酸化

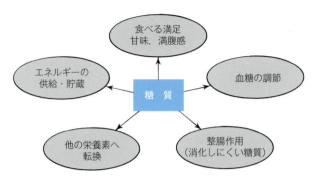

図 3B-7　糖質の働き

されて ATP や代謝中間体を供給すること，あるいは④ペントースリン酸（ホスホグルコン酸）経路を経て酸化されて，核酸合成に必要なリボース 5-リン酸と還元的生合成過程に必要な NADPH を産生することである．糖質は生体において図 3B-7 に示すような働きをしている．すなわち，食事をしたことの満足感を与えること，エネルギーの供給と貯蔵，これに関連した血糖の調節，多くの細胞構成成分の生合成の前駆体の供給，そして消化吸収しにくい糖質による整腸作用である．そのうちエネルギーの供給と貯蔵は，特に重要である．

b　エネルギー源としての糖質

　エネルギー源として利用される栄養素には，糖質以外に脂肪とタンパク質がある．しかし，糖質のエネルギー源としての最大の特徴の1つは，グルコースをエネルギー源として利用する脳・神経組織などの必須エネルギー源ということである．消化吸収された糖質は，グルコースまたはその代謝産物となってエネルギーに利用されたり，肝臓や筋肉などにグリコーゲンとして貯蔵する．すなわち，糖質の代謝はグルコースの代謝であるといいかえても過言ではない．

　グルコースの生体での働きの第一は，脳や神経系の組織においてほとんど唯一のエネルギー源として利用されることである．このことは腎臓髄質，赤血球，精嚢などにおいても同じである．しかし，飢餓の状態においては，このような組織であってもケトン体を一部利用するようになる．

　第二に，瞬発力を必要とする筋肉運動時には，酸素不足の状態となるが，このようなとき解糖系と呼ばれる代謝経路で嫌気的条件下にグルコースを分解して，エネルギーを産生する．寒いときには身体全体をブルブル震えさせて筋肉の収縮運動を繰り返し，エネルギーを発生しているが，このときに燃焼しているのもグルコースである．

　グルコースを酸化し，ピルビン酸または乳酸を生じるまでの過程を解糖系と呼ぶ．嫌気的条件下（無酸素運動，100 m 走など）では 2 分子のピルビン酸が乳酸となり，血液を経て肝臓で再びピルビン酸となる．一方，好気的条件下（有酸素

運動，歩行など）では，ピルビン酸から直接脱炭酸してアセチル CoA となり，TCA サイクル（クエン酸回路ともいう）で効率のよいエネルギー産生が行われる（p.58 参照）.

　一方，食事の摂取によって補給されたグルコースは，まず肝臓や筋肉にグリコーゲンとして貯蔵され，肝グリコーゲンは必要に応じて再び分解されてグルコースとして血中に出て行き，また筋グリコーゲンは筋肉のエネルギー源として利用される．グリコーゲンとして貯蔵されなかった余分なグルコースはアセチル CoA を経て脂肪に合成されて貯蔵される．

C 肝臓と糖質

　肝臓は他の栄養素と同様に，糖質の代謝に関してもきわめて重要な働きをしている．消化管から吸収されたグルコースの約 75％が，フルクトースでは約 40％，ガラクトースではそのほとんどが肝臓に運び込まれる．体内に取り込まれたグルコースやフルクトースなどの糖質は，主として次のような 5 つの経路で代謝される．

①血糖供給の経路
②エネルギー供給のための経路（解糖系，TCA サイクル）
③グリコーゲンへの合成経路
④ペントースリン酸経路（ホスホグルコン酸回路）およびグルクロン酸経路（ウロン酸経路）
⑤アミノ酸，脂肪酸，ステロイドなど他成分の合成経路

　図 3B-8 は糖質の代謝経路とその主な中間体との関係をまとめたものである．血液中の糖質を血糖と呼び，血中グルコースのことである．したがって，血糖の調節とは血中グルコース濃度の調節のことを意味している．上に挙げた 5 つの経路はいずれも独立しているというわけではなく，互いに密に関連している．例えば，血糖の調節に対して，グリコーゲンの分解・合成が関与したり，あるアミノ酸からグルコースが合成されたり（糖新生），逆にグルコースから間接的にタンパク質や脂質成分の合成を行ったりしている．

3 酸素がなくてもエネルギー産生できるのは糖質

a 解糖とは何か

　グルコースからエネルギーを得るための主な代謝経路には，解糖系とそれに続く TCA サイクル，さらに電子伝達系による酸化的リン酸化の 3 つがある．解糖系は酸素を必要とせず，嫌気的な条件でもエネルギーを産生することができる．すなわち補酵素の 1 つである NAD により酸化が進められるところに特徴がある．

3. 食物成分は生体内においてどのように代謝されているか

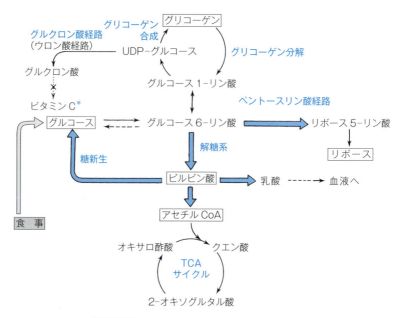

図 3B-8　糖質代謝の概要と主な代謝中間体
*霊長類やモルモットではビタミン C は生成しない．

　解糖（グリコシス；ギリシャ語の「甘い」あるいは「糖」を意味する *glykys* と「開裂」を意味する *lysis* に由来する）においては，グルコースが 10 段階の連続した酵素反応を受け，ピルビン酸 2 分子または乳酸 2 分子に分解され，同時に 2 つの ATP が生成する過程をいう*．グルコースから放出される自由エネルギーの一部は ATP と NADH の型で保存される．この反応は細胞質で行われる．これら一連の酵素反応の中には不可逆的な反応が 3 か所あり，解糖系の調節段階となっている．逆反応を起こすためには別の酵素反応が必要である．これは，生体でのあらゆる代謝系の合成と分解反応が，多くの可逆的反応を共有しつつも，それぞれの反応系を調節するために，特有の酵素反応をもつという生体調節機構の一例である．

b　解糖系では 1 分子のグルコースから 2 分子の ATP を産生

発展　解糖系の反応は，グルコースがヘキソキナーゼ（肝臓ではグルコキナーゼ）により ATP を用いてリン酸化されて，グルコース 6-リン酸となる加リン酸反応で始まる（図 3B-9）．これらの酵素による逆反応は生じない．ヘキソキナーゼの反応はグルコース 6-リン酸の産生量が多くなると阻害されるため，この反応は解糖系

---
*解糖系は，エムデン-マイヤーホフ経路，エムデン-マイヤーホフ-パルナス（Emden-Meyerhof-Parnas）経路ともいわれ，EMP 経路と略称される場合もある．

B. 糖質は生体内でどのように代謝されているか

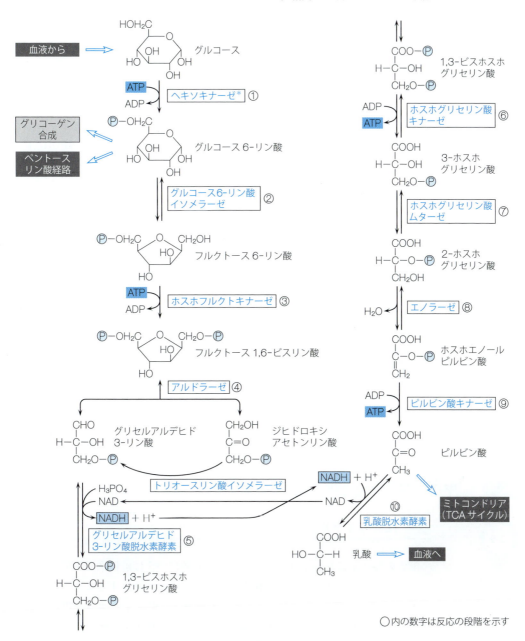

図 3B-9 解糖系

*肝臓ではアイソザイムの1つであるグルコキナーゼと呼ばれる．

の調節機構として働いている．ただし，肝臓のグルコキナーゼによる反応はグルコース6-リン酸によって阻害されない．第2段階ではグルコース6-リン酸イソメラーゼによる，フルクトース6-リン酸への異性化反応が進み，第3段階でホスホフルクトキナーゼによりATPを用いてリン酸化されて，不可逆的にフルクトース1,6-ビスリン酸になる．この酵素はATPやクエン酸の産生量によって阻害され，ADP，AMP，フルクトース6-リン酸で促進される．アロステリックな影響を受けやすい

ため解糖系の調節に最も重要な反応となっている．第1, 3段階の反応は生体では不可逆反応であるため，逆反応を行うためには別の酵素が必要である．

反応の第4段階で炭素原子6個の糖質が炭素原子3個の2分子に代謝される．この反応に関与する酵素はアルドラーゼで，この酵素作用によりジヒドロキシアセトンリン酸とグリセルアルデヒド3-リン酸が生成される．ジヒドロキシアセトンリン酸はトリオースリン酸イソメラーゼによりグリセルアルデヒド3-リン酸に異性化される．第5段階でグリセルアルデヒド3-リン酸がグリセルアルデヒド3-リン酸脱水素酵素（グリセルアルデヒド3-リン酸デヒドロゲナーゼ，GAPDH）により1,3-ビスホスホグリセリン酸となる．この反応は酸化還元反応であり，NAD^+はNADHになる．すなわち解糖系最初のエネルギー産生反応である．1,3-ビスホスホグリセリン酸は，ホスホグリセリン酸キナーゼにより3-ホスホグリセリン酸となり，リン酸基がADPに転移しATPを生成する（第6段階）．3-ホスホグリセリン酸はホスホグリセリン酸ムターゼが作用して2-ホスホグリセリン酸となり（第7段階），さらにエノラーゼによりホスホエノールピルビン酸になる（第8段階）．第9段階でホスホエノールピルビン酸のリン酸基はピルビン酸キナーゼの触媒によりADPへ転移しATPとなり，同時にピルビン酸を生じる．この反応も生体では不可逆的反応で解糖系の調節に重要である．

酸素がない場合には乳酸脱水素酵素（乳酸デヒドロゲナーゼ，LDH）によりピルビン酸が乳酸になる（第10段階）．そして第5段階で生じたNADHは，この反応で消費されるため相殺される．すなわち酸素があれば，乳酸が生成されずにピルビン酸のままで好気的に次の反応経路に進むことができるので，エネルギー産生に無駄がない．筋肉で解糖によって生じた乳酸は肝臓に運ばれ，再びピルビン酸となってグルコースに合成される．このグルコースは血流に乗って再び筋肉に運ばれ利用される（解糖系によって得られるエネルギー量についてはp.35参照）．

4　酸素があればエネルギー産生に無駄がない

a　TCAサイクルの重要性

酸素の存在下においては，グルコース（正確にいえば解糖系で生成したピルビン酸2分子）は酸化されて二酸化炭素まで代謝され，発生するエネルギー量が多くなる（p.35参照）．ヒトをはじめ多くの動物は活動エネルギーを得るため，ミトコンドリア内にグルコースの代謝産物を好気的条件下で二酸化炭素と水にまで完全酸化し，ATPを産生する経路を有している．第一に，解糖系により生じたピルビン酸は，ミトコンドリアの膜を通過してマトリックスに入る．ピルビン酸はアセチルCoAに変化してからクエン酸サイクルに入る．第二に，この経路は解糖系のように酵素系が直線的ではなく回路的反応であり，そして反応の出発がアセチルCoAとオキサロ酢酸からクエン酸を生じる反応であるためクエン酸回路と呼ばれる．また発見者Sir Hans Krebsにちなんでクレブス回路，あるいはカルボキシ基を3つ含むトリカルボン酸であることからTCA (tricarboxylic acid) サイクルとも呼ばれる．

TCA サイクル全体をまとめてみると，ピルビン酸は脱炭酸（二酸化炭素の放出）と脱水素を受けて炭素2原子を含んだアセチル CoA となる．アセチル CoA はオキサロ酢酸と結合してクエン酸となって TCA サイクルに入り一巡する間に2つの炭素原子が2分子の二酸化炭素となって放出され，同時に3分子の NADH，1分子の $FADH_2$ と1分子の GTP が生成し，再びオキサロ酢酸が生成される．

　アセチル CoA を酸化分解してエネルギーを得るために，なぜ反応経路が複雑な TCA サイクルを経由する必要があるのかを考えてみる．酢酸を直接2分子の二酸化炭素に分解するためには化学的な条件が必要となるが，細胞組織内で酢酸を直接分解するだけの条件を整えることは不可能である．このため，活性化の自由エネルギーの低い条件にする，すなわち酢酸を他の分子（オキサロ酢酸）と結合させて容易に脱炭酸が行えるクエン酸に合成する回路を経由するのである．

　なお，この回路は糖質からエネルギーを産生するためだけの代謝系ではなく，脂肪酸やアミノ酸から生じるアセチル基の酸化経路でもある（p.13，2章 A 参照）．

b TCA サイクルではビタミン B 群が必要

　解糖系が直線的な反応経路であるのに対し，この経路は TCA サイクルと呼ばれるように，流れる円形プールに例えられる．円形プールの流速は速く，かつエネルギッシュである（図 3B-10）．

　この回路の概要は，まず解糖系で生じたピルビン酸がアセチル CoA となって TCA サイクルに導入される．この導入部では，細胞質で生成したピルビン酸がミトコンドリアに取り込まれ，ピルビン酸脱水素酵素（ピルビン酸デヒドロゲナーゼ）複合体の触媒によって酸化的脱炭酸と脱水素が起こりアセチル CoA となる．同時に NADH を生成する．この反応では3種類の酵素のほかに，ビタミン B 群の誘導体（チアミン二リン酸，CoA，FAD，NAD，リポ酸）が関与している．

　TCA サイクルの連続的な8つの酵素反応で産生される8種類の物質は，すべて有機酸である．まずアセチル CoA（パントテン酸を構造に含む）はクエン酸合成酵素（クエン酸シンターゼ）の触媒によってオキサロ酢酸との縮合物のクエン酸となり，TCA サイクルに導入される．第2段階でアコニット酸ヒドラターゼ（別名アコニターゼ）によりクエン酸は cis-アコニット酸を経てイソクエン酸となる．第3段階としてイソクエン酸はイソクエン酸脱水素酵素（イソクエン酸デヒドロゲナーゼ，NAD としてナイアシン）の触媒により脱水素されて，2-オキソグルタル酸（α-ケトグルタル酸）と二酸化炭素を生成する．ここで2個目の NADH が生成される．続いて2-オキソグルタル酸は2-オキソグルタル酸脱水素酵素（2-オキソグルタル酸デヒドロゲナーゼ）複合体により，スクシニル CoA と二酸化炭素を生成する（第4段階）．同時に3個目の NADH が生成される．この反応はピルビン酸脱水素酵素複合体の反応と類似しており，3種類の酵素複合体のほかにビタミン B 群の誘導体が関与している．

　第5段階でスクシニル CoA 合成酵素（スクシニル CoA シンテターゼ）の作用により，スクシニル CoA から CoA が遊離してコハク酸が合成される．同時に ATP と類似した高エネルギーリン酸化合物のグアノシン三リン酸（GTP）が生成する．第6～8段階ではコハク酸脱水素酵素（コハク酸デヒドロゲナーゼ）の触媒により

3. 食物成分は生体内においてどのように代謝されているか

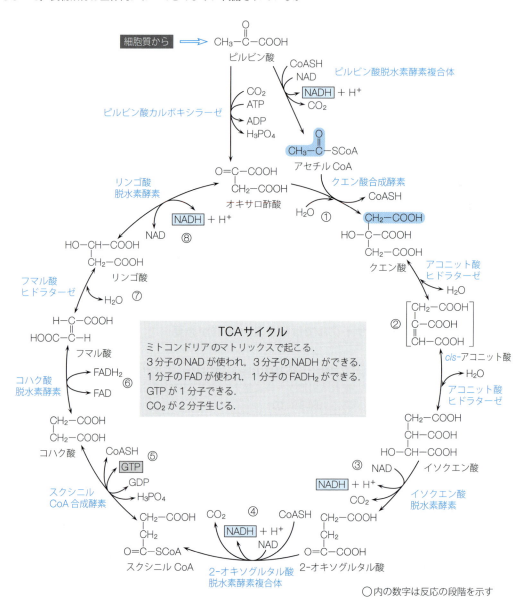

図 3B-10 ピルビン酸のアセチル CoA への変化と TCA サイクル

フマル酸に，フマル酸ヒドラターゼによりリンゴ酸に，さらにリンゴ酸脱水素酵素（リンゴ酸デヒドロゲナーゼ）によりオキサロ酢酸が生成されて，再び TCA サイクルの初期段階反応に戻る．これらの反応では $FADH_2$ と 4 個目の NADH が産生される．

TCA サイクルの代謝速度の調節は，ピルビン酸が脱炭酸してアセチル CoA になる反応，第 1 段階のクエン酸が生成する反応，第 4 段階のスクシニル CoA ができる反応の少なくとも 3 つの段階で行われる．導入部のアセチル CoA が生成する反応は，ATP 濃度とアセチル CoA や NADH などの反応生成物によって調節される．

クエン酸が生成する反応はアセチルCoA濃度によって調節される．第4段階の2-オキソグルタル酸脱水素酵素複合体の活性は生成物のスクシニルCoAによって阻害される．

TCAサイクルにおいてオキサロ酢酸や他の中間代謝物質が欠乏すると，ピルビン酸からピルビン酸カルボキシラーゼによりATP，二酸化炭素を用いてオキサロ酢酸を合成し，必要に応じて供給されるしくみになっている（グルコースの好気的代謝によって得られるエネルギー量についてはp.35参照）．

5 糖質の貯蔵物質──グリコーゲン

a グリコーゲンの働き

グルコースと同じ分子量の単糖やオリゴ糖では，水溶液中での浸透圧が高まるが，グリコーゲンは多糖構造のため浸透圧が低い．また，高度の分岐構造が親水性を高めることに役立っている．生体内でグリコーゲンが最も高濃度に蓄えられるのは肝臓で，多いときで肝重量の5〜7％程度にもなる．次が筋肉で0.5％程度を占める．肝グリコーゲンは摂食時に貯蔵され，空腹時は血糖維持のために血液中にグルコースとして放出され使われる．これに対し筋グリコーゲンは筋肉のエネルギー源として専ら利用される．

グリコーゲンは細胞質の大きな顆粒に貯蔵される．グリコーゲンの基本粒子であるβ粒子は，直径約21 nmであり，約2,000個の非還元末端を有する55,000個にも及ぶグルコース残基からなる．これらの粒子が20〜40個集まってαロゼットを形成する．グリコーゲン顆粒は，グリコーゲンとそれを合成したり分解したりする酵素との複雑な凝集体であり，これらの酵素を調節するための装置でもある．

b グリコーゲンの分解

生体内で糖質の要求性が高まると，肝臓や筋肉中のグリコーゲンの分解が亢進する．この分解過程は肝臓と筋肉において多少異なっている．その理由は肝臓グリコーゲンは血糖の調節に関与するが，筋肉グリコーゲンは好気的あるいは嫌気的な筋肉のエネルギー供給にのみ，すばやく関与するからである．

B-3
代謝MAP

発展 肝臓グリコーゲンの分解を反応の面からみると，まずグリコーゲンが**グリコーゲンホスホリラーゼ**の作用によりグリコーゲンの還元末端からα-1,4結合を**加リン酸分解**して切断し，**グルコース 1-リン酸**を順次放出する（図3B-11）．このグルコース 1-リン酸生成反応はα-1,6結合の3，4個手前のグルコースでいったん停止し，残った小枝部分は1,4-グルカン分岐酵素の作用でグルコース1個を残して直鎖部分を延長するように転移し，引き続きグリコーゲンホスホリラーゼの作用を受ける．残された枝分かれのグルコース残基1個は，アミロ-1,6-グルコシダーゼによっ

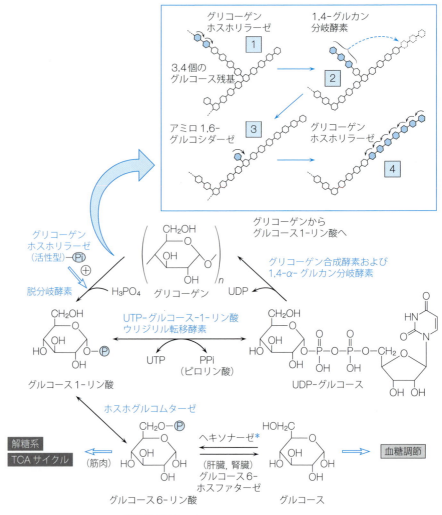

図 3B-11 グリコーゲンの合成と分解
*肝臓ではグルコキナーゼと呼ばれる.

て遊離する．このようにして完全に枝分かれ部分が取り除かれる．
　グルコース 1-リン酸はホスホグルコムターゼの作用でグルコース 6-リン酸となって解糖系に入るか，また筋肉以外の組織ではグルコース 6-ホスファターゼによりグルコースとなって血中に出て行く．

　グリコーゲンはどのように体力の消耗が激しい場合であっても完全に枯渇することはなく，グリコーゲン合成時の**プライマー**として温存される．

C　グリコーゲンの合成

　グリコーゲンの生合成の反応過程は分解とは異なった経路で行われることが，ルロワール（Leloir）による糖ヌクレオチドが関与する UDP-グルコースの発見

を緒にして明らかになった（ルロワール経路）．

グルコースはヘキソキナーゼの触媒作用でグルコース6-リン酸となり，さらにホスホグルコムターゼの作用でグルコース1-リン酸になる．ここでグルコース1-リン酸はUTP-グルコース1-リン酸ウリジリル転移酵素（UDP-グルコースウリジリルトランスフェラーゼ，別名UDP-グルコースピロホスホリラーゼ）により，UTPと縮合してピロリン酸を放出して UDP-グルコース（ウリジン二リン酸グルコース）となる．UDP-グルコースは，グリコーゲン生合成における グルコース供与体であり，グルコースの活性型である．

UDP-グルコースは グリコーゲン合成酵素（グリコーゲンシンターゼ）の作用でプライマーに α-1,4 結合していく．しかしそれだけでは直鎖成分のみになるので，枝つくり酵素（アミロ（1,4→1,6）トランスグルコシダーゼ）の触媒により分岐構造をもったグリコーゲンが生成されてゆく（**図3B-11**）．

d グリコーゲン分解・合成の調節

グリコーゲンの分解を直接調節しているのはグリコーゲンホスホリラーゼであり，合成を直接に調節しているのはグリコーゲン合成酵素であるが，いずれの酵素を活性化させるか，いいかえると分解か合成のいずれの反応を優先させるかは，ホルモンにより調節されている．特に副腎髄質ホルモンのアドレナリンと膵臓のグルカゴンはグリコーゲンホスホリラーゼの活性を高めてグリコーゲンの分解を促進する．肝臓のグリコーゲン分解はアドレナリンとグルカゴンにより，筋肉についてはアドレナリンにより亢進する．

これらのホルモンはアデニル酸シクラーゼに作用してATPから cAMP の生成を促進する．cAMPは**図3B-12**に示すような連続的な酵素の活性化あるいは不活性化を引き起こして，グリコーゲンの合成と分解を調節している．一方，インスリンは肝臓ならびに筋肉の受容体に結合した後，タンパク質のリン酸化を介してグリコーゲン合成酵素キナーゼ3を不活性化する．不活性化されたグリコーゲン合成酵素キナーゼ3はグリコーゲン合成酵素を不活性なリン酸化型に保つことができなくなり，グリコーゲンの合成を促進する．

糖原病はグリコーゲン代謝に必要な酵素が欠損しているため，グリコーゲンが異常に蓄積する先天的代謝異常症である．例えば，フォンギールケ（von Gierke）病は肝臓でグルコースを作るグルコース6-ホスファターゼの欠損によりグリコーゲンが蓄積し，低血糖を引き起こす．糖原とはグリコーゲンのことである．

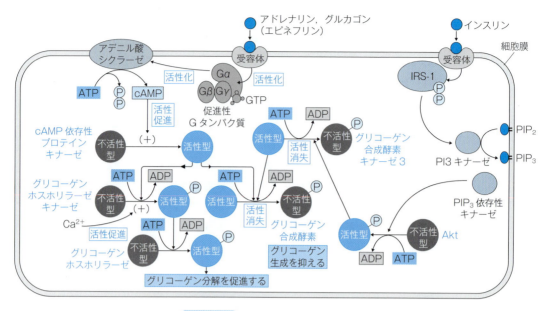

図 3B-12 グリコーゲンの代謝調節

アドレナリン（エピネフリン）あるいはグルカゴンが，細胞膜上の受容体に結合すると促進性 G タンパク質が活性化され，次いでアデニル酸シクラーゼが活性化される．その結果生成した cAMP が cAMP 依存性プロテインキナーゼ（プロテインキナーゼ A）を活性化する．この cAMP 依存性プロテインキナーゼによるリン酸化反応の結果，グリコーゲン合成酵素活性が抑制され，グリコーゲンホスホリラーゼキナーゼ活性が促進される．グリコーゲンホスホリラーゼキナーゼはグリコーゲンホスホリラーゼを活性化し，最終的にグリコーゲンの分解が起こる．

インスリンがインスリン受容体に結合すると，受容体自身がキナーゼ活性を有するのでインスリン受容体基質 1（IRS-1）をリン酸化する．IRS-1 はホスファチジルイノシトール 3 キナーゼ（PI3 キナーゼ）を活性型にし，PI3 キナーゼは細胞膜を構成するリン脂質のホスファチジルイノシトール 4,5-二リン酸（PIP_2）をホスファチジルイノシトール 3,4,5-三リン酸（PIP_3）にリン酸化する．PIP_3 依存性キナーゼが活性型となり，Akt をリン酸化し，活性型とする．次に，Akt はグリコーゲン合成酵素キナーゼ 3 を不活性化させる．最終的に，グリコーゲン合成が促進される．

6 糖質が生まれ変われば

a タンパク質，脂質，核酸構成成分への転換

　グルコースは糖質としての役割を果たすだけでなく，TCA サイクルなどで生成される有機酸を介して，他の栄養素に転換されたり，他の栄養素から生合成されるなど，互換性がある．例えば，アミノ基転移反応によりオキサロ酢酸からアスパラギン酸，2-オキソグルタル酸からはグルタミン酸，ピルビン酸からはアラニンがそれぞれ生成される．脂質への変換例では，フルクトース 1,6-ビスリン酸からはグリセロール，ピルビン酸，アセチル CoA を経由して脂肪酸が合成される．

b ペントースリン酸経路

　細胞質には解糖系の経路としてペントースリン酸経路（五炭糖リン酸回路）と

呼ぶ代謝経路が存在する．グルコースはタンパク質や脂質への転換以外に，核酸構成成分のリボースやデオキシリボースにもなる．この経路は，①ヌクレオチド，核酸合成に必要なリボースの産生，②脂肪酸，ステロイド合成に必要な還元型NADP（NADPH＋H$^+$）の産生（解糖系のグリセルアルデヒド3-リン酸につながる経路）の2つの大切な機能をもつ．グルタチオン（GSSG）を還元するためと還元的な生合成のためにも利用される．肝臓，還元型NADPの必要となる脂肪合成の盛んな脂肪組織，ミトコンドリアのない赤血球などでは活性が高く，骨格筋や授乳期を除く乳腺では活性が低い．骨格筋ではペントースリン酸経路の非酸化的段階の逆行で，フルクトース6-リン酸からリボース5-リン酸を経て産生できる．骨髄，皮膚，小腸粘膜などの分裂が盛んな細胞や腫瘍細胞では，ペントースであるリボース5-リン酸からRNA，DNA，そしてATP，NADH，FADH$_2$，補酵素Aなどの補酵素が合成される．

　反応の初発段階は，グルコースがグルコース6-リン酸から6-ホスホグルコン酸，さらに二酸化炭素が放出されてペントースであるリボース5-リン酸に変換されていく．この間に2分子のNADPHが生成される．NADPHはアセチルCoAからの脂肪酸合成に使われた細胞膜での不飽和脂肪酸の酸化反応を起こすのを防いだり，ヘモグロビンの鉄原子が二価を保つために用いられる．一方，リボース5-リン酸は，各種ヌクレオチド，RNAやDNAの構成成分であるリボースやデオキシリボースの供給源となる（**図3B-13**）．

C　ウロン酸回路

　グルコースの非還元末端が酸化されているウロン酸であるグルクロン酸を生成する経路である．グルクロン酸経由では，グルコース6-リン酸，グルコース1-リン酸さらにUDP-グルコース，UDP-グルクロン酸となりグルクロン酸が生成される．糖ヌクレオチドであるUDP-グルコースは，グルコースが他の単糖や糖質以外の物質に生成するときの中間代謝物質として重要である．UDP-グルコースはUDP-グルコース4-エピメラーゼの作用によりUDP-ガラクトースに可逆的に変化する．

　グルクロン酸は<u>抱合</u>と呼ぶ代謝により，フェノールなどの極性の低い（疎水性）物質と結合してもとの物質より極性を高め，薬物や異物の体外排泄を容易にする働きがある．胆汁酸やヘム代謝産物の胆汁への排泄はそのよい例である．またグルクロン酸はグルコースのアスコルビン酸（ビタミンC）への変換の中間代謝物質でもある．ヒト，サル，モルモットでは最終的な酸化酵素が遺伝的に欠損しているため，アスコルビン酸を合成できない．このため，ビタミンとして食物からの摂取が必要となる．

3. 食物成分は生体内においてどのように代謝されているか

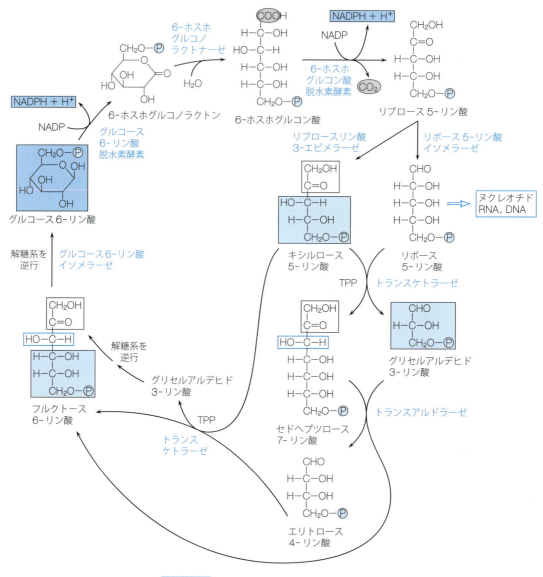

図 3B-13 ペントースリン酸経路（細胞質）

 糖質同士の相互変換

　フルクトースやガラクトースは，グルコースに次いで多く摂取する糖質であり，グルコース 6-リン酸や UDP-グルコースを経由して速やかにグルコースに転換されるなど，糖質同士の相互変換が可能である．

発展　フルクトースは，筋肉や腎臓ではヘキソキナーゼの作用でリン酸化されてフルクトース 6-リン酸になる．肝臓においては，フルクトキナーゼ（ケトヘキソキナーゼ）

B. 糖質は生体内でどのように代謝されているか　67

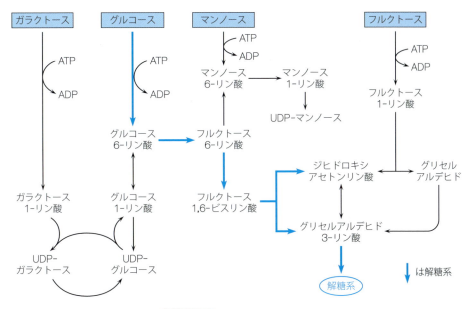

図 3B-14　単糖の連係プレー

の作用によりフルクトース 1-リン酸となり，さらにフルクトース 1-リン酸アルドラーゼの作用で，ジヒドロキシアセトンリン酸とグリセルアルデヒドになる．ジヒドロキシアセトンリン酸は解糖系のグリセルアルデヒド 3-リン酸に変換される（p.57，図 3B-9 参照）．グリセルアルデヒドはリン酸化されてグリセルアルデヒド 3-リン酸となって解糖系に合流する（図 3B-14）．

ガラクトースはガラクトキナーゼの作用でガラクトース 1-リン酸となり，さらにウリジン二リン酸（UDP）を付加されて UDP-ガラクトースとなる．次にガラクトース部位が異性化されて UDP-グルコースとなり，グルコース 1-リン酸を経てグルコース 6-リン酸になる．

e 糖は何から作られるか──糖新生

1) 糖新生の材料と利用の経路

脳・神経系，赤血球，嫌気的な条件下における筋肉などはグルコースだけしかエネルギー源として利用できない．ここに，糖質のエネルギー源としての特徴がある．食物からの糖質の補給が不足した場合には，糖質しか利用できない組織にエネルギーを供給するために，アミノ酸などからグルコースが生合成される．このように糖質以外の物質からグルコースが生合成されることを糖新生という．この合成能は肝臓と腎臓で活発であり，特に肝臓は血糖の供給臓器として重要である．糖新生の基質として用いられるものにある種のアミノ酸（糖原性アミノ酸）のほか，グリセロール，乳酸などがある．

肝臓でのグルコース合成の主な原料の 1 つに，筋肉や赤血球でグルコースから

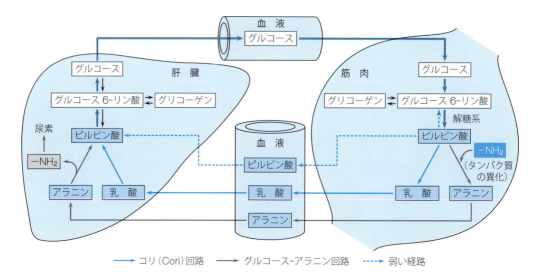

図 3B-15 コリ回路ならびにグルコース-アラニン回路

作られる乳酸がある．急激な運動負荷時の筋肉やミトコンドリアをもっていない赤血球では，解糖系で生じたピルビン酸は TCA サイクルに入らずに乳酸に代謝される．この乳酸は組織細胞から血液中へ輸送され，肝臓に運ばれる．肝臓に入った乳酸は脱水素されピルビン酸に戻されてグルコースに再合成される．このグルコースは再び血液循環に乗って各組織に運ばれ，エネルギー源として用いられる．この過程を**コリ（Cori）回路**という（**図 3B-15**）．

　一方，飢餓の状態になると筋肉タンパク質の異化が進み，アミノ酸（主にアラニン）となって血液中へ放出される．このアミノ酸は肝臓に運ばれ，アミノ基転移反応によりピルビン酸に転換されて，グルコースの合成に用いられる．このグルコースは血液循環に乗って筋肉に運ばれ，再び解糖系による代謝を受けて筋肉のエネルギー源として利用される．この回路はグルコースを肝臓から筋肉へ，またアミノ態窒素を筋肉から肝臓へ運ぶ役割を果たすとともに，自由エネルギーを肝臓から筋肉へ回転させる効果をもっている．これを**グルコース-アラニン回路**という（**図 3B-15**）．

2）糖新生の反応経路

　糖新生の経路はおおむね解糖系の逆であるが，合成と分解の酵素が異なる反応系や迂回しなければならない反応系もある．

　ピルビン酸からグルコースを産生する経路は基本的には解糖系を逆戻りしていく反応であるが，解糖系には 3 か所の不可逆反応があるので，その箇所だけは迂回したり，別の酵素反応を用いる必要がある（**図 3B-16**）．その 3 か所とは，①ピルビン酸からホスホエノールピルビン酸を生じる部位，②フルクトース 1,6-ビスリン酸からフルクトース 6-リン酸を生じる部位，および③グルコース 6-リン酸からグルコースを生成する部位である．

B. 糖質は生体内でどのように代謝されているか　69

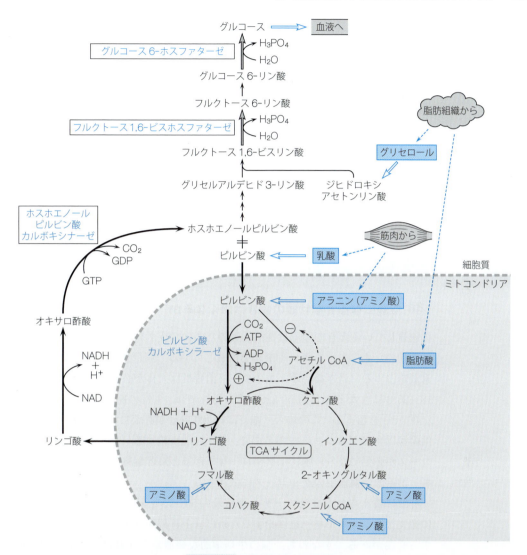

図 3B-16 肝臓における糖新生

　糖新生の最初の過程ではピルビン酸は一度ミトコンドリアに移され、ピルビン酸カルボキシラーゼの作用により、ATP のエネルギーを用いてオキサロ酢酸が生成する。この反応は TCA サイクルの素材を補給する経路でもある。オキサロ酢酸からホスホエノールピルビン酸への転換は、ホスホエノールピルビン酸カルボキシキナーゼの作用で GTP のエネルギーを用いて進行する。この酵素はヒトではミトコンドリアと細胞質の両方にある。オキサロ酢酸はミトコンドリアの膜を通過できないので、ホスホエノールピルビン酸に転換してからあるいはリンゴ酸に形を変えてから細胞質に戻る。
　ホスホエノールピルビン酸から解糖系の逆反応により産生したフルクトース 1,6-ビスリン酸は、糖新生に固有のフルクトース 1,6-ビスホスファターゼの作用

70　3. 食物成分は生体内においてどのように代謝されているか

によってフルクトース 6-リン酸へ転換される．フルクトース 6-リン酸からグル
コース 6-リン酸への転換は解糖系の逆反応で進むが，グルコース 6-リン酸をグ
ルコースに加水分解する酵素（**グルコース 6-ホスファターゼ**）は肝臓と腎臓だ
けにあり，脳や筋肉の細胞にはない．この理由で，肝臓と腎臓だけがグリコー
ゲンの分解や糖新生により生じたグルコースを血糖調節に利用することができる．

　糖新生系の律速酵素はホスホエノールピルビン酸カルボキシキナーゼ，フルク
トース 1,6-ビスホスファターゼ，グルコース 6-ホスファターゼの 3 つである．
いずれも糖新生が長期的に続くときには酵素量を増大して適応する適応酵素であ
る．フルクトース 1,6-ビスホスファターゼはグルカゴンやアドレナリンにより
活性が促進される．

7 血糖と生体機能とのかかわり

a 空腹になるとなぜ頭の働きは悪くなるか

　勉強しているときの頭脳は知的活動のために日夜活発に働いているが，この脳
は活動のためにエネルギーや酸素を消費している．脳は体重のわずか 3％ 程度の
重量を占めるに過ぎないが，エネルギー消費量は人体が必要とするエネルギーの
18〜20％ にもなる．体重 60 kg の成人男性では，1 日の総エネルギー消費量が
2,000 kcal を超える．この場合，脳では約 400 kcal が必要になる．脳のエネルギー
供給源は主にグルコースであるので，400 kcal 供給するには 1 日約 100 g のグル
コースが必要になる．脳にはグリコーゲンがほとんど蓄えられないので，エネル
ギー供給源は血液中のグルコースに依存する．

　肝臓に蓄えられるグリコーゲン量は最大 50〜75 g 程度であるので，脳が 1 日
に必要とするエネルギーを供給するためには 1 日数回食事を摂取して糖質を補給
する必要がある．すなわち，脳の生理学的な機能からすれば，1 日 2〜3 回の食
事を摂取することは理にかなっていることになる．空腹状態が長く続き，血糖値
がある濃度以下に減少すれば，脳の働きは微妙に悪くなり，集中力や記憶力が低
下する．血糖値が低くなり，低血糖状態になると，脳が働かなくなり，重症な場
合にはショック状態に陥ることがある．糖尿病患者にとって血糖値とインスリン
の投与量の管理は重要である．

b 血糖とは

　血糖とは血液に含まれるグルコースのことで，これ以外のフルクトースやガラ
クトースなどの糖質は含めない．空腹時の血中濃度（血糖値）は健常人ではおよ
そ 70〜80 mg/dL であるが，加齢によって耐糖能が低下すると 100 mg/dL 以上
に高くなる．絶食状態が続くと 50〜60 mg/dL まで低下することがあるが，逆に

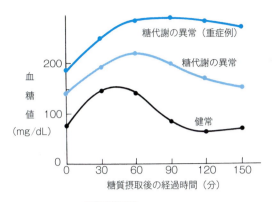

図 3B-17 血糖曲線

摂食後には 120〜150 mg/dL まで上昇する．腎尿細管からのグルコース再吸収には閾値があるため，血糖値が約 200 mg/dL 以上になると尿中へのグルコース排泄が観察される．これが尿糖である．

糖質摂取後の血糖値の変化を調べることによって生体のグルコース利用能力（**耐糖能**）を知ることができる．この糖質の処理能力が低下した状態が糖尿病である．人間ドックで糖負荷試験が行われるのは，このグルコース利用能力を調べるためである．**図 3B-17** は糖負荷試験（グルコース 75 g 摂取，耐糖試験ともいう）を行ったときの血糖曲線である．健常人は糖質摂取後 15〜60 分で血糖値は最大値に達し，2 時間後にはもとのレベルまで低下する．食事後もほぼ同様な血糖曲線を示す．

C いろいろな臓器におけるグルコースの利用と血糖

血液から各組織に取り込まれたグルコースは各代謝経路で代謝されるが，どの経路の活性が高いかは臓器によって異なる．

肝臓はグルコース代謝が最も活発な臓器で，グルコース濃度も臓器中で最も高く，通常重量の 5% 程度にもなる．しかし，その量は全体で 30〜75 g 程度に過ぎない．しかも，かなりの速度で合成と分解が繰り返されている．血糖値が低下すると，肝臓グリコーゲンが分解され，生じたグルコースは血液中に放出される．逆に，食後など血糖値が上昇すると肝臓はグルコースを活発に取り込み，グリコーゲンとして貯蔵する（**図 3B-18**）．糖質の供給がなかったり，絶食をしたりすると貯蔵グリコーゲン量は急速に減少する．

筋肉に貯蔵されるグリコーゲン濃度は最大でも重量の 0.5% 程度である．筋肉は人体の全重量の約 40% にもなるので，筋肉のグリコーゲン貯蔵量は約 100 g になる．このグリコーゲンは専ら筋収縮のためのエネルギー源として利用される．したがって，筋肉は解糖系の活性が高く，またグルコースの TCA サイクルへの流れも強い．急激な運動負荷によって相対的な酸素不足になるときには，ピルビ

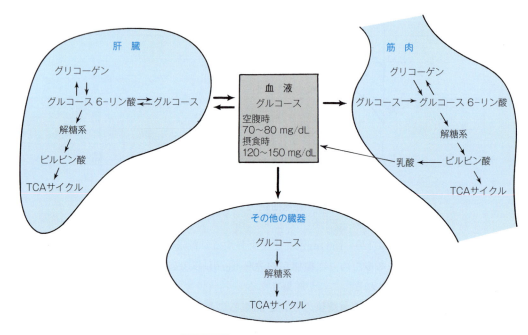

図 3B-18 血糖の調節と臓器の関係

ン酸から乳酸が合成される．

　脳ではグルコース濃度が血液よりも低く，グリコーゲンもごくわずか（0.09％程度）しか貯蔵されない．しかし，脳のエネルギーはすべて血液から汲み上げたグルコースを利用するため，血糖値が極端に低下すると意識レベルが低下することがある．また，脳細胞では解糖系の酵素活性が高いために，ビタミン B_1 が不足したりするとピルビン酸からアセチル CoA への流れが悪くなって，ピルビン酸が蓄積するため脳機能へ影響を及ぼすことがある．

　脂肪組織は脂肪合成が活発であり，アセチル CoA の供給のために解糖系の活性が高い．また，脂肪酸合成に必要な NADPH を供給するために，それを産生するペントースリン酸経路の活性も高い．

　赤血球はミトコンドリアをもっていないため，エネルギー産生を解糖系に依存している．また，その形態や機能を維持するために大量の NADPH を必要とする．このため，赤血球はペントースリン酸経路の活性が高い．

d 血糖の調節

　血糖値の恒常性を保つために，生体の精密な調節機構が働いている．血糖を中心にしてグルコースの供給源を分けると，①食事からの糖質，②肝臓グリコーゲンの分解，③グルコース新生の3つである．

　空腹時の血糖値は 70〜80 mg/dL であるが，食事を摂取するとグルコース，フ

ルクトース，ガラクトースなどが腸管から吸収され，血糖値は上昇する．血糖値が高くなると膵臓からのインスリンの分泌が亢進して，肝臓や筋肉におけるグリコーゲン合成が促進される．さらに，糖質の摂取量が多いときには脂肪組織や他の組織における脂肪の合成に用いられる．インスリンは脂肪組織や筋肉へのグルコースの取り込みを促進させるとともに，肝臓における糖質代謝に関与している酵素活性を高めて，間接的に肝臓へのグルコースの取り込みを促し，結果的に血糖値を低下させるように働く（**図 3B-19**）．食後 2 時間もすれば，血糖値は食事前のレベルに戻る．

　しばらく食事をしなくても血糖値は一定に維持されるが，これは膵臓から分泌されるグルカゴンや副腎髄質から分泌されるアドレナリンなどのホルモンの作用によって，肝臓に貯蔵されているグリコーゲンの分解が亢進してグルコースとなり，血液中に出て行くためである．これらのホルモンはグリコーゲンホスホリラーゼ活性を高めることによってグリコーゲンの分解を促進する．グリコーゲンは筋肉にも貯蔵されているが，このグリコーゲンは血糖の維持には寄与しない．肝臓にはグルコース 6-リン酸をグルコースに転換するグルコース 6-ホスファターゼが存在しているが，筋肉にはこの酵素が存在していないためである．筋肉グリコーゲンは専ら筋収縮のエネルギー源として用いられる．

　食事からの糖質の供給がしばらくない場合でも，グルコースしかエネルギー源として利用できない脳・神経組織や赤血球などにグルコースを供給しなければならない．このため，ACTH，成長ホルモン，副腎皮質ホルモン（特にグルココルチコイド）などの分泌が盛んになって，筋肉などの組織タンパク質の異化が亢進する．タンパク質由来の糖原性アミノ酸は糖新生に使われ，グルコースに転換されて血液中に出て行く．

Column	**スポーツとエネルギー消費**

　100 m ダッシュのような瞬発的または 200 m 競泳のような短期持久的な運動をすると酸素供給が不足するため，筋肉グリコーゲンはグルコース分子から 1 つずつグルコース 1-リン酸のかたちで分解され，さらに解糖系の第 1 段階のグルコース 6-リン酸に変換されていく．以下，解糖系を経て乳酸が生成される．乳酸はもはや糖質ではなく有機酸であり，過剰にたまりすぎると筋肉はけいれんを起こしたりする．急激な走行後，ハーハーと激しい呼吸が強いられるのは，乳酸のピルビン酸への回復やエネルギー産生などの好気的処理のために，多量の酸素を取り込む必要があるからである．しかし，5～10 km 以上の長距離走になるとエネルギー産生の様式が異なってくる．

74　3. 食物成分は生体内においてどのように代謝されているか

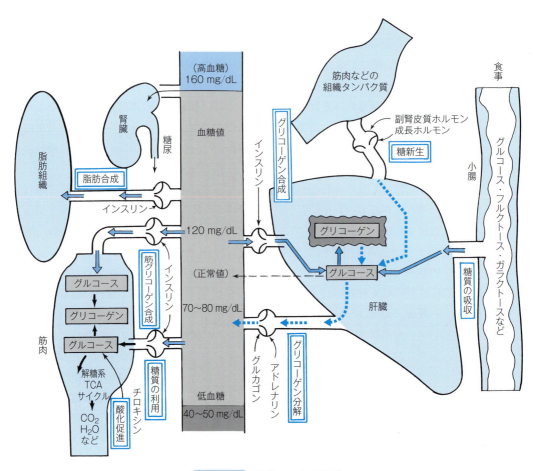

図 3B-19　糖質の吸収と代謝

⬅：食後，⬅･･･：空腹時．

8　難消化吸収性のオリゴ糖や糖アルコールは生体内でどのように利用され，機能を発現するか

a　難消化吸収性オリゴ糖・糖アルコールの性状と特徴

　難消化吸収性オリゴ糖や糖アルコールとは，ショ糖（砂糖）やデンプンなどの消化吸収性糖質と異なった生理機能をもった糖質のことである．オリゴ糖や糖アルコールには，主に**表3B-2**に示したものがある．これらの甘味糖質は単糖あるいはオリゴ糖からできており，工業的にはグルコース，ショ糖，乳糖，マルトース，デンプンなど，日常摂取している糖質を原料にして，微生物由来の酵素を利用したり，水素添加したりして作られている．新しい甘味糖質は二糖アルコールを除いていずれも天然の食品に存在する．一般に，甘味糖質は重合度が増して分子量が大きくなるほど甘味度は弱くなる．また，甘味度は水素添加して糖アルコー

表 3B-2 特殊な機能性をもった糖質の種類と特性

```
1. オリゴ糖
    ● フルクトオリゴ糖（別名：ネオシュガー，難消化性）                    （30〜60）
        1-ケストース，ニストース，フルクトフラノシルニストースの混合物
    ● ガラクトシルスクロース（別名：乳果オリゴ糖またはラクトスクロース，難消化性）
                                                              （35〜65）
    ● カップリングシュガー（消化性）                                 （50〜60）
        グルコシルスクロース，マルトシルスクロース，単糖などの混合物
    ● テアンデロース（難消化性）                                    （約 50）
    ● パラチノース（ショ糖の構造異性体，消化性，非う蝕性）               （37〜45）
    ● トレハルロース（ショ糖の構造異性体，消化性，非う蝕性）             （約 50）
    ● 1-ケストース（難消化性，ショ糖の果糖残基に果糖が β-2,1 結合）      （50）
    ● 4′ ガラクトオリゴ糖（β-1,4 結合，難消化性）                     （20〜40）
    ● 6′ ガラクトオリゴ糖（β-1,6 結合，難消化性）                     （20〜40）
    ● ラクチュロース（乳糖を異性化したもの，難消化性）                   （60〜70）
    ● イソマルトオリゴ糖（消化性）                                  （約 50）
        イソマルトトリオース，パノース，イソマルトース，マルトースなどの混合物
    ● トレハロース（グルコース 2 分子の α-1,1 結合，非還元糖，消化性）    （約 50）
    ● セロビオース（グルコース 2 分子の β-1,4 結合，難消化性）           （約 50）
    ● ゲンチオオリゴ糖（難消化性）（甘味はもたず苦味をもつ）
        β-ゲンチオビオース，β-ゲンチオトリオースなどの混合物
    ● キシロオリゴ糖（五炭糖，難消化性）                             （約 50）
    ● 大豆オリゴ糖（機能成分は難消化性）                             （約 70）
        ラフィノース，スタキオース，ショ糖，単糖の混合物
2. 糖アルコール
    ● マルチトール（還元マルトース，難消化性）                        （80〜95）
    ● ラクチトール（還元乳糖，難消化性）                              （30〜40）
    ● パラチニット（還元パラチノース，難消化性）                        （45〜55）
        イソマルチトールとグルコシルマンニトールの等量混合物
    ● ソルビトール（還元グルコース，難吸収・代謝性）                    （75〜85）
    ● キシリトール（還元キシロース，難吸収・代謝性）                    （約 100）
    ● エリスリトール（四炭糖アルコール，易吸収・非代謝性）              （75〜85）
```

（　）：ショ糖に対する甘味度（%）

ルにすると強化される．

b 摂取した難消化吸収性オリゴ糖・糖アルコールの代謝と運命

　食物繊維をはじめ難消化吸収性のオリゴ糖や糖アルコールは消化酵素で消化されずに未消化物として大腸に移行するため，役に立たないものとして取り扱われてきた．しかし，難消化吸収性オリゴ糖や糖アルコールの生体利用に関する研究が進むに伴い，これらの難消化吸収性糖質は腸内細菌を介して宿主にエネルギーなどを供給するだけでなく，種々の生理作用を発現して生活習慣病予防や疾病の重症化予防に寄与していることが明らかになってきた．

　難消化吸収性オリゴ糖や糖アルコールおよび消化されにくいデンプンは，α-アミラーゼや小腸粘膜二糖類水解酵素によって加水分解されないが，これらの消

3. 食物成分は生体内においてどのように代謝されているか

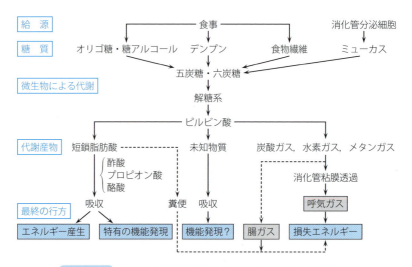

図 3B-20 難消化吸収性糖質の腸内細菌を介した代謝経路

- 消化吸収性糖質
  （ショ糖，デンプン，グルコースなど）

- 難消化吸収性糖質
  （難消化性オリゴ糖，糖アルコール，食物繊維など）

図 3B-21 消化・吸収と発酵・吸収の概念

化・吸収されずに大腸に到達した糖質は，腸内細菌を介して**図 3B-20**に示すような経路で，酢酸，プロピオン酸，酪酸などの短鎖脂肪酸のほか，二酸化炭素，水素ガス，メタンガス，アミノ酸，ビタミンなどに代謝され，一部は菌体成分に取り込まれる．このため，難消化吸収性糖質は消化酵素で消化されないにもかかわらず，そのまま糞中へ排泄されることはない．

一方，腸内細菌による生成物のうち短鎖脂肪酸は大腸から吸収され，肝臓などの臓器で代謝されて宿主のエネルギー源として利用される．つまり，消化・吸収されない糖質であってもエネルギーは 0 kcal ではない．ショ糖やデンプンが小腸において消化・吸収されて利用されるという従来の考え方に対して，難消化吸収性のオリゴ糖や糖アルコールは大腸において発酵・吸収によって利用される（**図 3B-21**）．一方，エリスリトールのように吸収されても代謝されずに尿中に排泄されるものもある．

C 難消化吸収性オリゴ糖・糖アルコールの機能

難消化吸収性糖質は，消化吸収性糖質であるグルコースやショ糖と異なったさまざまな生理作用をもっていることが明らかになっている．しかし，その機序は十分に解明されていない．主な生理機能としては以下のようなものがある．プレバイオティクスとは，食物繊維や難消化吸収性オリゴ糖や糖アルコールなどの難消化吸収性糖質であり，これらの糖質が腸内細菌によって利用されることにより生体へ有益な影響を及ぼすことをプレバイオティクス効果という．

1）エネルギー摂取軽減作用

難消化吸収性糖質は発酵・吸収によって代謝され，その過程で二酸化炭素やメタンガスなどを生じ，一部が菌体成分として取り込まれるので，エネルギー損失を伴う．エネルギー換算係数は，消化・吸収される糖質が 4 kcal/g であるのに対して，発酵・吸収によって利用される糖質は 2 kcal/g 程度である．砂糖の代わりに難消化吸収性甘味糖質を使用すれば，それだけエネルギー摂取の制限が期待できる．

2）インスリン節約作用

難消化吸収性糖質は消化酵素によって単糖へ消化されないので摂取しても血糖は上昇しない．また，腸内細菌によって生成される短鎖脂肪酸はインスリン分泌を刺激しない．したがって，血中インスリン濃度が急激に変化しない．甘味があり，インスリン分泌を刺激しない代替甘味糖質は，その利用方法によって，食事を楽しみ，生活の質（quality of life：QOL）を向上させることが期待できる．

3）う蝕軽減作用

う蝕（むし歯）の発生には，むし歯菌（ストレプトコッカス・ミュータンスなど）がショ糖を基質にして粘着性の強い不溶性グルカンを生成することが深く関係している．しかし，むし歯菌は難消化吸収性糖質を利用することができないのでう蝕を誘発しにくい．カップリングシュガー，パラチノース，トレハロースは小腸粘膜消化酵素によってゆっくりと消化されるので，エネルギー補給が必要な成長発育期のう蝕予防のためには適切である．

4）消化管腔内の改善作用

ヒトの消化管腔内には，1,000 種類以上，100 兆個の腸内細菌が生息し，腸内細菌叢（腸内フローラともいう）を形成している．腸内細菌には，ビフィズス菌属や乳酸菌属などのように生体にとって有用な影響をもたらす菌，逆に生体にとって好ましくないことをする菌，通常は静かにしているが生体の免疫機能が低下したときなどに有害な影響を及ぼす日和見菌などがある．腸内細菌は，まだその全貌が明らかになっていない．これらの占有率は生活環境，ストレス，健康状態，性，年齢，特に食事要因によって変動する．難消化吸収性糖質が腸内細菌によって利用されるときに産生する短鎖脂肪酸によって消化管腔内は弱酸性に傾き，耐酸性の菌は繁殖しやすくなるが，腐敗菌や病原菌は酸性環境に弱いので増

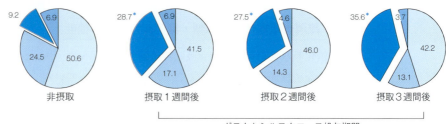

図 3B-22 腸内細菌叢に及ぼすガラクトシルスクロース摂取の影響

■ *Bifidobacterium*, ■ *Bacteroidaceae*, ■ *Eubacterium*, ■ *Peptococcaceae*.
高齢者にガラクトシルスクロースを1日体重当たり0.32g摂取させ，3週間観察した．
*非摂取の対照群に比べて $p<0.001$ で有意差あり．
単位は%．
[Kumemura M, Oku T et al: Effects of administration of 4-β-D-galactosylsucrose on fecal microflora, putrefactive products, short-chain fatty acids, weight, moisture and subjective sensation of detection in the elderly with constipation. *J Clin Biochem Nutr* 13：199-210, 1992 より許諾を得て転載]

殖が抑制される．結果的に有用菌の占有率が高くなり（**図 3B-22**），排便や便の性状が改善され，有害菌体酵素の活性が低下する．また，最近の研究によって，難消化性オリゴ糖の経口摂取によって開発途上国の小児下痢症の症状が改善するなど，難消化吸収性糖質の下痢抑制作用が明らかになっている．

5）難消化吸収性糖質のその他の機能

難消化吸収性糖質を大量にラットへ摂取させると盲腸や結腸が増大するが，適切な量の摂取は腸粘膜上皮細胞の発達を促進し，消化吸収機能を向上させる．また，難消化吸収性糖質の発酵分解によって産生した酪酸は大腸粘膜上皮細胞のエネルギー源として利用される．

また，マルチトールなどの糖アルコールは小腸からのカルシウム吸収を促進し，難消化性オリゴ糖は大腸からのカルシウムや鉄など金属イオンの吸収を促進すると考えられている．

d 難消化吸収性オリゴ糖・糖アルコール摂取による緩下性と腹部症状

難消化吸収性オリゴ糖や糖アルコールを一度に大量摂取すると，消化・吸収されなかった糖質が大腸へ移行し，同時に腸内細菌の代謝産物である短鎖脂肪酸濃度が上昇するため，消化管内浸透圧を高めて高浸透圧性下痢を誘発することがある．この下痢誘発性は，摂取する糖質の消化・吸収性と腸内細菌による資化性に依存する．腸内細菌叢はさまざまな要因によって変動するので，下痢誘発性は個体内変動と個体間変動が大きい．消化されない，あるいはきわめて消化されにくい糖質の一過性下痢に対する最大無作用量は，体重1kg当たり0.3g程度のものが多い．

難消化吸収性糖質を摂取すると，腸内細菌によるガス産生が活発になり，おながゴロゴロ鳴ったり，オナラが頻繁に出たり，おなかが張って苦痛を感じるこ

B．糖質は生体内でどのように代謝されているか　79

表 3B-3　難消化吸収性糖質に期待される主な生理作用

- エネルギー摂取軽減［発酵・吸収によるエネルギー（1 g 当たり 0〜2 kcal）］
- 糖・脂質代謝改善（糖質の消化・吸収抑制・遅延，インスリン分泌節約，脂質代謝関連酵素への影響）
- 消化管機能の維持（コレステロールの排泄，消化管組織，粘膜形成の保持，ムチンの産生，消化酵素・消化管ホルモンの調節）
- 腸内細菌叢の改善（病原菌の増殖抑制）
- 排便調節（排便促進，排便量の増大，下痢抑制，下痢症状改善）
- 消化管からのミネラル吸収の変化（促進：カルシウム，マグネシウム，抑制：鉄，銅，亜鉛）
- 有害物質の吸収への影響（変異原性物質，環境汚染物質の吸着抑制と排泄促進）
- う蝕誘発軽減（グルカン形成酵素への影響，むし歯菌増殖抑制）
- 免疫賦活・抗炎症

とがある．しかし，難消化吸収性糖質を繰り返し摂取すると腸内細菌叢が変化するので，これらの症状は通常数日で治まり，継続摂取によって排便状態が改善する．

e 食物繊維の種類と生理作用

1）食物繊維とは

過去の栄養学では，食物繊維は役に立たないものとして取り扱われてきた．しかし，食物繊維などの食品中の難消化成分が，必須栄養素とは異なる特有の生理作用を発現し，人間の健康と密接に関係していることが明らかになってきている．糖尿病，脂質異常症，虚血性心疾患，大腸がんなどの慢性疾患に対して予防的あるいは治療的な作用のあることが明らかになってきた（**表 3B-3**）．

食物繊維は「ヒトの消化酵素で消化されない食物中の難消化性成分の総体」と定義されている．しかし，さまざまな食品素材開発が盛んになり，この定義では包括できない状況が生じたことに鑑み，日本食物繊維学会では，「ルミナコイド」という概念を提唱した．ルミナコイドとは「ヒトの小腸内で消化・吸収されにくく，消化管を介して健康の維持に役立つ生理作用を発現する食物成分」のことで，食物繊維や難消化吸収性オリゴ糖・糖アルコールをはじめ，難消化性タンパク質や新規に開発された難吸収性単糖などを包括する新しい概念である．

2）食物繊維の種類と生理作用

食品中の難消化吸収性成分としては，植物由来のセルロース，ヘミセルロース，ペクチン，グルコマンナンなどの難消化性多糖とリグニン，寒天，アルギン酸などがある．動物由来ではキチン，キトサンなどが代表的なものである．

食物繊維の生理作用は，物理化学的な性質によって異なる．水溶性食物繊維は消化管からのコレステロール吸収を抑制して血清コレステロール濃度を低下させたり，糖質の胃から小腸への移行を遅延させたり，糖質の消化を阻害して血糖の急激な上昇を抑制する．不溶性食物繊維の適量摂取は便量を増大させるので，消化管滞留時間（transit time）が短縮され，排便促進効果が期待できる．また，食物繊維に高浸透圧性下痢に対する抑制作用のあることが明らかになっている．

食物繊維は難消化吸収性オリゴ糖や糖アルコールと同じ経路で代謝される．食物繊維の腸内細菌による資化性は難消化吸収性オリゴ糖や糖アルコールに比較すると低い．しかし，腸内細菌に利用されて発酵を受けて短鎖脂肪酸が産成されるので，エネルギーは 0 kcal ではない．

良好な排便が期待できる食物繊維摂取量は約 10 g/1,000 kcal 程度であるが，日本人の食事摂取基準（2025 年版）における食物繊維の摂取目標量は年齢によって異なるが，18〜29 歳では，男性 20 g/日以上，女性 18 g/日以上としている．

> **Column　グリセミックインデックス**（glycemic index：G.I.）
>
> グリセミックインデックスとは，糖質の種類による初期血糖上昇の違いを数値で示したもので，具体的には基準となる糖質を摂取したときの血糖上昇反応に対する検査食品の血糖上昇反応の度合いをいう．すなわち，基準糖質（50 g）摂取時の 2 時間までの空腹時レベルより高くなった血糖曲線下面積（A）に対する糖質 50g を含む被検食品の 2 時間までの血糖曲線下面積（B）の比率である（B/A×100）．当初，基準糖質にグルコースが用いられていたが，現在は白パンが用いられている．G.I. は糖尿病の食事療法において食事の量的な配慮だけではなく質的配慮も必要であることから出てきた概念である．
>
> G.I. の例（白パン基準）；ご飯 98，羊羹 70，餅 92，グルコース 137，果糖 18．
>
>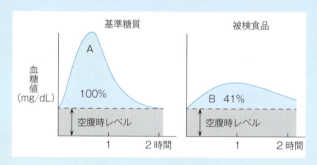

f　レジスタントスターチ

デンプンは，α-アミラーゼやマルターゼ，イソマルターゼなどによって完全に消化され，吸収されるものと考えられてきた．ところが近年の研究によって，さまざまな食品中に消化に対して抵抗性を示すデンプンが存在することが明らかになり，これらをレジスタントスターチという．生のジャガイモや未熟なバナナ，調理後の冷めたジャガイモ，またデンプンに化学修飾したレジスタントスターチが存在し，それぞれの特徴によって現在 4 種類に分類されている．

1. 次の化学構造を示しなさい．
    (1) D-グルコースと D-ソルビトール（フィッシャー式）

B. 糖質は生体内でどのように代謝されているか　81

　　(2) D-フルクトースのフィッシャー式とハース式（α-D-フルクトフラノース）

2. 糖質に関する記述である．正しいのはどれか．
　　(1) D-グルコースはケトースの一種である．
　　(2) グルコースはヘミアセタールを形成し，フラノース（五員環）構造をとる．
　　(3) プロテオグリカンとはタンパク質とムコ多糖が共有結合した物質で，細胞内に存在する．
　　(4) 乳糖は，D-グルコースと D-ガラクトースが結合した二糖で，小腸粘膜のβ-ガラクトシダーゼ（ラクターゼ）により分解される．
　　(5) グリシンは，不斉炭素原子をもった物質といえる．

3. 糖質に関する記述である．正しいのはどれか．2つ選べ．
　　(1) 糖質の供給源は牛乳，レバーなど主に動物性食品である．
　　(2) 単糖は炭素数によって，三炭糖，四炭糖，五炭糖，六炭糖などと表現する．
　　(3) 単糖のうち栄養学的に重要なものはペントースのリボース，デオキシリボースなどである．
　　(4) スクロースはβ-D-グルコースの1位の水酸基とα-D-フルクトースの2位の水酸基が結合した非還元糖である．
　　(5) トレハロースはグルコースからなる二糖類である．

4. 糖代謝に関する記述である．誤っているのを1つ選べ．
　　(1) アドレナリンとグルカゴンは UTP-グルコース1-リン酸ウリジリル転移酵素の活性を高めてグリコーゲンの分解を促進する．
　　(2) 解糖系は，細胞質に存在する代謝経路である．
　　(3) D-ソルビトールは肝臓においてポリアルコール脱水素酵素の作用により D-フルクトースに変換され，フルクトースとして代謝される．
　　(4) 解糖とはグルコースの嫌気的分解機構のことで解糖系ともいい，菌類にも存在する．
　　(5) アセチル CoA とオキサロ酢酸は TCA サイクルにおいてピルビン酸から生成される．

5. 次の糖質代謝に関係する有機酸の炭素数はいくつか．
　　　　　　　　　　　　　　　　　　　炭素数
　　(1) グリセルアルデヒド3-リン酸　　　（　　）個
　　(2) ピルビン酸　　　　　　　　　　　（　　）個
　　(3) アセチル CoA のアセチル基部分　（　　）個
　　(4) オキサロ酢酸　　　　　　　　　　（　　）個
　　(5) クエン酸　　　　　　　　　　　　（　　）個

6. 血糖に関する記述である．誤っているのを1つ選べ．
　　(1) 血糖値は食事をすると30分から60分後に最大になる．
　　(2) 肝臓に貯蔵されたグリコーゲンは空腹時の血糖維持に使われる．
　　(3) 脳・赤血球のエネルギー源は専ら血糖から供給されるグルコースである．
　　(4) ピルビン酸は一度ミトコンドリアに入ってリンゴ酸を経て糖新生の材料となる．
　　(5) 肝臓の貯蔵グリコーゲン量は筋肉のそれよりも多い．

C 脂質は生体内でどのように代謝されているか

1 脂質とは何か

脂質（lipid）は，生体を形成する物質の中で，水に溶けにくく，有機溶媒（ベンゼン，クロロホルム，アセトンなど）に溶けやすい物質を総称する名称である．動植物の組織から有機溶媒で抽出すると単離される天然の有機化合物である．脂質の多くは長い炭化水素の端にカルボキシ基（-COOH）を含んでいるが，ステロールや脂溶性ビタミンのように脂肪酸を含んでいないものもある．

2 脂質の種類と機能

a 脂質の分類

脂質は，単純脂質であるトリアシルグリセロール［トリグリセリド（TG），中性脂肪，いわゆる脂肪］，リン脂質や糖脂質などの複合脂質，単純脂質や複合脂質の分解によって生成されるステロールなどの誘導脂質の3つに大別される（表3C-1）．

生体内における代表的な脂質はトリアシルグリセロール，リン脂質とステロイドである（図3C-1）．

b 脂肪酸

脂肪酸（fatty acid）は炭化水素の一方の端にカルボキシ基（-COOH）を，他の末端にメチル基（-CH$_3$）をそれぞれ1個もっている．このカルボキシ基の隣の炭素をα炭素といい，メチル基の炭素をω炭素という（図3C-2）．

天然に存在する脂肪酸の多くは炭素数が偶数である．また，脂肪酸は構成する炭素数によって長鎖脂肪酸（long-chain fatty acid，炭素数12個以上），中鎖脂肪酸（medium-chain fatty acid，炭素数8〜10個），短鎖脂肪酸（short-chain fatty acid，炭素数6個以下）に分けられる．脂肪酸の炭素数が水素で飽和されているものを飽和脂肪酸（saturated fatty acid）といい，脂肪酸の分子内に二重結合が含まれているものを不飽和脂肪酸（unsaturated fatty acid）という．不飽和脂肪酸のうち，分子内に二重結合が2つ以上存在するものを多価（または高度）不飽和脂肪酸（polyunsaturated fatty acid）という（表3C-2）．

1）飽和脂肪酸

代表的な飽和脂肪酸は，炭素16個をもつパルミチン酸（C$_{16}$）や炭素18個をもつステアリン酸（C$_{18}$）などで，自然界に多く存在している（表3C-2）．

表 3C-1 脂質の分類

分類		構成成分
単純脂質	中性脂肪（TG）*	グリセロールと脂肪酸
	蝋(ろう)	高級脂肪族アルコールと高級脂肪酸
	ステロールエステル	ステロールと脂肪酸
複合脂質	リン脂質	リン酸基を含んだグリセロール，脂肪酸などの窒素化合物
	糖脂質	スフィンゴシンと糖質と脂肪酸
	リポタンパク質	脂質とタンパク質の複合体
誘導脂質		単純脂質・複合脂質の加水分解によって生じるもの

*トリアシルグリセロール（triacylglycerol），トリグリセリド（triglyceride）ともいう．国際的にはトリアシルグリセロールを使用することになっている．

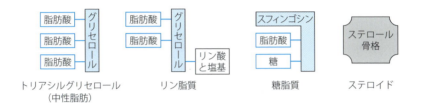

図 3C-1 生体内の代表的な脂質

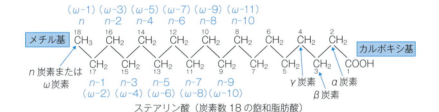

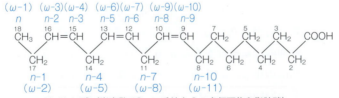

18:3;9,12,15 （α-リノレン酸は炭素数18で，9位と10位，12位と13位，15位と16位の炭素の間に3個の二重結合が存在することを指す）

図 3C-2 脂肪酸の化学表記方法と炭素の位置

脂肪酸の炭素はカルボキシ基の炭素を1，その次の炭素を2，順次3，4，5…と表す．また，カルボキシ基のとなりの炭素をα，順次β，γ…と表す．その他にメチル基の炭素からn，$n-1$，$n-2$，…と表したり，$\omega-1$，$\omega-2$，$\omega-3$，…と表すこともある．

2）不飽和脂肪酸

脂肪酸の分子内に二重結合を含むものをいい，二重結合を2個以上含むものを多価不飽和脂肪酸という（**表 3C-2**）．

84 3. 食物成分は生体内においてどのように代謝されているか

表 3C-2 脂肪酸の種類

飽和脂肪酸	酢酸	$C_{2:0}$	短鎖脂肪酸	調味料の酢の主成分
	酪酸	$C_{4:0}$		バターなどに少量存在
	カプロン酸	$C_{6:0}$		反すう動物の微生物の発酵産物の 1 つ
	カプリル酸	$C_{8:0}$	中鎖脂肪酸	バター，植物性油に少量存在
	カプリン酸	$C_{10:0}$		
	ラウリン酸	$C_{12:0}$		パーム核，ヤシ油，鯨ろう，桂皮，月桂樹
	ミリスチン酸	$C_{14:0}$	長鎖脂肪酸	パーム核，ヤシ油，テンニンカ
	パルミチン酸	$C_{16:0}$		
	ステアリン酸	$C_{18:0}$		動物や植物の脂肪に広く分布
	アラキジン酸	$C_{20:0}$		落花生油
	ベヘン酸	$C_{22:0}$		各種種子
	リグノセリン酸	$C_{24:0}$		セレブロシド，落花生油

			系列	
一価不飽和脂肪酸	パルミトオレイン酸	$C_{16:1}$	$n-7$	ほとんどすべての脂肪に存在
	オレイン酸	$C_{18:1}$	$n-9$	最も一般的な脂肪酸
	エライジン酸	$C_{18:1}$	$n-9$	水素添加した脂肪，反すう動物の脂肪に存在
	バクセン酸	$C_{18:1}$	$n-7$	細菌により合成される
	エルカ酸	$C_{22:1}$	$n-9$	ナタネ油，カラシナ油

			系列	
多価不飽和脂肪酸	リノール酸	$C_{18:2}$	$n-6$	トウモロコシ，綿実，ダイズなどの植物油
	γ-リノレン酸	$C_{18:3}$	$n-6$	月見草
	α-リノレン酸	$C_{18:3}$	$n-3$	リノール酸と共存して植物油に存在，特に亜麻仁油
	ジホモ-γ-リノレン酸	$C_{20:3}$	$n-6$	
	アラキドン酸	$C_{20:4}$	$n-6$	リノール酸と共存，特に落花生油，動物ではリン脂質
	エイコサペンタエン酸（EPA）	$C_{20:5}$	$n-3$	魚油
	ドコサヘキサエン酸（DHA）	$C_{22:6}$	$n-3$	魚油，脳のリン脂質

$C_{18:3}$ の意味は，脂肪酸の炭素数が 18 で，二重結合が 3 個あることを指す．20 を示す接頭語は IUPAC 1979 年 rule ではイコサ（icosa）になっているが，一般的にはエイコサ（eicosa）が用いられている．

　多価不飽和脂肪酸は ω 炭素から数えて 3 番目と 4 番目の炭素の間に最初の二重結合が存在する $n-3$ 系（$\omega-3$ 系ともいう）と，6 番目と 7 番目の炭素の間に最初の二重結合がくる $n-6$ 系（$\omega-6$ 系ともいう）に分けられる．多価不飽和脂肪酸の中で，$n-6$ 系のリノール酸やアラキドン酸は生体内で合成できないので必須脂肪酸といわれていたが，$n-3$ 系から $n-6$ 系はできず，またその逆も合成されないので，$n-3$ 系の α-リノレン酸を入れた多価不飽和脂肪酸を必須脂肪酸ということが多い．

　多価不飽和脂肪酸は生体内でも非常に酸化されやすい性質があるので，過酸化物を作りやすい．また，多価不飽和脂肪酸（$n-3$ 系，$n-6$ 系）から生成されるエイコサノイドは，免疫の抑制あるいは増強作用をもっているものや相反する機能を発現するものなど多様な生理活性をもつので，*n-3 系および n-6 系多価不飽和脂肪酸*の摂取は，各種のエイコサノイドのバランスの上からもきわめて重要である（p.96 参照）．

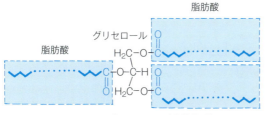

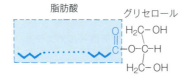

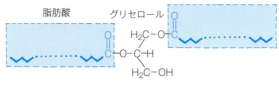

図 3C-3　アシルグリセロール

c　トリアシルグリセロール

　トリアシルグリセロール（triacylglycerol, TG）は中性脂肪のことで，単に脂肪と呼ばれることが多く，生体の脂肪組織に多く存在する．長鎖脂肪酸とグリセロール（グリセリドともいう）がエステル結合したもので，これをアシルグリセロール（以前はグリセリドと呼んでいた）という．グリセロールの3個の水酸基に3分子の脂肪酸がそれぞれエステル結合したものをトリアシルグリセロールという（図 3C-3）．脂肪酸が2個結合したものが**ジアシルグリセロール**で，結合部位によって1,3-ジアシルグリセロールと1,2-ジアシルグリセロールがある．1個結合したものが**モノアシルグリセロール**で，結合部位によって1-モノアシルグリセロールと2-モノアシルグリセロールがある．

d　ステロール

1) コレステロール

　コレステロール（cholesterol, 図 3C-4）はステロール環をもち，動物組織の脳，脊髄，副腎などに多く分布している．**コレステロールエステル**は，コレステロールの3位の炭素にある水酸基に脂肪酸がエステル結合したもので，肝臓や血漿に

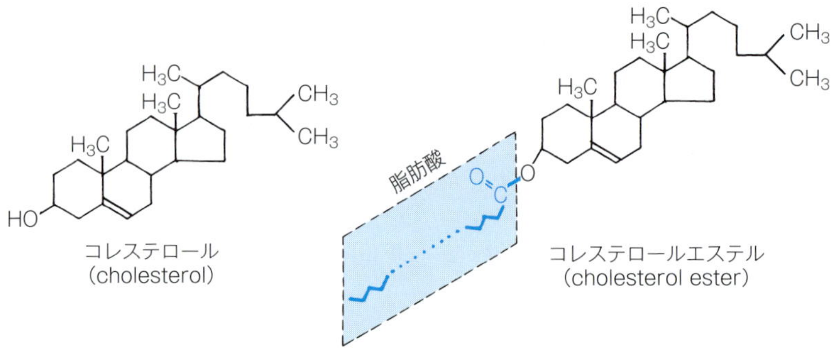

86 3. 食物成分は生体内においてどのように代謝されているか

図3C-4 コレステロールとコレステロールエステル

存在する. 日本人の血清総コレステロール値の共用基準範囲（日本臨床検査標準協議会）は 142〜248 mg/dL で, コレステロールの 70〜80％はエステル型（**図3C-4**）で存在し, 残りは遊離型である. 生体内ではアセチル CoA から合成される. コレステロールは生体膜の構成成分として重要な機能を果たしている. また, ステロイドホルモンや胆汁酸などの前駆物質として重要である.

2）胆汁酸

胆汁酸（bile acid）は, 胆汁に含まれているステロイド環をもったカルボン酸で, コレステロールの排泄形の1つである. 胆汁酸は肝臓でコレステロールから生合成され, 胆嚢に貯留して濃縮される. 脂質を摂取するとその刺激によってコレシストキニンが分泌されて胆嚢が収縮し, 十二指腸へ分泌される. 代表的な胆汁酸はコール酸やデオキシコール酸などである（**図3C-5**）.

いずれの胆汁酸も強い界面活性作用をもっているので, 十二指腸における脂肪の消化によって生じた脂肪酸やモノアシルグリセロールなどとともにミセル（コロイド粒子, 分子の集合体）を形成して, それらの小腸からの吸収を促進する.

e リン脂質

リン脂質（phospholipid）は, 主として脂肪酸とグリセロールとリン酸に水溶性の塩基が結合した化合物で, トリアシルグリセロールやコレステロールエステルなどに比べて親水性である. リン脂質は生体膜の主要構成成分で, 両親媒性という化学的性質のほかに, 流動性という物理的性質によって生体膜機能にかかわっている. また, リン脂質は神経細胞の髄鞘（ミエリン鞘）にも多く存在する.

リン脂質の代表的なものに, ホスファチジルコリン（レシチンともいう）, ホスファチジルエタノールアミン（ケファリンまたはセファリンともいう）, スフィンゴミエリンなどがある（**図3C-6**）. ホスファチジルコリンは生体に最も豊富に存在するリン脂質で, 総リン脂質の 30〜50％を占める. ホスファチジルエタノールアミンはホスファチジルコリンに次いで多く存在し, 血液凝固に関与する

C. 脂質は生体内でどのように代謝されているか 87

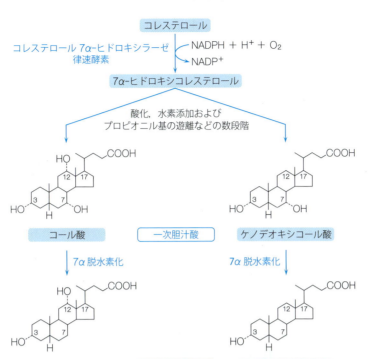

図 3C-5 胆汁酸の合成とその構造

一次胆汁酸は側鎖（17番目の炭素）のカルボキシ基にタウリンやグリシンが抱合した抱合体として存在している．

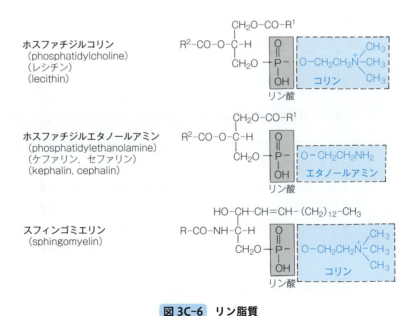

図 3C-6 リン脂質

因子である．ホスファチジルセリンもその一種である．スフィンゴミエリンは生体膜を構成するスフィンゴ脂質の１つであり，神経組織に多く分布し，神経軸索の絶縁体として働く膜系であるミエリン鞘の主要な構成成分である．

f 糖脂質

糖脂質（glycolipid）は，脳や脊髄などの神経系細胞に多く含まれ，脂肪酸，スフィンゴシン，糖質，その他の物質から構成された複合脂質である．セレブロシド，スルファチド，ガングリオシドなどがある．

セレブロシド（cerebroside）は，脳の白質に多く存在するミエリン鞘の構成成分である．リン脂質にはみられない変わった脂肪酸であるベヘン酸（behenic acid）やネルボン酸（nervonic acid）を含んでいる．また，ほとんどのセレブロシドはガラクトースを含むため，ガラクトセレブロシドとも呼ばれる．スルファチド（sulfatide）はスルホリピドの一種で，硫酸基がガラクトースの３位の炭素に結合した一種の硫酸エステルである．脳や神経に多く存在し，ミエリン鞘構成脂質である．ガングリオシドはヘマトシドとも呼ばれ，シアル酸を含みアミノ酸を含まない一種のスフィンゴ糖脂質である．

3 脂質は生体内でどのような代謝物に変換するか

脂質，特にトリアシルグリセロールは効率的なエネルギー源としての役割をもっているが，コレステロール，ステロイドホルモン，エイコサノイド，胆汁酸などの重要な生理活性物質の起源としての役割ももっている．また，脂質は，必須脂肪酸を除いて糖質やタンパク質からも合成され，さまざまな物質に代謝される（図3C-7）．

a トリアシルグリセロール（中性脂肪）は酸素の存在下でエネルギーを産生する

エネルギー源となる栄養素はタンパク質，糖質，脂質である．タンパク質および糖質の有効エネルギー量は4kcal/gであるのに対して，トリアシルグリセロールのそれは2倍以上の9kcal/gである．トリアシルグリセロールの構成成分である脂肪酸は分子内の炭素数に対して酸素数が少ないために単位重量当たりのエネルギー産生が大きい．各組織で必要なエネルギーは，脂肪酸の酸化によってその一部または大半がまかなわれ，特に飢餓や重症の糖尿病の状態では脂肪組織のトリアシルグリセロールが主なエネルギー源として利用される．

トリアシルグリセロールはヒトの脂肪組織に貯蔵され，細胞内で必要に応じて加水分解されて脂肪酸とグリセロールになる．グリセロールは解糖系に入って代謝されてATPを産生する．脂肪酸はミトコンドリア内でβ酸化を受けてアセチ

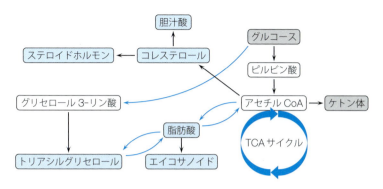

図 3C-7 脂質代謝の概要

ル CoA に転換された後，TCA サイクルに入って ATP を効率的に産生する．TCA サイクルは酸素存在下で動くので，トリアシルグリセロールは酸素が存在しない状態ではエネルギー源として利用されない．

b 脂肪酸の活性化

脂肪酸が体内で利用されるには，アシル CoA 合成酵素（アシル CoA シンターゼ）によって高エネルギー結合をもつアシル CoA に変換される必要がある．アシル CoA 合成酵素はミトコンドリア外膜や小胞体膜に存在し，反応は細胞質可溶性画分（cytosol）で行われる．

$$\underset{脂肪酸}{RCOOH} + CoA-SH + ATP \xrightarrow[合成酵素]{アシル CoA} \underset{アシル CoA}{RCO-SCoA} + AMP + PPi$$

c 脂肪酸分解の場のミトコンドリア内への脂肪酸の輸送

脂肪酸の酸化は主にミトコンドリア内で行われるが，活性化されたアシル CoA はミトコンドリア内膜を通過することができない．このため，アシル CoA のアシル基をいったんカルニチンへ転移する．ミトコンドリア外膜と内膜には，それぞれカルニチンパルミトイル転移酵素（カルニチンパルミトイルトランスフェラーゼ）ⅠとⅡ（CPT-Ⅰ，Ⅱ）が存在し，ミトコンドリア膜間腔でアシルカルニチンが作られる．アシルカルニチンがミトコンドリア内膜を通過した後，ミトコンドリア内の CPT-Ⅱ によってアシルカルニチンのアシル基が CoA に移されて，再びアシル CoA になる（**図 3C-8**）．内膜から遊離したカルニチンはミトコンドリア膜を通って再利用される．

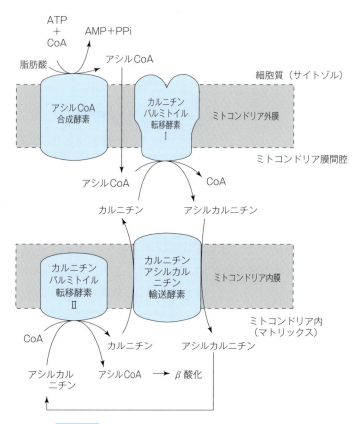

図 3C-8 長鎖脂肪酸のミトコンドリア内への輸送

d 飽和脂肪酸の酸化

脂肪酸はミトコンドリアに取り込まれて，主に β 酸化を受けてエネルギーを産生する．このほか，ω 酸化や α 酸化も行われる．

1）脂肪酸の炭素を 2 分子ずつ小口切り —— β 酸化

脂肪酸の β 位の炭素がミトコンドリアのマトリックス内で酸化を受けて炭素数の 2 少ないアシル CoA とアセチル CoA 1 分子を生じる反応である．細胞内に取り込まれた脂肪酸はエネルギーを使って CoA と結合することによって活性化されたアシル CoA（活性化脂肪酸）になる．アシル CoA は，すでに述べたようにカルニチンと結合してミトコンドリア内に取り込まれ，再び CoA と交換されてアシル CoA となる．生成したアシル CoA は，FAD や NAD$^+$ の存在下で 2 段階の脱水素反応を経て β 位が C=O となり（3-オキソアシル CoA），この部位に CoA が結合すると同時に切り離されてアセチル CoA を生じる（**図 3C-9**）．

このように β 酸化が 1 回行われると長鎖の脂肪酸の炭素数が 2 個減った形のアシル CoA ができる．例えば，炭素数 16 のパルミチン酸の場合は β 酸化を 7 回繰り返してアセチル CoA 8 分子を生成することになる．

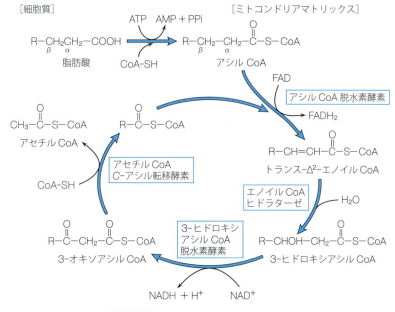

図 3C-9 β酸化による脂肪酸の分解

2) 脂肪酸の特殊な酸化経路 —— ω 酸化

ω酸化は肝臓や腎臓の小胞体の水酸化酵素によって起こる反応で，β酸化に比べてきわめてわずかに起こる経路である．脂肪酸分子の中のカルボキシ基の反対側の炭素をω炭素といい（p.83，図 3C-2 参照），この炭素が構成しているメチル基がオキシメチル基となり，次いで，NAD⁺の存在下でカルボキシ基に酸化されてカルボン酸となる．このカルボン酸は，両端からβ酸化を受けてアセチルCoAを産生するが，最後のβ酸化の後にコハク酸が残る．生成したコハク酸はTCAサイクルに合流して酸化される．脂肪酸のほかに，脂肪族アルコールやプロスタグランジンもω酸化を受ける．

3) 脂肪酸のもう 1 つの特殊な酸化経路 —— α 酸化

哺乳動物の脳でみられる酸化のしくみで，脂肪酸のカルボキシ末端から炭素が1個ずつ外れ二酸化炭素を生じる特殊な代謝経路である．この酸化ではCoAを中間体とする高エネルギーリン酸化合物の生成を伴わない．

4) ペルオキシソームにおける酸化

ほとんどの脂肪酸の酸化はミトコンドリアで行われるが，炭素数がきわめて長い脂肪酸（炭素数 26）や分岐脂肪酸はペルオキシソームで酸化される．

e 不飽和脂肪酸の酸化

不飽和脂肪酸が酸化されるときには，飽和している炭素鎖の部分までβ酸化さ

れてアセチル CoA が分離する．しかし，不飽和すなわち二重結合の存在する末端をもつ残りのアシル CoA は，Δ^2-シス-アシル CoA（Δ^2-cis-acyl CoA）あるいは Δ^3-シス-アシル CoA（Δ^3-cis-acyl CoA）となる．これらが引き続き β 酸化を受けるためには，異性化反応，酸化反応，水和反応などを必要とする．二重結合が末端に存在する形となった炭素鎖の Δ^2-シス-アシル CoA は水和されて D-3-ヒドロキシアシル CoA となり，次いで L-ヒドロキシアシル CoA に異化されて β 酸化経路に入る．また，Δ^3-シス-アシル CoA は Δ^3-トランス-アシル CoA に異化されて β 酸化経路に入る．

f　グリセロールの酸化

トリアシルグリセロールの分解によって生成した遊離のグリセロールは，脂肪細胞にグリセロキナーゼが存在しないためにトリアシルグリセロールの再合成には利用されない．このため，グルコースの代謝過程で生じたグリセルアルデヒド 3-リン酸がトリアシルグリセロールの再合成に専ら使われている．

4　リン脂質もエネルギーを産生する

リン脂質の分解は，結合している脂肪酸，リン酸，塩基などの特定部位を加水分解する各種ホスホリパーゼによって行われる．現在のところ，4 種類のホスホリパーゼの存在が確認されている（図 3C-10）．ホスホリパーゼ D は植物のみに存在して塩基のみを切り離す．ホスホリパーゼ A_2 の作用によってグリセロリン脂質の 2 位のエステルが加水分解されるとリゾリン脂質（レシチンの場合リゾレシチン）になる．遊離した脂肪酸は β 酸化を受けてエネルギーを産生する．

5　コレステロールの合成とゆくすえ

a　コレステロールの生合成と食事コレステロールの関係

コレステロール合成はほぼすべての組織で行われるが，特に，肝臓，小腸，動脈壁などでアセチル CoA を出発物質として産生される．その酵素系は滑面小胞体に存在する．コレステロール合成は，アセチル CoA 2 分子がアセチル CoA C-アセチル転移酵素によってアセトアセチル CoA に縮合され，次いで，3-ヒドロキシ-3 メチルグルタリル CoA（HMG-CoA）となり，HMG-CoA 還元酵素（HMG-CoA レダクターゼ）によりメバロン酸を生じ，スクワレンなどの中間体を経由してコレステロールになる（図 3C-11）．コレステロール合成反応には，ペントースリン酸経路で生成された NADPH が必須である．

コレステロール合成の調節は，この合成系のはじめの段階の HMG-CoA 還元

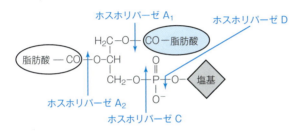

図3C-10 グリセロリン脂質と加水分解酵素の作用部位

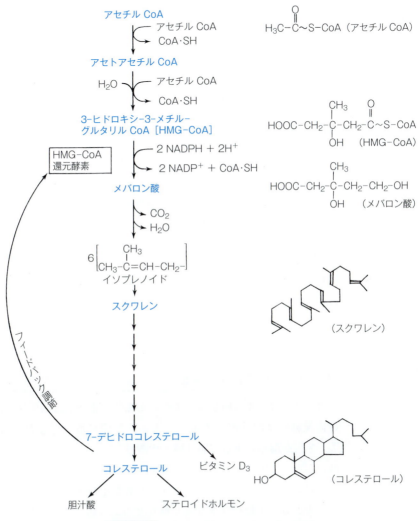

図3C-11 コレステロールの生合成の概略

酵素によって律速されている．この酵素活性はコレステロール濃度が高くなると**フィードバック調節**を受ける．血清総コレステロール値が食後を除いてほぼ一定であるのは，コレステロールの生合成と胆汁酸への代謝による排泄系とのバラン

3. 食物成分は生体内においてどのように代謝されているか

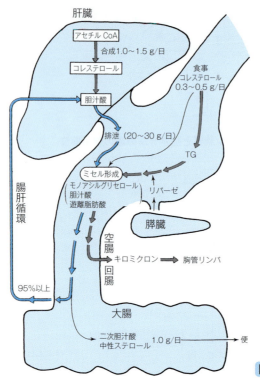

図 3C-12 胆汁酸の腸肝循環と排泄

スがとれているためである．

　食事より 1 日当たり約 0.3〜0.5 g のコレステロールが体内へ入るが，生体内では 1 日当たり約 1.0〜1.5 g のコレステロールが合成されている．体外からのコレステロール量が多くなれば合成量は少なくなる．

b 胆汁酸の生合成と排泄

　コレステロールは脂肪酸のように二酸化炭素や水には代謝されないので，唯一の排泄経路は胆汁酸への転換である．肝臓に取り込まれたコレステロールは 7α-水酸化酵素 によって胆汁酸へ代謝され，グリシンやタウリンと抱合して胆汁酸塩となって胆汁とともに十二指腸へ分泌される．肝臓で合成されたコール酸，タウロコール酸，ケノデオキシコール酸などの 一次胆汁酸 は，腸内細菌によってデオキシコール酸やリトコール酸などの 二次胆汁酸 を生じる（p.87，**図 3C-5** 参照）．一次および二次胆汁酸の 95％以上は回腸から吸収されて肝臓に運ばれ，再び胆汁酸となって分泌される．これが腸肝循環である（**図 3C-12**）．

　このほか，生体内ではコレステロールからステロイドホルモンが，コレステロールの前駆体である 7-デヒドロコレステロールからプロビタミン D_3 なども合成される．

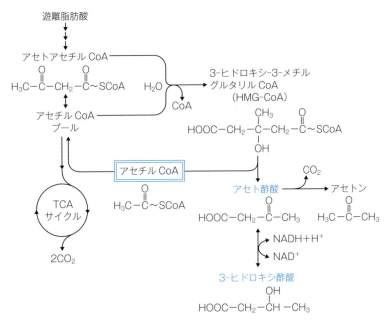

図 3C-13 肝臓におけるアセチル CoA からのケトン体の生成系

C ステロイドホルモンの生合成と調節

　ステロイドホルモンは副腎皮質と生殖腺（睾丸・精巣，卵巣，胎盤）で合成される．これらの器官のステロイドホルモン産生細胞は合成に必要なコレステロールのほとんどを血液から得ている．取り込まれたコレステロールはミトコンドリアに運ばれ，水酸化酵素によって側鎖が切断されてプレグネノロンに変換される．その後，脱水素酵素，異性化酵素および開裂酵素により修飾を受けてステロイドホルモンが生成する．
　ステロイドホルモンの合成は脳下垂体から分泌される副腎皮質刺激ホルモンや性腺刺激ホルモンによって調節されている．

6 ケトン体はどんなときにどのようにして作られるか

　ケトン体（ketone body）は，アセト酢酸，3-ヒドロキシ酪酸，アセトンの総称である（図 3C-13）．尿中に排泄されたアセト酢酸は非酵素的に速やかにアセトンに転換されるので，臨床検査などにおいてはアセトン体と呼ぶこともある．
　ケトン体は主として肝臓ミトコンドリアにおいて，アセチル CoA から図 3C-13 に示した経路で合成される．肝臓ではケトン体利用の酵素活性が弱いため，生成されたケトン体は血流に乗って肝外組織へ運ばれて利用される（図 3C-14）．ケトン体は脂肪酸と同様に，解糖系におけるグルコース代謝を阻害してグ

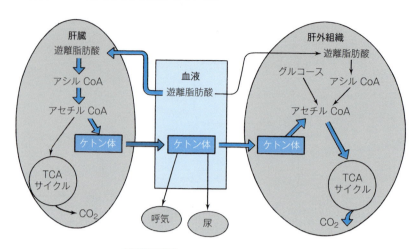

図 3C-14　ケトン体の生成と代謝

ルコース消費を節約し，それ自身はグルコースに優先してエネルギー源として利用される．ケトン体は健常人においても合成されている．

　飢餓や糖尿病などのように糖質代謝が制限された場合には，脂肪組織から脂肪酸が大量に動員されて血中遊離脂肪酸（FFA）濃度が上昇する．このため，肝臓に流入する遊離脂肪酸が多くなってアセチル CoA が大量に生成され，ケトン体合成が活発化する．正常時の血中ケトン体濃度は 1 mg/dL 以下であるが，これが異常に増加した場合を**ケトン血症**（ketonemia）という．ケトン血症は肝外組織におけるケトン体の利用が悪くなるために起こるのではなく，肝臓におけるケトン体生成が亢進するために生じる．尿中へのケトン体の増加を**ケトン尿症**（ketonuria）といい，特有のケトン臭がある．血中ケトン体濃度が異常に高くなって pH が酸性に傾いた状態を**ケトアシドーシス**（ketoacidosis）という．

　また，ケトン体はケト原性アミノ酸（ロイシン，リシン，イソロイシン，チロシン，フェニルアラニン）からも生成される．

7　脂肪酸由来の生理活性物質——エイコサノイドの種類と機能

　アラキドン酸（$n-6$系）およびエイコサペンタエン酸（$n-3$系）は 2 種類の酵素の作用によって生理活性の強い一連の化合物であるエイコサノイド（eicosanoid）に変換される．シクロオキシゲナーゼの作用で**プロスタグランジン**（prostaglandin：PG），**プロスタサイクリン**（prostacyclin：PGI）と**トロンボキサン**（thromboxane：TXA）が生成する．また，リポキシゲナーゼの作用によって**ロイコトリエン**（leukotriene：LT）が生成する．これらの生理活性物質は炭素数 20 のエイコサペンタエン酸（20：5 $n-3$）やジホモ–γ–リノレン酸（20：3 $n-6$）に由来するので**エイコサノイド**と呼ばれる．ジホモ–γ–リノレン酸からは 2 シリーズと 4 シリーズのエイコサノイドが産生され，エイコサペンタエン酸

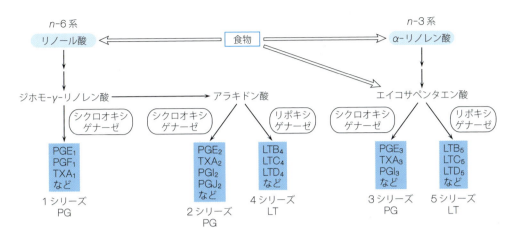

図 3C-15 多価不飽和脂肪酸からのエイコサノイドの生合成
PG：プロスタグランジン，TX：トロンボキサン，LT：ロイコトリエン．

$(20：5n-3)$ からは3シリーズと5シリーズのエイコサノイドが産生される（**図 3C-15**）．

　トロンボキサンは血小板で作られ，それが放出されると血管収縮と血小板の凝集を引き起こす．プロスタサイクリンは血管壁で作られ，血小板の凝集を抑える．$n-6$ 系から合成される TXA_2 は血小板凝集作用が強いのに対して，$n-3$ 系から生成される TXA_3 は弱い．グリーンランドのイヌイットには，心疾患が少ないことが疫学調査から明らかになっている．その理由は，イワシ，サバ，ニシンなどに多く含まれているエイコサペンタエン酸を多く食べているからである．ロイコトリエンは白血球内でアラキドン酸から，またエイコサペンタエン酸からは白血球および血小板内で作られ，気管支の筋肉を収縮させる．

　インドメタシンという非ステロイド系抗炎症薬が解熱・鎮痛・抗炎症作用を示すのは，シクロオキシゲナーゼ活性を阻害するためにプロスタグランジンの生合成を抑制するためである．アスピリンも同様で，プロスタグランジン E の生合成を抑制することにより作用を発現する．

8 脂質は体内で生合成される

a 飽和脂肪酸の生合成

　脂肪酸の合成経路は，肝臓，腎臓，脂肪組織，脳などの各位組織に存在し，合成に必要な一連の酵素は細胞可溶性画分 (cytosol) に存在する．なお，炭素数18以上の脂肪酸合成は滑面小胞体で行われる．合成に必要な補助因子として NADPH，ATP，Mn^{2+}，HCO_3 などがある．

　合成の第1反応は ATP とアセチル CoA カルボキシラーゼによってアセチル

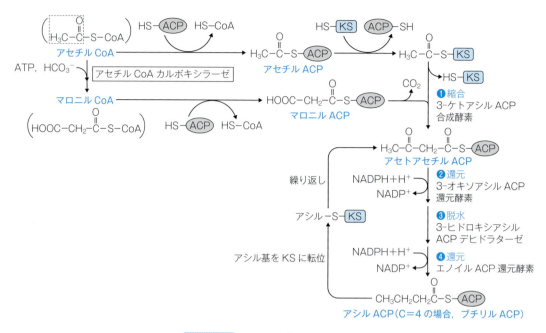

図 3C-16 長鎖脂肪酸の生合成経路
ACP：アシルキャリアータンパク質，KS：3-オキソアシル ACP 合成酵素．

CoA をマロニル CoA にする反応で，この酵素は長鎖のアシル CoA によって阻害を受ける（**図 3C-16**）．したがって，この酵素活性は，脂肪酸合成経路の律速反応となる調節である．この反応に関与するアセチル CoA カルボキシラーゼは水溶性ビタミンの一種であるビオチンを必要とし，いくつかのサブユニットからなる脂肪酸合成酵素（FAS）複合体である．この第1反応は2段階で行われ，第1段階の反応はビオチンのカルボキシ化で，ATP を必要とする．第2段階の反応では，生成したカルボキシ基をアセチル CoA に渡してマロニル CoA を生成する．

脂肪酸を合成する酵素系は複合体を形成しており，この酵素複合体は二量体（ダイマー）である．1つのサブユニットは6つの酵素活性と脂肪酸を結合するタンパク質であるアシルキャリアータンパク質（acyl carrier protein：ACP）からなっている．ACP はビタミンのパントテン酸をホスホパンテテイン-SH（phosphopantethein-SH）の形で含み，この酵素複合体によって反応が順序よく行われる．

図 3C-16 に示すように，アセチル CoA からマロニル CoA が生成されるが，アセチル CoA に炭素付加体として働くマロニル CoA が直接反応して炭素鎖が伸びるわけではない．まず，アセチル CoA のアセチル基（C2）は脂肪酸合成酵素複合体のシステイン残基に結合し，アセチル-KS（KS：3-オキソアシル ACP 合成酵素）となる．マロニル CoA のマロニル基（C3）は ACP が含むホスホパンテテイン-SH に渡され，マロニル ACP となる．マロニル ACP に 3-オキソアシル ACP 合成酵素の働きでアセチル基が脱炭酸，縮合してアセトアセチル ACP

（C4）を生じる．アセトアセチル ACP は NADPH による還元反応，脱水反応，二度目の NADPH による還元反応を受け，アセチル ACP（C2）から炭素数の 2 個増えたアシル ACP（C4）となる．このアシル基は再度酵素に転移されアシル–KS となり，マロニル ACP との縮合，還元，脱水，還元の反応を繰り返すことで炭素数を 2 つずつ増やし長鎖脂肪酸が合成される．

　図 3C–16 に示すように，アセチル CoA からマロニル CoA となり，連続的に縮合して長鎖の飽和脂肪酸が脂肪酸合成酵素複合体の各酵素の働きによって合成される．この一連の反応は β 酸化の逆反応に類似している．このとき，主としてペントースリン酸経路で生成された NADPH は必須である．

$$CH_3CO \cdot S \cdot CoA + 7HOOC \cdot CH_3CO \cdot S \cdot CoA + 14NADPH + 14H^+ \rightarrow$$
$$C_{15}H_{31}COOH + 8CoA \cdot SH + 7CO_2 + 6H_2O + 14NADP^+$$

b　不飽和脂肪酸の生合成

　肝臓などの組織では，滑面小胞体において飽和脂肪酸から 1 個の二重結合をもった不飽和脂肪酸を生成することができる．二重結合 1 個をもっているパルミトレイン酸やオレイン酸は体内で作られる．しかし，ヒトでは，多価不飽和脂肪酸であるリノール酸やリノレン酸は生合成することができないので，食物から摂取しなければならない．生体内には分子内に二重結合が 2 個存在するリノール酸から 4 個存在するアラキドン酸に転換する反応系は存在する．

c　トリアシルグリセロールとリン脂質の生合成

　食物から摂取したトリアシルグリセロールは，膵リパーゼで消化された後，その構成成分は小腸粘膜上皮細胞でトリアシルグリセロールに再合成される．また，肝臓や肝外組織では糖質やタンパク質の代謝産物からトリアシルグリセロールが生合成される．トリアシルグリセロールの合成経路には，グリセロールリン酸経路と小腸粘膜上皮細胞に存在するモノアシルグリセロール経路がある．

　グリセロールリン酸経路の場合は，グリセロール 3–リン酸は解糖系の中間体であるジヒドロキシアセトンリン酸から還元により形成される場合と，グリセロキナーゼの作用によってグリセロールから作られる場合がある．トリアシルグリセロールの消化過程で生成したグリセロール 3–リン酸にアシル CoA 2 分子が結合して 1,2–ジアシルグリセロールリン酸ができ，脱リン酸の後，1,2–ジアシルグリセロールとなり，さらにアシル CoA 1 分子が結合してトリアシルグリセロールとなる．

　モノアシルグリセロール経路の場合，モノアシルグリセロールにアシル CoA 2 分子が順次結合してトリアシルグリセロールを生成する．

100　3. 食物成分は生体内においてどのように代謝されているか

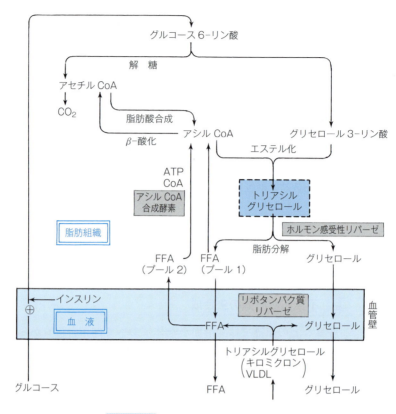

図 3C-17　脂肪組織における代謝経路
FFA：遊離脂肪酸.

　リン脂質の生合成は，1,2-ジアシルグリセロールリン酸から生成され，コリンやエタノールアミンは，シチジン二リン酸（CDP）と結合したCDP-コリン，CDP-エタノールアミンとなってから，ホスファチジン酸と結合し，ホスファチジルコリン，ホスファチジルエタノールアミンとなる．ホスファチジルセリンはホスファチジルエタノールアミンがセリンと直接反応して生成する．

9　脂肪組織は合成と分解が繰り返されている

a　トリアシルグリセロールの分解とエステル化

　脂肪組織を構成するトリアシルグリセロールは，常に加水分解とエステル化を繰り返している（図3C-17）．この**トリアシルグリセロールの合成と分解**は可逆反応ではなく，異なった酵素系で行われている．脂肪組織のトリアシルグリセロールはアシルCoAとグリセロール3-リン酸から合成される．脂肪組織にはグリセロキナーゼが存在しないので，トリアシルグリセロールから遊離したグリセロールは再利用できない．このため，トリアシルグリセロールの合成に必要なグリセ

ロール 3–リン酸の供給は専らグルコースに依存している.

　脂肪組織のトリアシルグリセロールはホルモン感受性リパーゼによって加水分解されて遊離脂肪酸とグリセロールになる. 生成されたグリセロールは脂肪組織内で再利用できないので血中へ拡散し, グリセロキナーゼをもつ肝臓や腎臓などの組織において利用される. トリアシルグリセロールの加水分解によって生じた遊離脂肪酸は組織内のアシル CoA 合成酵素によってアシル CoA となり, グリセロール 3–リン酸とエステル化してトリアシルグリセロールとなる.

　トリアシルグリセロールの分解がエステル化を上回ると遊離脂肪酸が蓄積され, やがて血中へ拡散していくので血中遊離脂肪酸濃度は上昇する. 血中遊離脂肪酸はアルブミンと結合して運搬され, 筋肉や肝臓などの組織において主要なエネルギー源として利用される. 一方, 血中キロミクロンや VLDL にリポタンパク質リパーゼが作用して遊離した脂肪酸は, 脂肪組織に取り込まれてグリセロール 3–リン酸とエステル化される.

b 脂肪組織におけるグルコースの役割

　脂肪組織のグルコースは, TCA サイクルによる酸化, ペントースリン酸経路における酸化, 長鎖脂肪酸への合成, グリセロール 3–リン酸への生成などの代謝経路を経て利用される. 血中グルコース濃度が高いときには遊離脂肪酸濃度は低く, 逆に遊離脂肪酸濃度が高いときにグルコース濃度は低い. 血中グルコース濃度が高いと脂肪組織への取り込みが活発になり, グルコースからのグリセロール 3–リン酸の供給が増加して遊離脂肪酸のエステル化を促進する (図 3C–17).

　グルコースが十分に脂肪組織へ取り込まれると, TCA サイクルによる酸化が活発になって脂肪酸の合成が促進される. しかし, 脂肪組織へのグルコースの取り込みが減少すると, その代謝経路の主流はグリセロール 3–リン酸の生成に向けられる. これは脂肪組織からの遊離脂肪酸の流出をできるだけ少なくするためである. 重症の糖尿病で血中遊離脂肪酸濃度が高くなるのは, インスリン不足によるグルコースの脂肪組織への取り込みが抑制されるために, グリセロール 3–リン酸が供給できないからである. 糖尿病の食事療法で, エネルギーの 20% 程度を糖質から供給させる 1 つの理由は, 脂肪酸のエステル化に必要なグリセロール 3–リン酸を少しでも供給して血中遊離脂肪酸濃度を低下させるためである.

c 脂肪の分解とホルモン調節

　トリアシルグリセロールの加水分解はホルモン感受性リパーゼ作用によるが, この酵素活性はインスリンによって抑制され, グルカゴン, アドレナリン, ノルアドレナリン, 副腎皮質刺激ホルモン, 甲状腺刺激ホルモン, 成長ホルモン, バソプレッシン, 甲状腺ホルモン, 副腎皮質ホルモンによって促進される (図 3C–

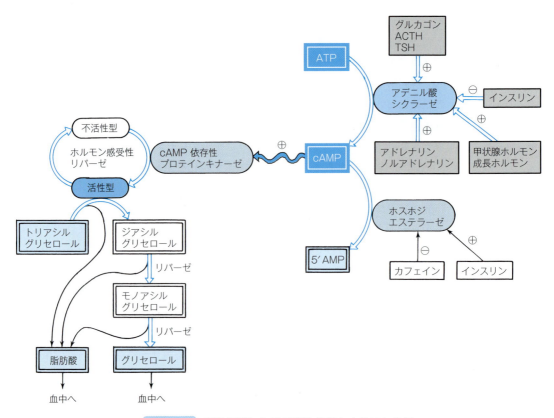

図 3C-18 脂肪組織における脂肪分解とホルモン作用

18). これらのホルモン作用は, cAMP を介して発現する. インスリンはリパーゼ活性を抑制するだけでなく, 脂肪組織へのグルコースの取り込みを増加させてグリセロール 3-リン酸の生成を促進する. その結果, 脂肪組織からの遊離脂肪酸の放出が抑制されて血中遊離脂肪酸濃度は低下する.

インスリン以外のホルモンはアデニル酸シクラーゼ活性を高めて cAMP を増加させ, cAMP は cAMP 依存性プロテインキナーゼを活性化することによって不活性のホルモン感受性リパーゼを活性型に変換する. トリアシルグリセロールの加水分解は組織中の cAMP 量によって変化するので, cAMP を分解したり, 維持したりするすべての反応過程は脂肪組織の加水分解に何らかの関与をしていることになる. コーヒーを飲んだとき, 一時的に血中遊離脂肪酸濃度が上昇するのはコーヒーのカフェインが cAMP の分解酵素であるサイクリック 3',5'-ヌクレオチドホスホジエステラーゼ活性を阻害して cAMP 濃度を高いレベルに維持するためである.

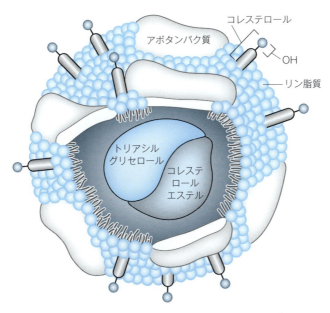

図 3C-19　超低密度リポタンパク質（VLDL）の構造モデル

10　血液のリポタンパク質はどのように代謝され機能しているか

a　血漿リポタンパク質の種類と組成

　脂質は水にきわめて溶けにくいのでタンパク質と結合して可溶化の形態を作り，血液中を運搬されている．このような脂質の運搬体をリポタンパク質（lipoprotein）という．その基本構成成分はタンパク質，トリアシルグリセロール，リン脂質，コレステロールエステル，遊離コレステロールなどで，図 3C-19 に示した基本構造をしている．リポタンパク質の表面には親水性の高いタンパク質，比較的親水性が高いリン脂質や遊離コレステロールなどが並び，疎水性のトリアシルグリセロールやコレステロールエステルを包み込むような形をとっている．

　リポタンパク質中のタンパク質をアポタンパク質といい，現在のところ 8 種類が明らかにされている．血漿リポタンパク質の質的異常ならびに量的異常，特にアポタンパク質の異常は脂質代謝異常疾患の診断に用いられている．

　血漿リポタンパク質はその密度の差異を利用した超遠心分析によって分画すると，図 3C-20 に示したように軽いものは上部に浮き，重いものは下部に沈む．密度の明確な区別は存在しないが，キロミクロン（chylomicron：CM），超低密度リポタンパク質（very low density lipoprotein：VLDL），中間密度リポタンパク質（intermediate density lipoprotein：IDL），低密度リポタンパク質（low density lipoprotein：LDL），高密度リポタンパク質（high density lipoprotein：HDL）の 5 つに大別される．これらのリポタンパク質の組成は表 3C-3 に示した

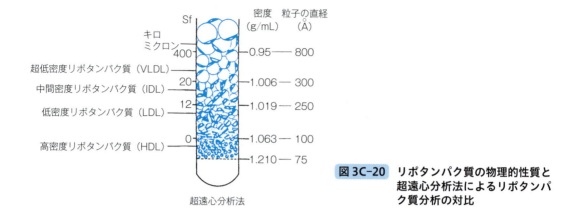

図 3C-20 リポタンパク質の物理的性質と超遠心分析法によるリポタンパク質分析の対比

表 3C-3 ヒトリポタンパク質の物理化学的特徴

リポタンパク質	密度 g/mL	直径 nm	トリアシルグリセロール	リン脂質	コレステロール	タンパク質	主なアポタンパク質
			粒子当たりの重量%				
キロミクロン	<0.95	>70	83	7	8	2	A-Ⅰ, A-Ⅱ, B-48, C, E
VLDL	0.95〜1.006	30〜90	50	20	22	7	B-100, E, C
IDL	1.006〜1.019	25〜35	31	22	29	18	B-100, E
LDL	1.019〜1.063	22〜28	10	22	48	20	B-100
HDL	1.063〜1.210	5〜12	8	22	20	50	A-Ⅰ, A-Ⅱ, C, E

ように，それぞれの機能に合った成分的特徴をしている．

　脂肪酸も血漿脂質の1つで，アルブミンと結合して運搬されるが，この複合体は遊離脂肪酸といい，リポタンパク質とはいわない．

b　リポタンパク質の代謝と機能

1）吸収されたトリアシルグリセロールの運び屋——キロミクロン

　小腸で吸収されたモノアシルグリセロールや脂肪酸は小腸粘膜上皮細胞内でトリアシルグリセロールに再合成され，アポタンパク質B-48などと**キロミクロン**を形成してリンパ管へ出て行き，血流に出現する．つまり，キロミクロンは小腸で合成されたトリアシルグリセロールの運搬体として脂肪組織，心臓，筋肉などの組織に送り届ける役割を果たしている．このため，キロミクロンのトリアシルグリセロールの比率は高い（**表 3C-3**）．キロミクロンが何らかの要因によって合成できないとトリアシルグリセロールが小腸粘膜上皮細胞に蓄積することになり，脂肪の吸収障害となる．

　キロミクロンに含まれるトリアシルグリセロールは，HDLから供給されたアポタンパク質C-Ⅱの存在下で毛細血管壁に存在するリポタンパク質リパーゼによって分解され，遊離した脂肪酸は組織に取り込まれる．このようなリポタンパ

ク質リパーゼの作用によってキロミクロンのトリアシルグリセロールの90％が消失し，小さな粒子のキロミクロンレムナントとなる．この残骸は肝臓に取り込まれ，それに含まれるコレステロールエステルとトリアシルグリセロールは異化を受ける．このようにして血液から脂肪が速やかに除去される．キロミクロンは大きな粒子のものが小さな粒子のものよりも速く代謝される．血液中のトリアシルグリセロール濃度が低くなると，心臓での利用が脂肪組織の利用よりも優先されるようになる．これは心臓に存在するリポタンパク質リパーゼの親和性（K_m）のほうが脂肪組織のそれよりも高いからである．

2）肝臓からのトリアシルグリセロールの運び屋── VLDL

超低密度リポタンパク質（VLDL）は，肝臓で合成されるトリアシルグリセロールを心臓や脂肪組織などに運搬する役割を果たしている．このため，キロミクロンと同様にトリアシルグリセロールの組成比率が高い．肝臓でアポタンパク質B-100などと合成されたVLDLは後で述べる高密度リポタンパク質（HDL）からアポタンパク質C-Ⅱを受け取って成熟する．これに各組織の毛細血管壁に存在するリポタンパク質リパーゼが作用してトリアシルグリセロールを除去する．トリアシルグリセロールが出て行き，その比率が低くなったものがVLDLレムナントあるいは中間密度リポタンパク質（IDL）といわれるもので，さらにトリアシルグリセロールの除去が進んだものが低密度リポタンパク質（LDL）である．肝臓にはヘパリンを静注したときに血液中に出てくる肝性リパーゼが存在しており，IDLの異化やHDLの代謝に関与している．

VLDLは肝臓で合成されるトリアシルグリセロールの運搬体であるので，肝機能低下などによってアポタンパク質やその他の構成成分の合成が阻害されるとトリアシルグリセロールが肝臓に蓄積して脂肪肝などを生じる．また，n-3系脂肪酸は肝臓におけるトリアシルグリセロールのVLDLへの取り込みを阻害するため，血漿リポタンパク質のトリアシルグリセロールレベルを低下させる．

3）LDLとともに冠動脈疾患の危険因子として注目── IDL

IDLは中間密度リポタンパク質ともいわれる．non-HDLコレステロール値は，総コレステロール値からHDLコレステロール値を除いた値でVLDL，LDLおよびIDL中のコレステロールの合算値となる．non-HDLコレステロール値は，冠動脈疾患，心筋梗塞のリスクを予測する因子とされる．LDLは後述するように動脈硬化の促進を引き起こす．しかしながら，LDL濃度が低くても相対的にnon-HDLが高くなれば心筋梗塞のリスクは上昇するといわれる．したがって，IDLを含むnon-HDLは臨床的に心疾患のマーカーとして注目されている．

4）組織へのコレステロールの運び屋── LDL

LDLはVLDLから大部分のトリアシルグリセロールが抜け出て行ったもので，VLDLの残骸ということができる．したがって，リポタンパク質粒子内のコレステロール，リン脂質，タンパク質の比率がVLDLに比べて高い．VLDLからできたLDLはアポタンパク質B-100やアポタンパク質Eを含み，これらのアポ

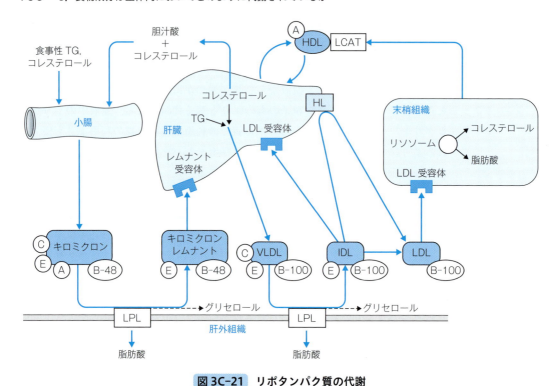

図 3C-21 リポタンパク質の代謝

A, B, C, E はアポタンパク質, HL：肝性トリアシルグリセロールリパーゼ, LCAT：レシチン-コレステロールアシル転移酵素, LPL：リポタンパク質リパーゼ, TG：トリグリセリド.

タンパク質が LDL 受容体と結合する．

　LDL は LDL 受容体に結合して細胞内に取り込まれた後，リソソームによって分解され，タンパク質はアミノ酸へ，コレステロールエステルは遊離コレステロールと脂肪酸になる．**家族性高コレステロール血症**では，この LDL 受容体が先天的に欠損しているためにコレステロールの異化が障害されている．この経路のほかに，マクロファージや肝臓などには LDL 受容体を介さない異化経路がある．

　LDL が酸化されたり，糖鎖などで修飾されたり，アセチル化されたりすると細胞膜表面の LDL 受容体に結合できなくなって，通常の代謝経路に入ることができなくなり，いわゆる**スカベンジャー経路**といわれる経路で分解されるようになる．この経路が動脈硬化と関連しているのではないかと注目されている．コレステロール含量の高い LDL が細胞内に取り込まれて分解されると，細胞内のコレステロール含量は増大する．結果的に LDL は組織にコレステロールを運んでいることになる．これが動脈壁で生じると動脈硬化を促進することになる．

5）コレステロールを異化する肝臓へのコレステロールの運び屋── HDL

　HDL は主として肝臓で合成されるが，一部は小腸でも作られる．その成分の特徴はタンパク質含量が多く，コレステロールが少ないことである．肝臓で作られた未熟の HDL はアポタンパク質とコレステロールを含んだ円盤状のリン脂質

の二重膜からなり，この膜表面にレシチン–コレステロールアシル転移酵素（レシチン–コレステロールアシルトランスフェラーゼ，LCAT）が結合している．このLCATがリン脂質と組織の表面の遊離コレステロールからコレステロールエステルを合成してリゾレシチンが遊離される．この疎水性のコレステロールエステルは次第に非極性の中心部を形成し，HDLは球状になる．HDLのコレステロールエステルは他の低密度のリポタンパク質を介して肝臓に運ばれ，異化される．すなわち，HDLは種々の組織から肝臓へのコレステロール輸送の中心的な役割を担っている．これらのHDLの働きにはいろいろなアポタンパク質が関与している．

ここで述べた，5つのリポタンパク質の代謝の概要をまとめたものが**図3C−21**である．すべてのリポタンパク質は互いに関連しながら血液中の脂質輸送や組織の脂質代謝に関与している．

練習問題

1. 脂質に関する記述である．正しいのはどれか．
   (1) 脂肪酸のβ酸化は，サイトソル（細胞質基質）で行われる．
   (2) メバロン酸は，コレステロール合成の中間体である．
   (3) ホスファチジルコリン（レシチン）は単純脂質である．
   (4) ステアリン酸は，不飽和脂肪酸である．
   (5) 高級アルコールは，炭素数が16以上のアルコールである．

2. コレステロールに関する記述である．正しいのはどれか．
   (1) 不溶性で，酸にもアルカリにも溶ける．
   (2) 胆汁酸の原料となる．
   (3) 生体膜を貫通する受容体としての役割をもつ．
   (4) 血液中では単体（遊離型）として循環している．
   (5) 脳血管壁に多量に沈着すると，脳出血の要因となる．

3. 脂肪酸の分解に関する記述である．正しいのはどれか．
   (1) β酸化においては，脂肪酸のどの部位の炭素–炭素結合も切断される．
   (2) トリアシルグリセロールは，脂肪酸とグリセロール3分子に分解されてからミトコンドリア内に移行する．
   (3) 炭素数16の脂肪酸は分解され，8分子のアセトアセチルCoAとなる．
   (4) 脂肪酸を分解する経路は，脂肪酸を合成する経路の逆向きの反応である．
   (5) CoA（補酵素A）の生理活性の中心は，メルカプト基（−SH）である．

108　3. 食物成分は生体内においてどのように代謝されているか

D　タンパク質は生体内でどのように代謝されているか

1　タンパク質とは何か

　　タンパク質は基本的に20種類のアミノ酸がペプチド結合によって重合した高分子である．ペプチド結合によって結合したものをペプチドと呼び，2〜10個のアミノ酸が結合したものをオリゴペプチドと呼び，それ以上のものをポリペプチドと呼ぶ．タンパク質は長い鎖状からなるポリペプチドである．タンパク質はあらゆる生物の構成成分としてさまざまな役割を果たしている．一口にタンパク質といっても，機能，組成，形状，大きさが異なり，多種多様な物質の総称である．ヒトの体重の約15%がタンパク質で占められ，化学構造では2万種類を超えるタンパク質が存在する．タンパク質の分類としては，機能による分類，組成による分類，形状による分類，構成による分類などがある．

2　タンパク質の分類

a　機能による分類

　　1）構造タンパク質：コラーゲン，ケラチン，エラスチンなどで形状はすべて線維状である．コラーゲンは結合組織，軟骨組織の主成分で，プロリン，リシン残基の側鎖が水酸化されたヒドロキシプロリン，ヒドロキシリシンという特徴的なアミノ酸組成をもつ．プロリン，リシンの水酸化にはビタミンCが必要で，欠乏症の壊血病はコラーゲンの形成不全による．エラスチンも生体の支持組織の主成分である．ケラチンは毛髪，爪，表皮を形成する．

　　2）貯蔵タンパク質：フェリチンは肝臓，脾臓，骨髄，筋肉に多く存在し，三価の鉄イオンを貯蔵する．ミオグロビンはヘモグロビンのサブユニットと似た立体構造をもち酸素を貯蔵する．メタロチオネインは肝臓，腎臓，小腸などに存在し亜鉛や銅といった金属を貯蔵する役割とともに有害な重金属を捕捉する役割を担う．

　　3）輸送タンパク質：物質を運搬する役割をもち，ヘモグロビンは4つのサブユニットにそれぞれ1分子ずつの酸素を結合して運搬できる．リポタンパク質は脂質を運搬し，セルロプラスミンは銅イオンを，トランスフェリンは三価の鉄イオンを運搬する．

　　4）収縮タンパク質：アクチンおよびミオシンであり，筋肉の収縮を行うタンパク質である．

　　5）防御タンパク質：抗原に結合してそれを排除する免疫グロブリン（抗体），ウイルスから生体を守る役割のインターフェロンなどがある．

　　6）調節タンパク質：ペプチドホルモンは恒常性維持を担い，転写因子は

DNA の転写を調節することによってタンパク質の量を調節する.

7）受容体（レセプター）タンパク質：ホルモン受容体，神経伝達物質受容体，サイトカイン受容体などがあり，通常は細胞膜に存在する．ホルモンにのみ，細胞内（核内）に受容体が存在するものがあり，ステロイドホルモン，甲状腺ホルモンのチロキシンおよびトリヨードチロニンなどの疎水性のホルモンが細胞膜，核膜を通過して受容体に結合する．ホルモン様の物質として，脂溶性（疎水性）のビタミン A とビタミン D も細胞内（核内）に受容体が存在する.

8）毒性タンパク質：ボツリヌス菌毒素，エンテロトキシン，ヘビ毒など細菌や動植物が合成分泌するタンパク質の中で毒性をもつものがある.

9）酵素：酵素はタンパク質でできた触媒である．プロテインキナーゼ C やヘキソキナーゼなどがある.

b 組成による分類

単純タンパク質はアミノ酸のみが結合してできているものであり，複合タンパク質は，アミノ酸以外の成分（糖質，脂質，ヘム，金属など）を含む．糖タンパク質には免疫グロブリンやコラーゲン，脂質を運ぶリポタンパク質にはキロミクロン，VLDL，LDL，IDL，HDL がある．ヘムタンパク質にはヘモグロビン，シトクロム，カタラーゼなどがある．金属タンパク質には，金属を貯蔵したり，輸送したりするタンパク質や，活性に金属イオンが必要な金属酵素などが含まれる．例としては α-アミラーゼやカルモジュリンがカルシウムを含み，インスリンおよびアルコール脱水素酵素（アルコールデヒドロゲナーゼ，ADH）は亜鉛を含む.

c 形状による分類

球状タンパク質，線維状タンパク質がある．一般的にタンパク質の多くは球状であるが，形状と機能が直結している例として，構造タンパク質はすべて線維状タンパク質である.

d 構成による分類

モノマー（単量体）タンパク質は 1 本のポリペプチド鎖からなり，オリゴマー（複量体）タンパク質は複数のポリペプチド鎖からなる．例として 4 本のポリペプチド鎖（テトラマー：四量体）からなるヘモグロビンや 2 本のポリペプチド鎖（ダイマー：二量体）からなるアルコール脱水素酵素がある.

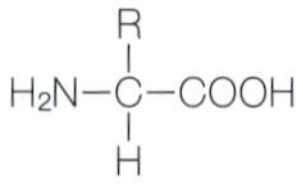

110　3. 食物成分は生体内においてどのように代謝されているか

図 3D-1　アミノ酸の一般構造式

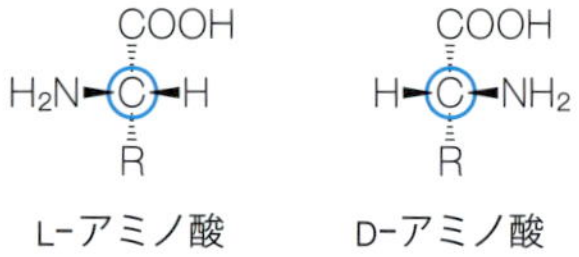

R：側鎖

図 3D-2　アミノ酸の光学異性体
中央の炭素原子が不斉炭素原子.

L-アミノ酸　　　D-アミノ酸

3　アミノ酸という構成単位

a　アミノ酸の構造

　タンパク質の構成単位となるアミノ酸の基本構造は，1つの炭素にアミノ基とカルボキシ基，水素，側鎖が結合する（**図 3D-1**）．タンパク質の構成単位となる 20 種類のアミノ酸のうちグリシン以外は不斉炭素原子をもつ．不斉炭素原子とは炭素の4つの結合手にそれぞれ異なる原子あるいは原子団が結合している炭素原子のことである．グリシンは水素が2つ結合しているため不斉炭素原子をもたない．**図 3D-2** のように1つの不斉炭素原子をもつと必ず1組の光学異性体（鏡像異性体）が存在することとなる．光学異性体のうちタンパク質の構成成分になりえるのは L 型アミノ酸のみである．**表 3D-1** にタンパク質を構成する 20 種類のアミノ酸を示した．ヒトの生体内では，D 型アミノ酸も作られており，D-セリンが神経伝達物質として脳において記憶・学習といった高次機能にかかわっている．また，D-アラニンや D-アスパラギン酸などの存在が知られているが，タンパク質の構成成分としては存在しない．

b　アミノ酸の分類

1）電荷による分類

　アミノ酸は水分に富む生体内では**図 3D-3** のように電離した状態で存在する．正に荷電する基と負に荷電する基の両方をもつため，両性電解質である．図には基本構造についての荷電状態を示しているが，側鎖に荷電する基をもつ場合はさらに電荷は変化する．pH7 の中性溶液において電気的に中性のアミノ酸を中性アミノ酸，側鎖に負の電荷をもつアミノ酸を酸性アミノ酸，正の電荷をもつアミノ酸を塩基性アミノ酸という．

2）親和性による分類

　側鎖と水の親和性によって分類すると，電荷をもつアミノ酸やヒドロキシ基などの親水性の基をもつものは親水性アミノ酸，側鎖にアルキル基や芳香族の基をもつものは疎水性アミノ酸である．

D. タンパク質は生体内でどのように代謝されているか　111

表 3D-1 アミノ酸

分類	名称	略号 三文字	略号 一文字	構造	特徴
小側鎖アミノ酸	グリシン	Gly	G	$H-\underset{\underset{NH_2}{\mid}}{CH}-COOH$	光学異性体なし, 疎水性
	アラニン	Ala	A	$CH_3-\underset{\underset{NH_2}{\mid}}{CH}-COOH$	疎水性
分岐鎖アミノ酸	バリン*	Val	V	$\underset{CH_3}{\overset{CH_3}{>}}CH-\underset{\underset{NH_2}{\mid}}{CH}-COOH$	必須アミノ酸, 疎水性
	ロイシン*	Leu	L	$\underset{CH_3}{\overset{CH_3}{>}}CH-CH_2-\underset{\underset{NH_2}{\mid}}{CH}-COOH$	必須アミノ酸, 疎水性
	イソロイシン*	Ile	I	$CH_3-CH_2-\underset{\underset{CH_3}{\mid}}{CH}-\underset{\underset{NH_2}{\mid}}{CH}-COOH$	必須アミノ酸, 疎水性
芳香族アミノ酸	フェニルアラニン*	Phe	F	$\langle\bigcirc\rangle-CH_2-\underset{\underset{NH_2}{\mid}}{CH}-COOH$	必須アミノ酸, 疎水性
	トリプトファン*	Trp	W	$CH_2-\underset{\underset{NH_2}{\mid}}{CH}-COOH$	必須アミノ酸, 疎水性
	チロシン	Tyr	Y	$HO-\langle\bigcirc\rangle-CH_2-\underset{\underset{NH_2}{\mid}}{CH}-COOH$	ヒドロキシアミノ酸
ヒドロキシアミノ酸	セリン	Ser	S	$HO-CH_2-\underset{\underset{NH_2}{\mid}}{CH}-COOH$	親水性
	トレオニン*	Thr	T	$CH_3-\underset{\underset{OH}{\mid}}{CH}-\underset{\underset{NH_2}{\mid}}{CH}-COOH$	必須アミノ酸, 親水性
含硫アミノ酸	システイン	Cys	C	$HS-CH_2-\underset{\underset{NH_2}{\mid}}{CH}-COOH$	親水性, スルフヒドリル基(-SH)
	メチオニン*	Met	M	$CH_3-S-CH_2-CH_2-\underset{\underset{NH_2}{\mid}}{CH}-COOH$	必須アミノ酸, 疎水性
イミノ酸	プロリン	Pro	P	$H_2C\overset{CH_2-NH}{\underset{CH_2-CH-COOH}{<}}$	疎水性
塩基性アミノ酸	アルギニン	Arg	R	$\underset{\underset{NH_2}{\mid}}{\overset{\overset{NH}{\mid}}{C}}-NH-CH_2-CH_2-CH_2-\underset{\underset{NH_2}{\mid}}{CH}-COOH$	親水性
	リシン*	Lys	K	$H_2N-CH_2-CH_2-CH_2-CH_2-\underset{\underset{NH_2}{\mid}}{CH}-COOH$	必須アミノ酸, 親水性
	ヒスチジン*	His	H	$HC=C-CH_2-\underset{\underset{NH_2}{\mid}}{CH}-COOH$	必須アミノ酸, 親水性
酸性アミノ酸	アスパラギン酸	Asp	D	$HOOC-CH_2-\underset{\underset{NH_2}{\mid}}{CH}-COOH$	親水性
	グルタミン酸	Glu	E	$HOOC-CH_2-CH_2-\underset{\underset{NH_2}{\mid}}{CH}-COOH$	親水性
アミドアミノ酸	アスパラギン	Asn	N	$H_2N-\overset{\overset{O}{\|}}{C}-CH_2-\underset{\underset{NH_2}{\mid}}{CH}-COOH$	親水性
	グルタミン	Gln	Q	$H_2N-\overset{\overset{O}{\|}}{C}-CH_2-CH_2-\underset{\underset{NH_2}{\mid}}{CH}-COOH$	親水性

*必須アミノ酸.

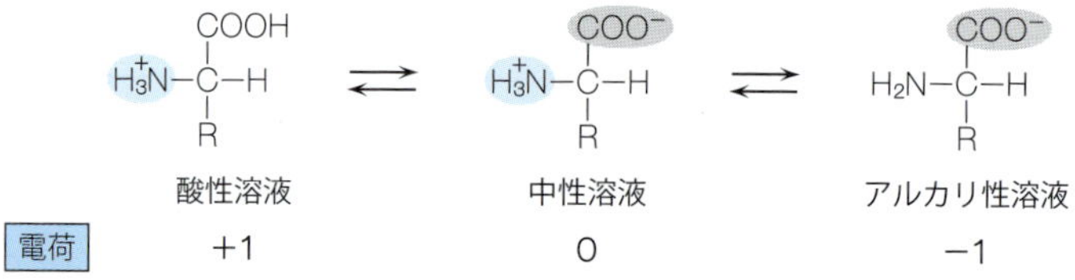

112　3. 食物成分は生体内においてどのように代謝されているか

図 3D-3　アミノ酸の水溶液中の状態

3）必須アミノ酸

　人体にとって必要にもかかわらず, 必要な分だけ合成することができないため, 食物から摂取する必要があるアミノ酸を**必須アミノ酸**（不可欠アミノ酸ともいう）といい, それ以外のアミノ酸を**非必須アミノ酸**（可欠アミノ酸ともいう）という.

C　側鎖の特徴による分類

　20 種類のアミノ酸を側鎖の特徴によって分類し, **表 3D-1** に示した.

1）小側鎖アミノ酸

　グリシンは側鎖が–H であるため, 不斉炭素原子をもたない, つまり光学異性体をもたないアミノ酸である. **アラニン**は–CH$_3$ が側鎖で光学異性体をもつアミノ酸としては最も小さいアミノ酸である.

2）分岐鎖アミノ酸

　バリン, **ロイシン**, **イソロイシン**は分岐鎖アミノ酸（branched chain amino acid）の頭文字から BCAA といわれる. 肝臓では分岐鎖アミノ酸アミノ基転移酵素（分岐鎖アミノ酸アミノトランスフェラーゼ）が発現していないので分解利用ができない. 肝臓以外の臓器, 特に筋肉ではこの酵素により 2-オキソ酸となった後分解され, 効率よくエネルギー源となる.

3）芳香族アミノ酸

　フェニルアラニン, **チロシン**, **トリプトファン**のように芳香族炭化水素（ベンゼン環）を側鎖に含んでいるアミノ酸である. トリプトファンの五員環と六員環が結合した基はインドール環と呼ばれ, 280 nm に吸収極大をもち, タンパク質の濃度測定に利用される. チロシンはヒドロキシ基（水酸基, –OH）をもつ.

4）ヒドロキシアミノ酸

　セリン, **トレオニン**および芳香族アミノ酸にも属しているチロシンのように側鎖にヒドロキシ基を有するアミノ酸である.

5）含硫アミノ酸

　システイン, **メチオニン**のように硫黄原子を含むアミノ酸である. システインの側鎖は, タンパク質の成分となったときに 2 分子で**ジスルフィド（S–S）結合**を形成し, 立体構造を維持するのに働く. メチオニンは分子内のメチル基を他の分子に転移するメチル化剤（S-アデノシルメチオニン）の原料となる.

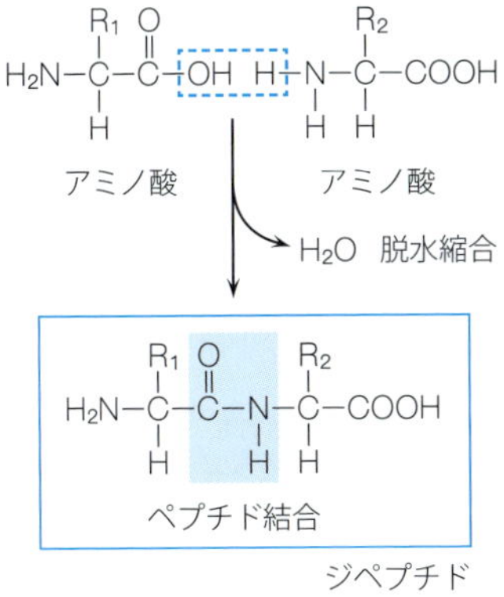

D. タンパク質は生体内でどのように代謝されているか　113

$$H_2N-\underset{\underset{H}{|}}{\overset{\overset{R_1}{|}}{C}}-\overset{\overset{O}{\|}}{C}-OH \ H-\underset{\underset{H}{|}}{\overset{\overset{R_2}{|}}{N}}-\underset{\underset{H}{|}}{\overset{\overset{}{|}}{C}}-COOH$$

アミノ酸　　　　アミノ酸

↓ → H_2O　脱水縮合

$$H_2N-\underset{\underset{H}{|}}{\overset{\overset{R_1}{|}}{C}}-\overset{\overset{O}{\|}}{C}-\underset{\underset{H}{|}}{\overset{}{N}}-\underset{\underset{H}{|}}{\overset{\overset{R_2}{|}}{C}}-COOH$$

ペプチド結合

ジペプチド　　　**図 3D-4**　ペプチド結合

6) イミノ酸

プロリンは**図 3D-1**の一般構造式では表せない例外である．アミノ基（$-NH_2$）ではなくイミノ基（$-NH-$）を有する．側鎖と共通構造を含んだ環状構造をもつ．

7) 塩基性アミノ酸

アルギニン，リシン，ヒスチジンが属し，側鎖にプラスに荷電する基を有する．アルギニン，リシンはアミノ基を，ヒスチジンはイミダゾール環を有している．

8) 酸性アミノ酸

アスパラギン酸，グルタミン酸のように側鎖にカルボキシ基をもち負に荷電しうるアミノ酸である．

9) アミドアミノ酸

酸性アミノ酸のカルボキシ基（$-COOH$）をアミド（$-CONH_2$）とした構造をもつアミノ酸である．アスパラギンとグルタミンが属する．アミド構造は，カルボキシ基をもたず，負に荷電しないので中性アミノ酸である．

Column　**必須アミノ酸の覚え方**

あめふりひといろばと（雨降り一色鳩）

（必須アミノ酸）メチオニン，フェニルアラニン，リシン，ヒスチジン，トリプトファン，イソロイシン，ロイシン，バリン，トレオニン

4　タンパク質はどのような構造をしているか

a　基本となる結合

タンパク質は**図 3D-4**のように前述の 20 種類のアミノ酸のアミノ基（$-NH_2$）と隣り合ったアミノ酸のカルボキシ基（$-COOH$）がペプチド結合（$-CO-NH-$）によって結合したペプチドからなる．そのペプチドの構成成分となっているもと

(a) αヘリックス

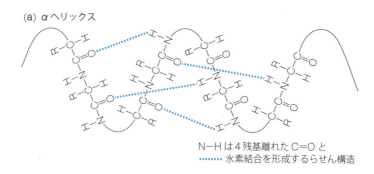

N-Hは4残基離れたC=Oと
……水素結合を形成するらせん構造

(b) β構造

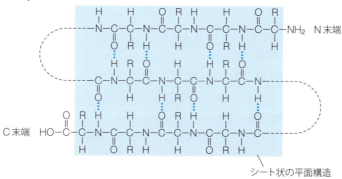

シート状の平面構造

図 3D-5　タンパク質の二次構造

のアミノ酸の部分をアミノ酸残基という．ペプチド結合しているアミノ酸残基の数によって，2～10 はオリゴペプチドといい，2 ならジペプチド，3 ならトリペプチドというように数詞をつけて表現する．さらに長いものはポリペプチドといい，特定の機能を有する立体構造をもつものがタンパク質である．ペプチド鎖の中で，ペプチド結合に関与していないアミノ基のあるほうをアミノ末端（N 末端）といい，カルボキシ基のあるほうをカルボキシ末端（C 末端）という．

b 構造の種類

タンパク質の構造には一次構造から四次構造までの種類がある．

1) 一次構造
ポリペプチド鎖のアミノ酸配列のことで，アミノ末端から順番に番号をつけて表記する．

2) 二次構造
ペプチド結合部分の水素結合（C＝O…H-N）により形成される**図 3D-5** のような α ヘリックスや β 構造といった特徴的な構造を示す．

3) 三次構造
立体構造のこと．関与する側鎖による結合はイオン結合，水素結合，疎水性相

D. タンパク質は生体内でどのように代謝されているか

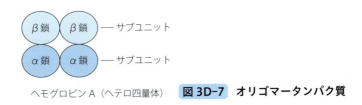

図 3D-6 タンパク質の三次構造を形成する結合

図 3D-7 オリゴマータンパク質

互作用，ファンデルワールス力などの非共有結合およびジスルフィド（S-S）結合という共有結合がある（**図 3D-6**）．

4）四次構造

オリゴマータンパク質において，ポリペプチド鎖がそれぞれ作る**サブユニット**が集まって作られる構造であり，非共有結合による結合である．同一のサブユニットだけでできているものにアルコール脱水素酵素（ホモ二量体）があり，違うサブユニットからなるものにヘモグロビン A（α 鎖 2 本，β 鎖 2 本の 4 つのサブユニットからなるヘテロ四量体）がある（**図 3D-7**）．

C タンパク質の変性

タンパク質は温度が高くなると水素結合をはじめとする三次構造を形成する力が切断されるため，機能を果たすための立体構造を維持できなくなる．これをタンパク質の**変性**といい，温度だけではなく，pH が変化するとイオン結合，界面活性剤や有機溶媒では疎水結合がそれぞれ切断されるためタンパク質は変性して機能を失う．変性後凝集し，不可逆的に機能を失うタンパク質がある一方，RNアーゼ A のように加熱後ゆっくりと温度を下げると元通りの立体構造を回復し，機能をも回復するものもある．これを可逆的変性という．

116　3. 食物成分は生体内においてどのように代謝されているか

5 タンパク質はどのように分解されるか

　食物由来のタンパク質は消化管に分泌される消化酵素により，ペプチド結合が加水分解され，アミノ酸やオリゴペプチドにまで分解される（p.21，2 章 A 6 参照）．小腸粘膜上皮細胞はアミノ酸，ジペプチド，トリペプチドの状態で吸収し，細胞内でアミノペプチダーゼによってアミノ酸にまで分解される．小腸粘膜上皮細胞の消化管腔側の細胞膜には遊離アミノ酸，ジペプチド，トリペプチドに対応する輸送担体が存在し，いずれもナトリウムイオンあるいは水素イオンとの共輸送により対応する物質を通すことができる．遊離アミノ酸は血管側の細胞膜から門脈に入るが，吸収されるときに共輸送されたナトリウムイオンは，アミノ酸とは別に能動輸送のナトリウムポンプによってカリウムイオンと引き換えに血管の中に入る．

　一方，生体を構成するタンパク質はその役割を終えたり，変性したりすることによって分解されてアミノ酸に戻される．図 3D-8 に示したように，細胞内ではリソソームによって取り込まれた後に分解されるリソソーム系と，ユビキチンという分解を指令するタグとなるタンパク質が次々ついて 26S プロテアソームと呼ばれるプロテアーゼ（タンパク質分解酵素）複合体に運ばれて分解されるユビキチン-プロテアソーム系がある．リソソームは細胞内に存在する細胞小器官であり，糖質，脂質，タンパク質を分解する各種加水分解酵素を含んでいる．リソソーム内では標的タンパク質が分解されるのみならず，細胞内の役割を終えたタンパク質や細胞小器官も隔離膜という膜構造が形成され，小胞に囲い込まれた形（オートファゴソーム）となってリソソームに運ばれて融合し，分解される．これをオートファジー（自食作用）という．26S プロテアソームは筒状の形態で，端にユビキチン受容体をもち，ユビキチン化されたタンパク質を選択的に分解する．

　アミノ酸はその由来にかかわらず，すぐに利用されないものはアミノ酸プールとして貯蔵され，必要に応じて供給される．体重 60 kg の成人男性を例にすると 1 日に約 200 g のタンパク質が分解されてアミノ酸プールに入ることとなり，1 日に約 250 g のアミノ酸が利用されるので，その差の 50 g 分は食物から摂取する必要がある．

6 アミノ酸の役割は何か

　生体内でのアミノ酸の利用の第一はタンパク質の合成原料である．体重 60 kg の成人男性では約 200 g がタンパク質の合成に用いられる．第二にはエネルギー源となる．アミノ酸からアミノ基がとれて，ケトン基を形成した物質を 2-オキソ酸というが，その 2-オキソ酸が TCA サイクル（クエン酸回路）の代謝中間体，糖新生の原料や脂質の原料となることによって最終的には分解されてエネルギー

D. タンパク質は生体内でどのように代謝されているか　117

(a) リソソーム系

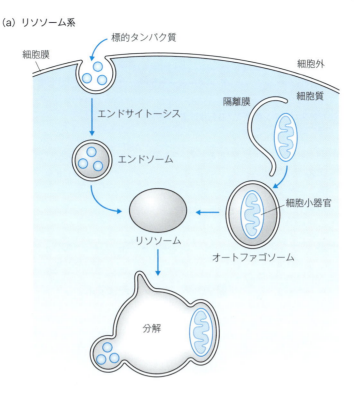

(b) ユビキチン-プロテアソーム系

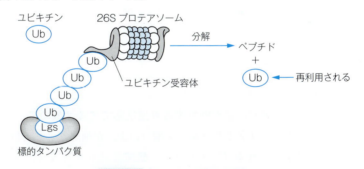

図 3D-8　タンパク質の分解系

源となる．第三は窒素を含有する化合物の原料となることである．核酸の塩基，ヘム，クレアチンリン酸，タウリン，グルタチオン，カテコールアミン，甲状腺ホルモンのチロキシンとトリヨードチロニンなどがその例である．第四の役割は他のアミノ酸の合成原料となることである．

a　タンパク質合成

タンパク質の合成のメカニズムについては，p.137，3章 E ③を参照．

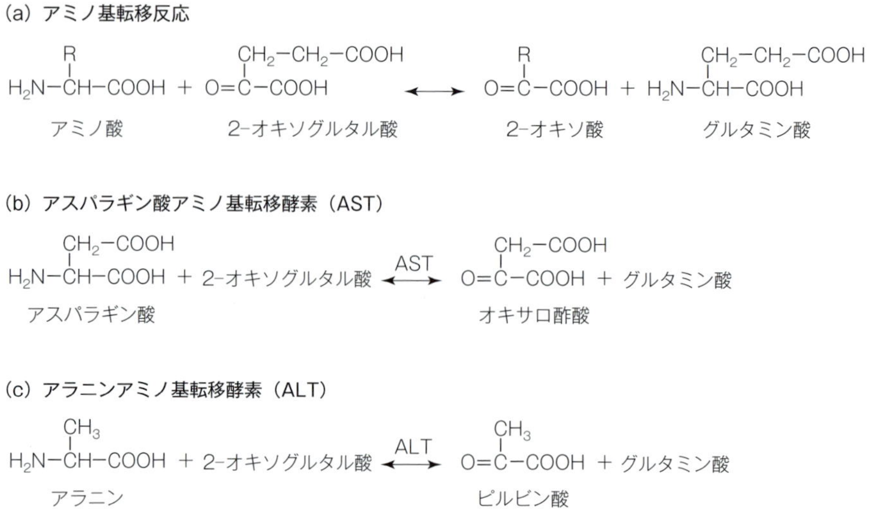

118 3. 食物成分は生体内においてどのように代謝されているか

(a) アミノ基転移反応

$$
\begin{array}{c}
\text{R} \\
\text{H}_2\text{N−CH−COOH}
\end{array}
+
\begin{array}{c}
\text{CH}_2\text{−CH}_2\text{−COOH} \\
\text{O=C−COOH}
\end{array}
\longleftrightarrow
\begin{array}{c}
\text{R} \\
\text{O=C−COOH}
\end{array}
+
\begin{array}{c}
\text{CH}_2\text{−CH}_2\text{−COOH} \\
\text{H}_2\text{N−CH−COOH}
\end{array}
$$

アミノ酸　　　　　2-オキソグルタル酸　　　　　2-オキソ酸　　　　　グルタミン酸

(b) アスパラギン酸アミノ基転移酵素 (AST)

$$
\begin{array}{c}
\text{CH}_2\text{−COOH} \\
\text{H}_2\text{N−CH−COOH}
\end{array}
+ \text{2-オキソグルタル酸}
\underset{}{\overset{\text{AST}}{\longleftrightarrow}}
\begin{array}{c}
\text{CH}_2\text{−COOH} \\
\text{O=C−COOH}
\end{array}
+ \text{グルタミン酸}
$$

アスパラギン酸　　　　　　　　　　　　　　オキサロ酢酸

(c) アラニンアミノ基転移酵素 (ALT)

$$
\begin{array}{c}
\text{CH}_3 \\
\text{H}_2\text{N−CH−COOH}
\end{array}
+ \text{2-オキソグルタル酸}
\underset{}{\overset{\text{ALT}}{\longleftrightarrow}}
\begin{array}{c}
\text{CH}_3 \\
\text{O=C−COOH}
\end{array}
+ \text{グルタミン酸}
$$

アラニン　　　　　　　　　　　　　　　　ピルビン酸

図 3D-9　アミノ基転移反応

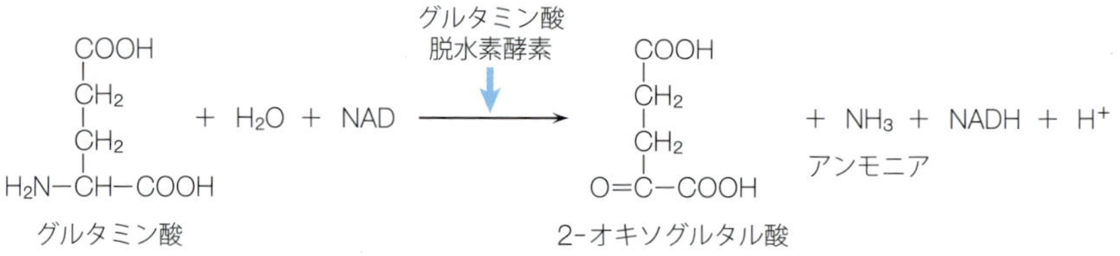

$$
\begin{array}{c}
\text{COOH} \\
\text{CH}_2 \\
\text{CH}_2 \\
\text{H}_2\text{N−CH−COOH}
\end{array}
+ \text{H}_2\text{O} + \text{NAD}
\xrightarrow{\begin{array}{c}\text{グルタミン酸}\\\text{脱水素酵素}\end{array}}
\begin{array}{c}
\text{COOH} \\
\text{CH}_2 \\
\text{CH}_2 \\
\text{O=C−COOH}
\end{array}
+ \text{NH}_3 + \text{NADH} + \text{H}^+
$$

グルタミン酸　　　　　　　　　　　　　　　2-オキソグルタル酸　　　アンモニア

図 3D-10　グルタミン酸からのアンモニアの発生

b　窒素代謝の反応

1) アミノ基転移反応 (図 3D-9)

アミノ基転移酵素が触媒する可逆反応でアミノ酸のアミノ基を 2-オキソ酸に転移する．ピリドキサールリン酸 (PLP) が補酵素として働く．アスパラギン酸アミノ基転移酵素 (アスパラギン酸アミノトランスフェラーゼ，AST) とアラニンアミノ基転移酵素 (アラニンアミノトランスフェラーゼ，ALT) が代表的な酵素である．

2) 酸化的脱アミノ反応 (図 3D-10)

グルタミン酸脱水素酵素 (グルタミン酸デヒドロゲナーゼ) によってグルタミン酸のアミノ基を酸化しながらアンモニアと 2-オキソグルタル酸とする．アンモニアは炭酸ガスと反応して尿素回路へともち込まれる．

D-1
代謝 MAP

c　エネルギー源 (図 3D-11)

アミノ酸からアミノ基がとれた 2-オキソ酸はエネルギー源となる．また，糖

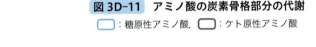

図 3D-11　アミノ酸の炭素骨格部分の代謝
☐：糖原性アミノ酸，☐：ケト原性アミノ酸

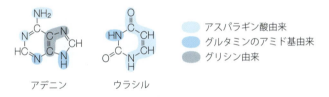

図 3D-12　核酸の塩基の合成原料となるアミノ酸

新生の原料となるアミノ酸を糖原性アミノ酸，アセチル CoA あるいはアセトアセチル CoA を生じるアミノ酸はケトン体の原料となることからケト原性アミノ酸と呼ばれる．タンパク質の合成原料となる 20 種類のアミノ酸のうちケト原性アミノ酸のみに属するのはロイシンとリシンの 2 種で，ほかの 18 種が糖原性アミノ酸である．しかし，ロイシン，リシンに加えてイソロイシンと芳香族アミノ酸 3 種（フェニルアラニン，チロシン，トリプトファン）の計 6 種のアミノ酸はケト原性アミノ酸にも属している．

d　窒素含有化合物の原料

窒素化合物として代表的なものを挙げる．核酸を構成する塩基のうち**プリン塩基**では**図 3D-12** のように**グリシン**，**アスパラギン酸**のアミノ基の N，**グルタミ**

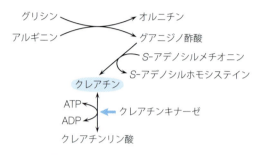

図 3D-13 ヘム合成の前駆体 5-アミノレブリン酸の合成

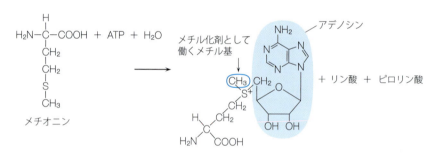

図 3D-14 クレアチンリン酸の代謝

図 3D-15 S-アデノシルメチオニンの合成

ンのアミド基のNが原料となり，ピリミジン塩基ではグルタミンのアミド基のN，アスパラギン酸が原料として使われる．アデニンにある6位のアミノ基はアスパラギン酸のアミノ基が，グアニンにある2位のアミノ基はグルタミンのアミド基のNが原料になる（p.132，図 3E-4 参照）．

　ヘムは図 3D-13 のようにグリシンとスクシニル CoA がもととなって5-アミノレブリン酸ができるところから合成が始まる．ポルホビリノーゲンを経て4分子が縮合しポルフィリン環になる．さらに，二価の鉄が配位してヘムとなる．

　クレアチンリン酸は図 3D-14 のようにグリシンとアルギニンからグアニジノ酢酸が合成されることから始まる．次に図 3D-15 のようにメチオニンと ATP から合成される．メチル化剤としての S-アデノシルメチオニンが反応し，肝臓でクレアチンが合成され血液中に放出される．その後，脳，筋肉に取り込まれて，クレアチンキナーゼによって ATP と反応して高エネルギーリン酸結合をもつクレアチンリン酸ができる．骨格筋中の濃度は ATP 濃度の5倍前後と高く，約

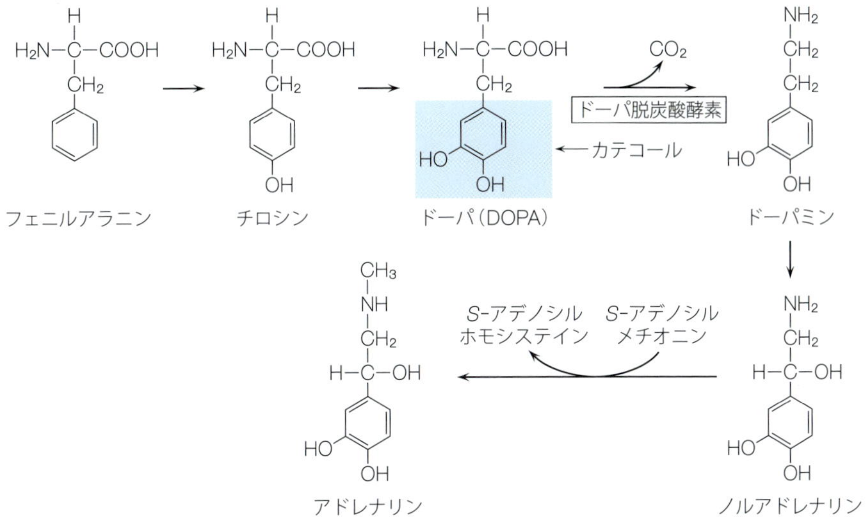

D. タンパク質は生体内でどのように代謝されているか　121

フェニルアラニン　チロシン　ドーパ（DOPA）　ドーパミン

ドーパ脱炭酸酵素

カテコール

CO_2

S-アデノシル
ホモシステイン　　S-アデノシル
メチオニン

アドレナリン　　ノルアドレナリン

図 3D-16　カテコールアミンの合成

30 mmol/L である．エネルギー源として利用される際にはクレアチンキナーゼが合成と逆反応を触媒し，ATP を生ずる．クレアチンリン酸がエネルギー源として使用されない場合は，非酵素的に分解しクレアチニンとなり尿中に排泄される．しかし，腎疾患の場合，排泄に障害が起こり，クレアチニンの血中濃度が上がる．血中濃度の基準値はおおむね成人男性で 0.65～1.07 mg/dL，女性で 0.46～0.79 mg/dL であり，10 mg/dL を超えると人工透析を検討する必要がある．

　タウリンはシステインから作られ，胆汁酸に結合して存在する．また，神経伝達物質としての役割ももつ．

　グルタチオン（GSH）はシステイン，グルタミン酸，グリシンの 3 つのアミノ酸から作られ，スルフヒドリル基（チオール基）（-SH）により還元性をもつために抗酸化物質として作用したり，補酵素としての役割をもち，薬物代謝にかかわっている．

　一酸化窒素（NO）はアルギニンから合成され，血管平滑筋を弛緩させて血圧を下げる作用がある．また，血小板凝集抑制作用をもち抗動脈硬化物質として働く．

　アミノ酸のカルボキシ基が二酸化炭素として除かれる脱炭酸反応によってアミンとなり，微量で重要な生理活性を示すものがある．ホルモンや神経伝達物質の仲間である．図 3D-16 のようにカテコールアミンがフェニルアラニンやチロシンを原料としてできる．さらにチロシンからは甲状腺ホルモンのチロキシンとトリヨードチロニンが作られる（図 3D-17）．図 3D-18 にアミノ酸が原料となる生理活性アミンをまとめた．脱炭酸にはビタミン B_6 から合成されるピリドキサールリン酸（PLP）（p.185，図 4D-4 参照）が補酵素となる酵素がかかわる．ヒスチジンからできるヒスタミンはアレルギー反応や炎症反応を引き起こし，平滑筋

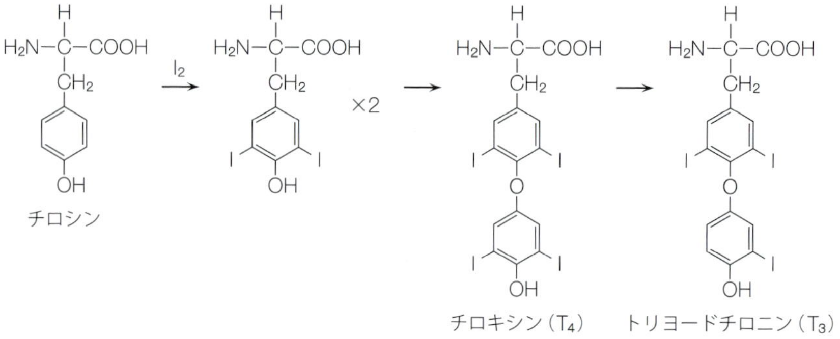

122　3. 食物成分は生体内においてどのように代謝されているか

図 3D-17 甲状腺ホルモン（T_3，T_4）の合成

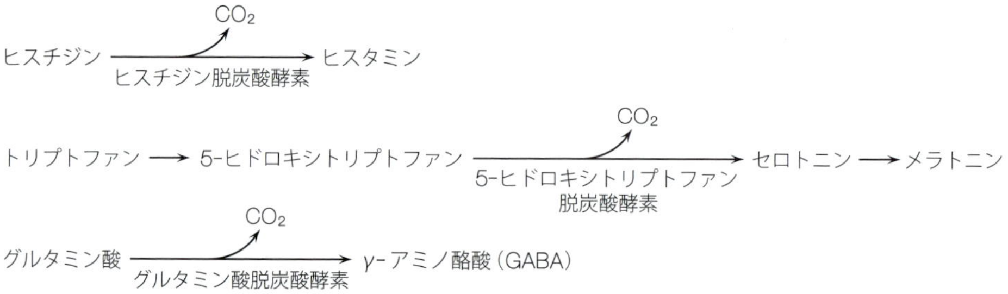

図 3D-18 アミノ酸の脱炭酸反応による生理活性アミンの合成

収縮および血管拡張のほか神経伝達物質としても働く．トリプトファンから合成されるセロトニンは生体リズムを調節する神経伝達物質であり，血小板に含まれるものは，血管収縮により止血を助ける．グルタミン酸からは γ-アミノ酪酸（GABA）が作られ，抑制性の神経伝達物質として働く．また，トリプトファンからはナイアシンおよびメラトニンも作られる．メラトニンは神経伝達物質でセロトニンと連動して生体リズムを形成する．メラトニンは睡眠へと導き，セロトニンは覚醒へと導く．

e　他のアミノ酸の合成原料

　他のアミノ酸の合成は，**図 3D-19** のようなグリシンとセリンの相互変換や，アスパラギン酸からのアスパラギン，プロリンからの二経路のグルタミン酸の合成がある．また，チロシンはフェニルアラニンから生成される．メチオニンとセリンからシステインが合成されるが，中間体のホモシステインからメチオニンを再生することができる．

7　アンモニアの処理

　アンモニアの処理を担う尿素回路はオルニチン回路ともいう．アミノ酸まで分

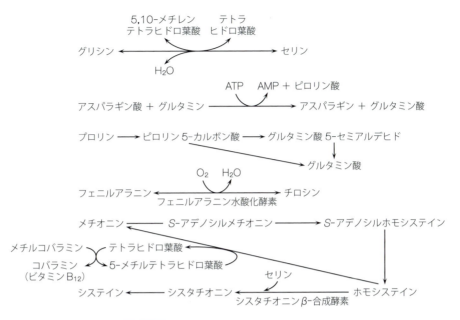

図 3D-19 アミノ酸から他のアミノ酸の合成

解された後，アミノ基はアンモニアとして処理されるが，アンモニアは毒性が高い．そのため，肝臓以外では哺乳類は，アンモニアを主にグルタミンならびにアラニンなどのアミノ酸のアミノ基として血流により肝臓まで運ぶ．その後，アミノ基は肝臓で毒性のない尿素に変えて尿中に排泄する．

　肝臓ではアミノ酸が2-オキソグルタル酸にアミノ基を渡して2-オキソ酸とグルタミン酸とした後，**図 3D-10** のようにグルタミン酸がグルタミン酸脱水素酵素の働きで2-オキソグルタル酸となってアンモニアが生じる．

　そのアンモニアは**図 3D-20** のように肝臓で尿素回路によって尿素に変えられる．尿素は水への溶解度が高く腎臓から尿として排泄される．尿素回路に含まれる4つのアミノ酸のうちタンパク質合成成分となるアミノ酸はアルギニンだけであり，その他の3つのアミノ酸は合成成分とはならない．尿素の一方のアミノ基はアンモニア由来であり，他方はアスパラギン酸由来である．

　筋肉では，尿素回路にアミノ酸由来のアンモニアを運ぶために，他のアミノ酸からアミノ基を受け取って生じたグルタミン酸とピルビン酸にアラニンアミノ基転移酵素が働いて2-オキソグルタル酸とアラニンが生じる．その後アラニンは血中を経て肝臓に取り込まれて肝臓に存在するアラニンアミノ基転移酵素の作用でグルタミン酸とピルビン酸を生じる．グルタミン酸からはアンモニアを生じて尿素回路に入る．

　肝臓と筋肉以外の臓器では，グルタミン酸が他のアミノ酸からアミノ基を受け取り，グルタミンができる．グルタミンは血中を経て肝臓に取り込まれて肝臓にあるグルタミナーゼの作用でグルタミン酸とアンモニアが生じる．アンモニアは尿

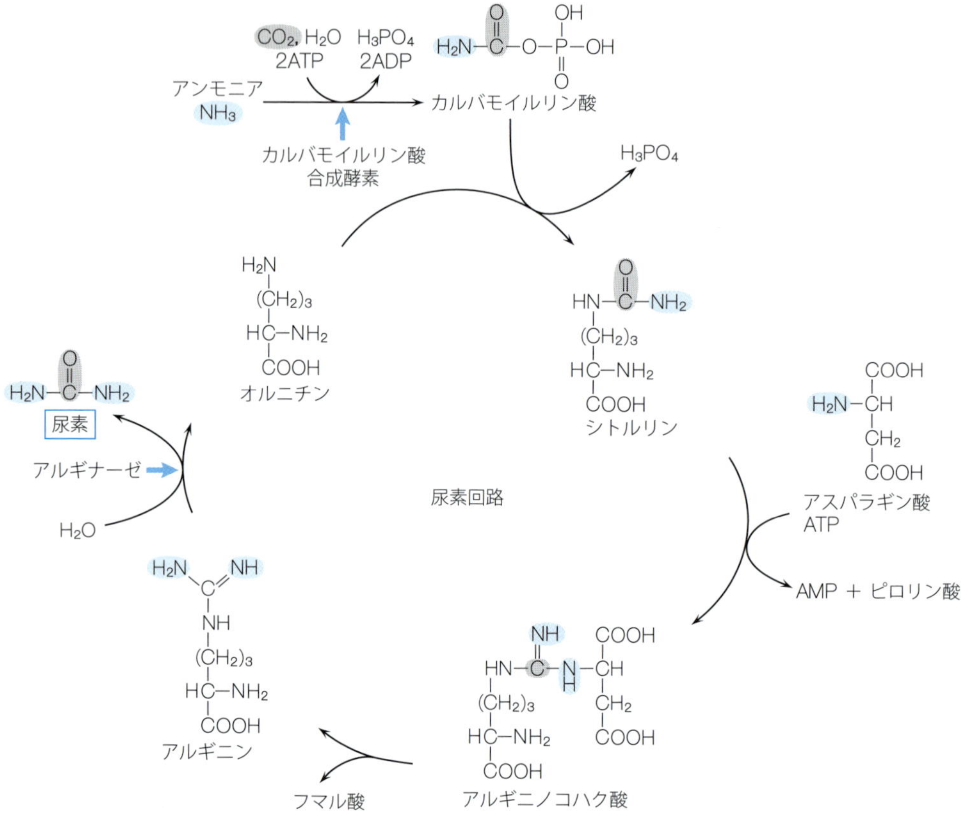

124　3．食物成分は生体内においてどのように代謝されているか

CO_2, H_2O　H_3PO_4
2ATP　　2ADP

アンモニア
NH_3

カルバモイルリン酸
合成酵素

$H_2N-\overset{O}{\overset{\|}{C}}-O-\overset{OH}{\underset{O}{\overset{\|}{P}}}-OH$
カルバモイルリン酸

H_3PO_4

H_2N
$(CH_2)_3$
$HC-NH_2$
$COOH$
オルニチン

$HN-\overset{O}{\overset{\|}{C}}-NH_2$
$(CH_2)_3$
$HC-NH_2$
$COOH$
シトルリン

$COOH$
H_2N-CH
CH_2
$COOH$
アスパラギン酸
ATP

$H_2N-\overset{O}{\overset{\|}{C}}-NH_2$
尿素

アルギナーゼ

H_2O

尿素回路

AMP + ピロリン酸

H_2N　NH
C
NH
$(CH_2)_3$
$HC-NH_2$
$COOH$
アルギニン

NH　$COOH$
$HN-C-NH-CH$
$(CH_2)_3$　CH_2
$HC-NH_2$　$COOH$
$COOH$
アルギニノコハク酸

フマル酸

図 3D-20　尿素回路

素回路に入って尿素となり排泄される．アミノ基転移反応を担うアミノ基転移酵素は基質により，それぞれ異なる酵素であるが，補酵素はすべて PLP である．

8　神経伝達物質（図 3D-21）

　自律神経の1つである交感神経は，主にファイトアンドフライトと呼ばれる戦うか逃げるかといった緊急事態の緊張状態に働く．その情報を伝達する化学物質はノルアドレナリンおよびアドレナリンである．この化学物質を神経伝達物質という．一方，同じく自律神経の1つである副交感神経の終末から分泌されるのはアセチルコリンという神経伝達物質で，食物の消化を促し，エネルギーを蓄え，休息と回復を促す．伝達のメカニズムはシナプス前ニューロンから放出された神経伝達物質がシナプス後ニューロンにある受容体（レセプター）に結合する．その結果，受容体にあるナトリウムチャンネルが開くことによりナトリウムイオンが細胞内に流れ込み活動電位が発生して神経細胞内に伝達されていく．受容体はタンパク質でできている．神経細胞同士は直接つながっているわけではなく，神経

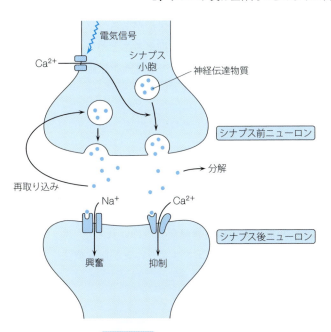

図 3D-21 神経伝達物質

伝達物質を介して情報を伝えている．シナプス終末に電気信号がくるとカルシウムチャンネルが開く．その結果カルシウムイオンが流入してシナプス小胞という神経伝達物質が詰まった小さな生体膜の袋が細胞膜まで移動して中身を放出する．

神経伝達物質には興奮性のものと，逆に神経の興奮を抑制するものがあり，1つのシナプスは1種類の神経伝達物質しか使用しない．ただし1つの神経細胞の樹状突起はそれぞれ1万くらいのシナプスを有していると考えられている．現在，神経伝達物質は100種類程度わかっていてそれぞれ異なる役割を担っている．興奮性の神経伝達物質の代表的なものはグルタミン酸，ノルアドレナリン，ドーパミン，アセチルコリンであり，受容体のイオンチャンネルはナトリウムイオンチャンネルである．抑制性のものはγ-アミノ酪酸（GABA）やグリシンが知られており，受容体のイオンチャンネルは塩素イオンを細胞内に流入させる．放出された神経伝達物質が受容体へ結合したままだと信号が送られ続け，イオンチャンネルが開いたままとなってしまうため，すぐ離れるようなシステムになっている．受容体から離れた，あるいは受容体に結合できなかった神経伝達物質はシナプス前ニューロンに吸収（回収）されるか，酵素によって分解され情報が正しく伝わるようになっている．D-アミノ酸であるD-セリンはN-メチル-D-アスパラギン酸（NMDA）受容体のアゴニスト（細胞本来の作用を高める薬）として知られる．

9 アミノ酸代謝異常症

先天性のアミノ酸代謝異常にはフェニルケトン尿症，メープルシロップ尿症，

ホモシスチン尿症，アルカプトン尿症がある．早期に発見し，原因アミノ酸の摂取を制限することで症状の発現を抑えることができることから，フェニルケトン尿症，メープルシロップ尿症，ホモシスチン尿症については新生児マススクリーニングによる血液検査が行われている．

a フェニルケトン尿症

　原因タンパク質はフェニルアラニン水酸化酵素というフェニルアラニンをチロシンに変化させる酵素で（p.123，**図 3D-19** 参照），その欠損により通常は生成しないフェニルケトンが合成され，その代謝産物とともに尿中に多量に排泄される．症状は知能障害，中枢神経症状（けいれん），メラニン色素欠乏であり，常染色体潜性遺伝を示す．フェニルアラニン制限食療法を行う．

b メープルシロップ尿症

　原因タンパク質は分岐鎖アミノ酸から生じる 2-オキソ酸の代謝酵素である分岐鎖 2-オキソ酸脱水素酵素（分岐鎖 2-オキソ酸デヒドロゲナーゼ）で，その欠損は常染色体潜性遺伝を示す．代謝酵素の欠損のため分岐鎖アミノ酸およびその 2-オキソ酸が血中，尿中に増加してしまい，尿はメープルシロップ様の臭気をもつ．症状は哺乳力の低下，嘔吐，けいれん，昏睡などで早期に顕在化する．新生児マススクリーニングでは血中ロイシン値で診断するが，検査結果が出るより前に発症する場合もある．一部に大量のビタミン B_1 の投与により改善がみられる症例が存在する．食事療法として分岐鎖アミノ酸除去ミルクを用いた制限食を行い，生涯にわたり血中ロイシン濃度を 5 mg/dL 以下に維持する厳しい食事制限が必要となる．

c ホモシスチン尿症

　原因タンパク質はホモシステインとセリンからシスタチオニンを合成するシスタチオニン β-合成酵素（シスタチオニン β-シンターゼ）（p.123，**図 3D-19** 参照）である．代謝酵素欠損のため，ホモシステインが蓄積する．ホモシステインが自己酸化して生じるホモシスチンが尿中に大量に排泄され，その高濃度により診断する．血中メチオニン濃度およびホモシスチン濃度が高くなる．新生児マススクリーニングでは血液中メチオニン濃度が高いことが指標となる．症状は年齢とともに現れ，知能障害，水晶体脱臼，骨格異常（高身長，手足が長く，指も長い），血栓形成による心筋梗塞，脳梗塞がある．治療にはメチオニンを除去し，生成物であるシスチンを強化したミルクを与える食事療法を行う．血中メチオニン濃度は 1 mg/dL 以下に維持するべく生涯厳格な食事療法が求められる．

D. タンパク質は生体内でどのように代謝されているか　127

> **Column** | **再生医療**
>
> 　ヒトの体はたった1つの受精卵という細胞からはじまる．受精卵はどのような細胞にも分化できる能力をもつ全能性細胞である．受精卵は細胞分裂を繰り返し，それぞれの細胞は役割に応じて分化し最終的に274種類の違った機能をもつ細胞として臓器の細胞となり，ヒトの体を形成していく．今までは，一度分化した細胞はその全能性を取り戻すことはできないと考えられていた．しかし1997年にイギリスのイアン・ウィルマット博士がすでに分化した乳腺の細胞を初期化（受精卵のような全能性を取り戻すこと）し，世界初のクローン羊を誕生させたと報告し，哺乳類では細胞を初期化することはできないという考えが覆された．これは成獣の羊から乳腺細胞を取り出し，その細胞をあらかじめ核を取り除いた卵子の中に入れることによって作り出されたES細胞（胚性幹細胞 embryonic stem cell）によるものである．そして，2006年，京都大学の山中伸弥教授らが発表したiPS細胞（人工多能性幹細胞）は，皮膚の細胞にわずか4種類の遺伝子を与えて作られた細胞で，分化した細胞の初期化に必要な遺伝子が明らかになった．これらの研究成果は，患者本人の細胞由来の多能性細胞の作製による，拒絶反応を起こさない，組織，臓器の移植を可能にするものであり，再生医療の可能性を飛躍的に増大させた．2013年には理化学研究所高橋政代博士によるiPS細胞の臨床試験が開始された．加齢黄斑変性という最終的には視力を失う病気に対して網膜色素上皮細胞をiPS細胞から作製して移植した．移植手術後2年以上経過観察を行った2017年の時点において薬物による治療なしで視力を維持しているとの報告がなされている．

d　アルカプトン尿症

　原因タンパク質はチロシンの代謝中間体であるホモゲンチジン酸を酸化する酵素で，その酵素活性が低いために患児は尿中に多量のホモゲンチジン酸を排泄する．患児の尿のついたおむつを放置すると黒変することが特徴である．この色は，ホモゲンチジン酸の酸化により発色したものである．成人以降に組織黒変症（20歳代以降）と関節炎（40歳代以降）を発症する．現在でも有効な治療法はみつかっておらず，ビタミンC投与による色素沈着抑制が図られている．

10　アミノ酸・タンパク質の栄養価

　栄養状態の指標としては血液中の半減期の短いタンパク質（rapid turnover protein：RTP）の濃度が測定される．トランスサイレチン（プレアルブミン，半減期2日），レチノール結合タンパク質（半減期0.5日），トランスフェリン（半減期10日）がある．これらのRTPの血中濃度が低下していれば，合成原料が不足している，つまり，栄養不良からタンパク質合成が低下していることを意味する．

　食品タンパク質の栄養評価法には，生物学的評価法と化学的評価法がある．生

物学的評価法は実際にタンパク質をヒトや実験動物などの生物に与えて，その栄養価を評価する方法である．体重増加，消化吸収された窒素量に対して体内に保留された窒素量の割合で評価する．化学的評価法はタンパク質のアミノ酸組成を化学的に分析して，その栄養価を評価する方法である．基準となるタンパク質のアミノ酸パターンとそれぞれのタンパク質の各アミノ酸組成を窒素1g当たりに換算して比較し，含有割合が最も小さい必須アミノ酸を第一制限アミノ酸といい，この割合をアミノ酸価（アミノ酸スコア）という．

練習問題

1. タンパク質の機能による分類の組み合わせである．正しいのはどれか．
   (1) コラーゲン，ケラチン　　　　　── 収縮タンパク質
   (2) ペプチドホルモン，転写因子　　── 調節タンパク質
   (3) ヘモグロビン，セルロプラスミン ── 受容体タンパク質
   (4) 免疫グロブリン，インターフェロン── 毒性タンパク質
   (5) フェリチン，ミオグロビン　　　── 防御タンパク質

2. タンパク質の代謝についての記述である．正しいのはどれか．
   (1) 生理活性アミンはすべてチロシンが原料である．
   (2) 一酸化窒素はアスパラギン酸が原料となって作られる．
   (3) プリン塩基はグルタミン酸とアスパラギン酸とグリシンが合成原料となっている．
   (4) アミノ酸，ジペプチド，トリペプチドは消化管腔から小腸粘膜上皮細胞に吸収される際はナトリウムイオンとともに吸収される．
   (5) 進行性筋ジストロフィーや多発性筋炎などの筋肉の消耗がみられる疾患をもつ患者はクレアチニンの尿中への排泄が著増する．

3. タンパク質の代謝についての記述である．正しいのはどれか．
   (1) インスリンは，血糖値を下げるほか，筋タンパク質の分解を促進する．
   (2) 分岐鎖アミノ酸は筋肉で代謝されず，主に肝臓で効率よくエネルギーに転換される．
   (3) 小腸管腔内の遊離アミノ酸は単純拡散で吸収される．
   (4) 腎臓ではアミノ酸の窒素から尿素が合成される．
   (5) 脳への血漿アミノ酸の取り込みは輸送担体に依存している．

4. アミノ酸の代謝についての記述である．正しいのはどれか．
   (1) 生体内ではD-アミノ酸は作られず，生体内に存在するのはL-アミノ酸のみである．
   (2) 必須アミノ酸は植物性食品に多く含まれ，動物性食品には少ない．
   (3) 食物由来のアミノ酸も体タンパク質の分解で生じたアミノ酸もアミノ酸プールに貯蔵され同様に使用される．
   (4) 必須アミノ酸はすべて疎水性アミノ酸である．
   (5) 必須アミノ酸は優先的に吸収される．

E 遺伝情報はどのようなメカニズムによって伝達されているか

1 核酸代謝

a ゲノムと遺伝子

生命は**ゲノム**（genome）によって決められており，生物はすべてゲノムをもっている．ゲノムとは，生物を構築し維持するのに必要な生物学的情報を含む最小限のセットであり，ヒトゲノムは核ゲノムとミトコンドリアゲノムからなっている．核ゲノムは，約32億個のヌクレオチドからなるDNAで24種類の直鎖状DNAに分かれて存在する．24種類は22種類の常染色体と2種類の性染色体，XとYである．ミトコンドリアゲノムは16,569ヌクレオチドであり細胞内小器官のミトコンドリア内にある．

多くのヒトの体細胞は，二倍体（diploid）であり，同じ染色体を2本ずつと性染色体を2本（男性ではXY，女性ではXX）もち全染色体数は46本である．また，配偶子は減数分裂により一倍体（haploid）である．

遺伝子（gene）は生物学的情報を含んでいるDNAの部分領域をいい，ポリペプチド（タンパク質）またはRNAを指定し，機能に結びつく遺伝情報単位をいう．

b 核酸の構造

核酸は細胞の核の中にある酸性物質として発見され，**デオキシリボ核酸**（deoxyribonucleic acid：**DNA**）と**リボ核酸**（ribonucleic acid：**RNA**）の2種類がある．両者とも，ヌクレオチドが多数結合したポリヌクレオチドである．塩基に糖質が結合したものを**ヌクレオシド**（nucleoside），ヌクレオシドにさらにリン酸基が結合したものを**ヌクレオチド**（nucleotide）といい，核酸の基本単位である．DNAとRNAでは構成成分の塩基と糖質が異なっており（**図3E-1**），DNAを構成する塩基は**アデニン**（A），**グアニン**（G），**シトシン**（C），**チミン**（T）の4種類であるが，RNAはチミンの代わりに**ウラシル**（U）を含む4種類である．またAとGは**プリン塩基**，C，T，Uは**ピリミジン塩基**という．RNAの糖質は五炭糖の**リボース**であるが，DNAの糖質はリボースの炭素の2′位が脱酸素された**2′-デオキシリボース**である．リボース（または2′-デオキシリボース）の1′位の炭素には塩基が結合し，5′位の炭素にリン酸基が結合してヌクレオチドを構成している．ヌクレオチドとヌクレオチドは，リボース（または2′-デオキシリボース）の3′位の炭素のヒドロキシ（OH）基と5′位の炭素に結合しているリン酸基で3′-5′-リン酸ジエステル結合でつながっている（**図3E-2**）．ポリヌクレオチド鎖の片端を5′末端，もう片端を3′末端と呼ぶ．塩基は**相補性**（complementarity）

図 3E-1 DNAとRNAの構成成分

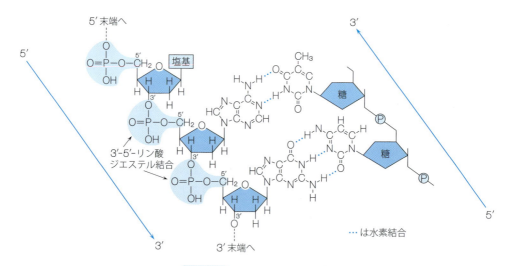

図 3E-2 DNAの2本鎖構造

という性格をもち，グアニンはシトシンと，アデニンはチミン（またはウラシル）と水素結合で結合する．DNAは逆向きの2本鎖が互いに塩基の水素結合によって結合して二重らせん構造を形成している．真核生物の核DNAは染色体に分断された線状2本鎖DNAであるが，ミトコンドリアDNAは環状2本鎖DNAである．RNAは1本鎖分子として存在するが1本鎖内で相補的な配列をもつ場合

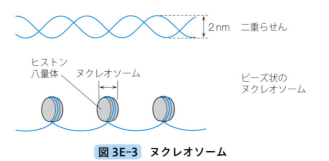

図 3E-3　ヌクレオソーム

は同じ1本鎖内の2領域で塩基対を形成することが多い．核酸はヌクレオチドのリン酸基の性質で負荷電をもつ．

c　DNAの高次構造

1個の細胞のDNAをつなぎ合わせると長さは2mにもなり，核内に収納されるためには凝縮されなければならない．DNAは核タンパク質である**ヒストン**とともに折りたたまれ**クロマチン構造**をとっている．ヒストンは塩基性アミノ酸を多く含んで正に荷電し，DNAの負荷電を中和し結合している．折りたたみ構造の基本単位を**ヌクレオソーム**といい，ヒストン八量体（ヒストンH2A，H2B，H3，H4，各2分子）に約146ヌクレオチドのDNAが2回転巻きつけて凝縮している（**図 3E-3**）．さらにビーズ状構造でヌクレオソームが積み重なり直径30 nmのクロマチン繊維（ソレノイド構造）になり，次にループ構造を形成し，さらに折りたたまれる．高度に凝縮したクロマチンは細胞分裂期には染色体として光学顕微鏡で観察可能である．

d　ヌクレオチド代謝

ヌクレオチドの生合成は**新規合成**（*de novo*，**デノボ**）**経路**（**図 3E-4**）と核酸の分解物を再利用する**再利用**（salvage，**サルベージ**）**経路**に分けられる．プリンヌクレオチドとピリミジンヌクレオチドに共通である五炭糖リン酸は**ペントースリン酸経路**で合成され，リボース5-リン酸にリン酸基が2つ付加されたホスホリボシルピロリン酸となって供給される．このようにヌクレオチドは体内で合成可能なため食事からの摂取は必須ではない．また，ヌクレオチドは核酸の構成成分としてのみならず，エネルギー代謝，タンパク質合成，酵素活性の調節，シグナル伝達など多くの機能に関与する．ヌクレオチドはビタミン誘導体と結合して補酵素の一部を構成し，また，環状ヌクレオチドであるcAMPおよびcGMPはセカンドメッセンジャーとして働き，UDP-グルコースはグリコーゲン合成，CDP-ジアシルグリセロールはリン脂質生合成の中間体である．

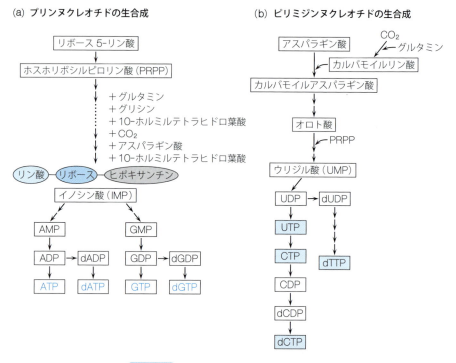

図 3E-4 ヌクレオチドの新規合成経路

1）プリンヌクレオチドの新規合成経路

リボース 5-リン酸がホスホリボシルピロリン酸（PRPP）になる反応が初発反応である．PRPP にグルタミン，グリシン，10-ホルミルテトラヒドロ葉酸，呼吸性 CO_2，アスパラギン酸，10-ホルミルテトラヒドロ葉酸が順に作用してイノシン酸（IMP）が合成される．IMP よりグアノシン一リン酸（GMP）とアデノシン一リン酸（AMP）が合成され，GMP → GDP → GTP，AMP → ADP → ATP と三リン酸の形にリン酸基が付加される．GDP と ADP はリボ核酸還元酵素（リボヌクレオチドレダクターゼ）の作用によりリボース部分が 2′-デオキシリボースの dGDP と dADP に変換され，リン酸化により dGTP と dATP が生じる．

2）プリンヌクレオチドの再利用経路

核酸分解で生じた塩基のアデニン，グアニン，ヒポキサンチン（イノシン酸の塩基部分）と PRPP を結合することにより AMP，GMP，IMP が合成される．

3）ピリミジンヌクレオチドの新規合成経路

アスパラギン酸とカルバモイルリン酸を結合してカルバモイルアスパラギン酸を作る反応が初発反応で律速反応である．この反応を触媒するアスパラギン酸カルバモイル転移酵素（アスパラギン酸カルバモイルトランスフェラーゼ）（ATCアーゼ）は最終代謝産物であるシチジン三リン酸（CTP）によって調節されているアロステリック酵素（p.157 参照）である．カルバモイルアスパラギン酸からオロト酸が生じ，オロト酸と PRPP によりウリジル酸（UMP）が生じる．

E. 遺伝情報はどのようなメカニズムによって伝達されているか　133

UMP → UDP → UTP と三リン酸の形にリン酸基が付加される．さらに，UTP にアミノ基が付加され CTP となる．CDP はリボ核酸還元酵素の作用によりリボース部分が $2'$-デオキシリボースの dCDP に変換され，さらに，リン酸化により dCTP が生じる．dTTP は dUDP より数段階の反応を経て合成される．

4）ピリミジンヌクレオチドの再利用経路

核酸分解で生じた塩基のウラシル，チミン，オロト酸と PRPP を結合することにより UMP，TMP，UMP が合成される．

5）プリンヌクレオチドの分解

プリンヌクレオチドが分解すると中間代謝物としてヒポキサンチン，キサンチンを介して尿酸に代謝され，尿中に排泄される．尿酸および尿酸塩の溶解度は低く，ウリカーゼをもつ動物では尿酸はアラントインになり溶解しやすくなるが，ヒトではこの酵素がないため，血中濃度が高くなると関節腔，組織に尿酸が沈着し，痛風結節や腎障害を引き起こす．

6）ピリミジンヌクレオチドの分解

ピリミジンヌクレオチドは二酸化炭素，水，アンモニアに分解される．アンモニアは肝臓の尿素サイクルで無毒化され，尿素として尿中に排泄される．

2　遺伝情報が受け継がれるしくみ

a　DNA の複製（DNA 合成）

1）DNA 合成反応の原則

DNA 合成反応は DNA 合成酵素（DNA ポリメラーゼ）が行い，新規にヌクレオチドとヌクレオチドをつなぐのではなく，必ず 1 本鎖核酸が鋳型となる．また，鋳型核酸に対して任意の位置からヌクレオチド合成を行うこともできず，2 本鎖になっているポリヌクレオチドの $3'$ 末端に，鋳型鎖と相補的な塩基をもつヌクレオチドを結合させるという合成反応を行う．合成の素材は $5'$-デオキシリボヌクレオシド三リン酸（$5'$-dNTP）であり，$5'$-dNTP のうちの dNMP をポリヌクレオチド鎖の $3'$ 末端に結合させ，残りはピロリン酸（PPi）として外す．

2）複製開始

真核生物では直鎖状ゲノムの複数箇所に存在する複製起点より複製が開始する．まず，DNA ヘリカーゼが塩基間の水素結合を切断して 1 本鎖 DNA とし，二重らせん構造が巻き戻される際に生じるらせんの巻き数の調整はトポイソメラーゼ II が 2 本鎖の 1 本を切断して巻き数を減らすことにより行う．また，1 本鎖になった DNA には 1 本鎖 DNA 結合タンパク質が結合して塩基間の水素結合の再結合防止，保護を行う．次に，RNA 合成酵素（RNA ポリメラーゼ）の一種であるプライマーゼと DNA ポリメラーゼ α によって短鎖の RNA-DNA（プライマー核酸）が鋳型 DNA に対して合成され，この $3'$ 末端にヌクレオチドをつ

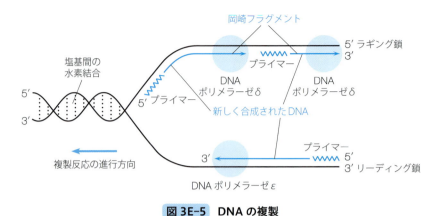

図 3E-5　DNA の複製

なぐ伸長反応が DNA ポリメラーゼ ε または δ によって行われる．

3) 伸長反応

伸長反応は，5′ 末端から 3′ 末端に向けて連続して伸長反応が起きるリーディング鎖と不連続にしか合成できないラギング鎖では異なる．リーディング鎖では 5′ 末端に 1 つプライマー核酸が合成されればそこから **DNA ポリメラーゼ ε** によって連続的に 3′ 末端に向けて伸長反応が起こる．しかし，ラギング鎖では複数箇所にプライマー核酸が合成され，そこから DNA ポリメラーゼ δ によって約 2,000 ヌクレオチドの小断片（**岡崎フラグメント**）が複数作製される（**図 3E-5**）．そのため複数箇所に合成されたプライマー核酸の RNA を分解除去し，不連続に合成された岡崎フラグメントを DNA リガーゼによって連結する必要がある．

4) 複製による DNA の短縮

真核生物ではゲノムが直鎖状であるため，各末端に作られた RNA を含むプライマー核酸の除去により複製 1 回ごとに DNA が短くなる．そのため各染色体の末端を保護するために**テロメア**という配列がある．ヒトでは 5′-TTAGGG-3′ という塩基配列をもつヌクレオチドが数百回反復して存在する．テロメア配列を合成する酵素を**テロメラーゼ**という．テロメラーゼは生殖細胞，組織幹細胞，癌細胞でのみ活性があり，正常体細胞には存在しない．したがって，正常体細胞は可能な分裂回数が決まっているが，生殖細胞，組織幹細胞，癌細胞は細胞分裂によって短縮したテロメア配列を補うことによって無限に分裂し続けることが可能である．

b　転写（RNA 合成）

真核細胞の核には 3 種類の **RNA 合成酵素**があり，DNA 情報をもとに RNA を合成している．RNA は，**伝令 RNA**（メッセンジャー RNA，mRNA），**転移 RNA**（トランスファー RNA，tRNA），**リボソーム RNA**（rRNA）に大別される．このほかに，20〜30 ヌクレオチドの低分子 RNA が機能をもつことが報告

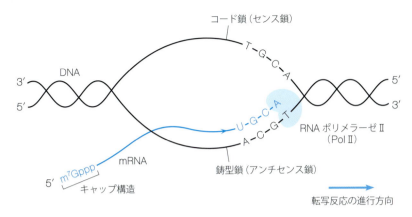

図 3E-6 DNA から mRNA への転写

されている.

RNA に転写される際に鋳型になる DNA 鎖を鋳型鎖（アンチセンス鎖），もう一方の鋳型にならない鎖をコード鎖（センス鎖）という（**図 3E-6**）．コード鎖は U が T になっている点を除けばアミノ酸配列をコードする mRNA と配列が同じである．また，鋳型鎖は 3′ から 5′ の方向に読まれ，DNA の 2 本鎖は両方とも鋳型になることが可能である．

1）RNA 合成反応の原則

RNA 合成反応も DNA 合成反応と同様 1 本鎖核酸が鋳型となる．DNA 合成と異なる点は 2 本鎖の部分は必要なく，RNA ポリメラーゼが認識する決まった配列（**プロモーター配列**）が DNA 上に必要である．合成の素材は 5′-リボヌクレオシド三リン酸（5′-NTP）である．

2）RNA ポリメラーゼⅡ（PolⅡ）が認識するコアプロモーター配列

コアプロモーターとは PolⅡ によって正確な転写が開始されるのに必要な DNA 上の配列要素の最低限の組み合わせをいう．コアプロモーターは転写開始部位の周辺 40〜60 塩基対（base pair：bp）であり，TFⅡB 結合配列，TATA 配列（TATA ボックス），イニシエーター配列，下流プロモーター配列（DPE，DCE，MTE）である．これらのうちいくつかを組み合わせて正確な転写開始を可能にする．

3）開始前複合体の形成

PolⅡ は基本転写因子（transcription factor for PolⅡ：TFⅡ）とともにコアプロモーター上に開始前複合体を形成する．多くの遺伝子のコアプロモーターには TATA 配列があり，はじめに基本転写因子の TFⅡD が DNA 上の TATA 配列に結合し，他の基本転写因子がコアプロモーター上に集まる土台になる．TFⅡD は多サブユニットからなる複合体であり，TATA 配列に結合するサブユニットを TBP（TATA-binding protein），残りのサブユニットを TAF（TATA-associated protein）という．次に，TFⅡA，TFⅡB，TFⅡF と PolⅡ が順に集

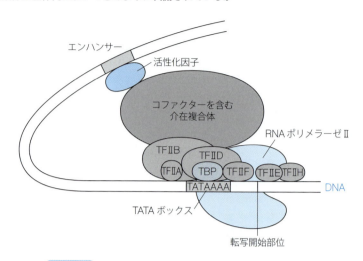

図 3E-7 転写開始複合体と転写調節にかかわる因子群

合し,さらに,TFⅡEとTFⅡHが結合し転写前複合体が完成する(**図 3E-7**).

4)転写前複合体の活性化

転写前複合体が完成するとTFⅡHがATPのエネルギーを使ってDNAの2本鎖間の水素結合を切断し,1本鎖にほどく.また,TFⅡHはPolⅡのカルボキシ末端ドメイン(CTD)をリン酸化する.これによりPolⅡは複合体より離れて伸長過程に入る.

C 転写されたRNAの加工・修飾

DNAから転写された前駆体mRNA(ヘテロ核RNA:hnRNA)は加工・修飾されて成熟mRNAとなる.この過程をプロセッシングという.

1)末端修飾

mRNAの5′末端はキャップ構造が付加される.キャップ構造はグアニン塩基がメチル化された7-メチルグアノシン三リン酸が通常とは違う5′-5′結合で転写産物に付加されたものである.このキャップ構造は,後でmRNAにリボソームを引き寄せて翻訳開始させる役目をもちRNA伸長が始まるとすぐに付加反応が起こる.

mRNAの3′末端はポリ(A)構造が付加される.mRNA上のポリ(A)付加信号と呼ばれる配列が転写されると,PolⅡのCTDに結合したタンパク質によって伸長したmRNAがポリ(A)付加信号の15〜30ヌクレオチド3′側で切断され,続いてポリアデニル化が起こる.ポリアデニル化とはポリAポリメラーゼによってアデニンを塩基としてもつヌクレオチドが約200ヌクレオチド結合する反応である.したがって,mRNAは鋳型DNAにはないAの連続した配列をもつ.ポリ(A)構造はエキソヌクレアーゼからのmRNAの保護,翻訳効率の制御の役

E. 遺伝情報はどのようなメカニズムによって伝達されているか

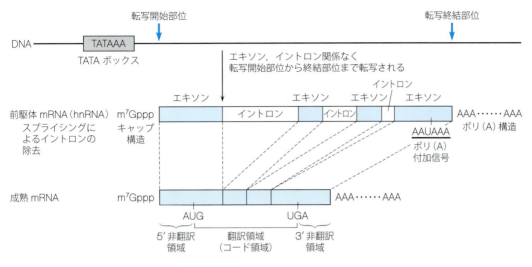

図 3E-8 mRNA の加工・修飾

割をもつ．

2）スプライシング

遺伝子のアミノ酸の配列を規定する配列（翻訳配列，コード配列）はコドンが連続したものであるが，真核生物の遺伝子では翻訳配列を非翻訳配列（介在配列）が分断していることが多い．翻訳配列を**エキソン**，間の介在配列を**イントロン**という．正確には mRNA 全体がアミノ酸配列を規定しているわけではないので，完成された mRNA に残された配列がエキソンである．アミノ酸を規定しているエキソンを翻訳領域，アミノ酸を規定していないエキソンは 5′ 非翻訳領域，3′ 非翻訳領域と呼ぶ．DNA の転写開始部位から Pol II はエキソンとイントロンを区別せず，転写終結部位までを転写する（前駆体 mRNA）．次に，エキソンとイントロンの境界を示す塩基配列を目印にイントロンの切り取りが行われる．この過程を**スプライシング**といい，触媒作用をもつ RNA 分子（リボザイム）が関与する（**図 3E-8**）．

1つの遺伝子から1つの mRNA，1つのタンパク質ができるのが普通であるが，真核生物の多くの遺伝子では選択的スプライシングによって複数の異なる mRNA が生じ，それに伴って異なるタンパク質（アイソフォーム）ができる．

3 アミノ酸配列情報とタンパク質の生合成

a コドン（遺伝暗号と翻訳）

タンパク質を構成するアミノ酸は 20 種類，mRNA を構成する塩基は，A，C，G，U の 4 種類であるため，ヌクレオチド 3 つで 1 つのアミノ酸を決めている（**表 3E-1**）．この 3 つ組塩基を**コドン**という．コドンはアミノ酸を規定するだけでな

3. 食物成分は生体内においてどのように代謝されているか

表 3E-1　コドン表

第1文字	第2文字 U		第2文字 C		第2文字 A		第2文字 G		第3文字
U	UUU	フェニルアラニン	UCU	セリン	UAU	チロシン	UGU	システイン	U
U	UUC	フェニルアラニン	UCC	セリン	UAC	チロシン	UGC	システイン	C
U	UUA	ロイシン	UCA	セリン	UAA	終 止	UGA	終 止	A
U	UUG	ロイシン	UCG	セリン	UAG	終 止	UGG	トリプトファン	G
C	CUU	ロイシン	CCU	プロリン	CAU	ヒスチジン	CGU	アルギニン	U
C	CUC	ロイシン	CCC	プロリン	CAC	ヒスチジン	CGC	アルギニン	C
C	CUA	ロイシン	CCA	プロリン	CAA	グルタミン	CGA	アルギニン	A
C	CUG	ロイシン	CCG	プロリン	CAG	グルタミン	CGG	アルギニン	G
A	AUU	イソロイシン	ACU	トレオニン	AAU	アスパラギン	AGU	セリン	U
A	AUC	イソロイシン	ACC	トレオニン	AAC	アスパラギン	AGC	セリン	C
A	AUA	イソロイシン	ACA	トレオニン	AAA	リシン	AGA	アルギニン	A
A	AUG	メチオニン（開始）	ACG	トレオニン	AAG	リシン	AGG	アルギニン	G
G	GUU	バリン	GCU	アラニン	GAU	アスパラギン酸	GGU	グリシン	U
G	GUC	バリン	GCC	アラニン	GAC	アスパラギン酸	GGC	グリシン	C
G	GUA	バリン	GCA	アラニン	GAA	グルタミン酸	GGA	グリシン	A
G	GUG	バリン	GCG	アラニン	GAG	グルタミン酸	GGG	グリシン	G

く開始，終止の信号も含んでいる．翻訳の開始信号は AUG のみであり AUG は開始信号とともにメチオニンにも対応している．終止信号は UAA，UAG，UGA の3種類であり，いずれもアミノ酸とは対応していない．したがって，コドンは，4×4×4＝64種類あるがアミノ酸を規定しているコドンは61種類である．コドンは基本的に全生物共通であるためヒトの遺伝子をヒト以外の細胞に組み込んでヒトのタンパク質を合成することが可能である．mRNA の塩基配列をアミノ酸配列に置き換えてタンパク質を合成することを**翻訳**（translation）という．

b アミノ酸が結合した RNA ——アミノアシル tRNA

mRNA 上のコドンとコドンが指定するアミノ酸の間をつなぐのが tRNA である．tRNA は種類が多くそれぞれ決まったアミノ酸と結合する．各 tRNA の塩基配列は異なるがいくつかの共通の特徴をもつ．1つは tRNA の3′末端は 5′-CCA-3′ という配列をもち，この部分にアミノ酸が結合する．また，tRNA 分子の中には1分子の中に相補的な領域がいくつかあり，相補的な塩基同士が水素結合するため，ループ構造が3枚の葉（クローバーの葉）のような二次構造をつくる（**図 3E-9**）．ループ構造の1つに mRNA のコドンと相補的な**アンチコドン**と呼ばれる配列をもつ．tRNA へのアミノ酸の結合はアミノアシル tRNA 合成酵素が触媒し，20種類のアミノ酸それぞれに専用のアミノアシル tRNA 合成酵素が存在する．この反応には ATP のエネルギーが必要であり，1段階目の反応でアミノ酸はATP と反応しアデニル化アミノ酸（AMP が結合したアミノ酸）となり，2段階目の反応でアデニル化アミノ酸と tRNA が反応し tRNA の3′末端のアデノシン

E. 遺伝情報はどのようなメカニズムによって伝達されているか　139

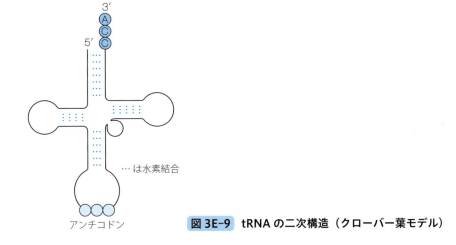

図 3E-9　tRNA の二次構造（クローバー葉モデル）

残基にアミノ酸が結合し**アミノアシル tRNA** となる．

C　リボソームとペプチド鎖の形成

　タンパク質の合成（翻訳）は細胞質のリボソームで行われる．リボソームは RNA とタンパク質の集合体で大小の 2 つのサブユニットからなり，ダルマのような形をしている．小サブユニットは 18S rRNA と 33 個のタンパク質からなる顆粒，大サブユニットは 3 個の rRNA（5.8S, 5S, 28S）と 49 個のタンパク質からなる顆粒である．rRNA は核内で DNA を鋳型として RNA ポリメラーゼⅠまたはⅢによって合成され，rRNA 合成は核内の特定の場所で行われ核小体という構造物として確認される．リボソームには A 部位（アミノアシル tRNA 結合部位），P 部位（ペプチジル tRNA 結合部位），E 部位（E は exit の頭文字）と呼ばれる tRNA の結合する部位が 3 か所ある．
　翻訳の開始はメチオニンを結合した開始 tRNA が小サブユニットと結合して mRNA 上の 5′末端のキャップ構造に引き寄せられ，mRNA を 5′から 3′の向きにスキャンすることにより始まる．mRNA の 5′末端より最初の開始コドン AUG にたどり着くと開始コドンと認識され，開始コドンと開始 tRNA のアンチコドンの間で水素結合が形成され停止する．ここに大サブユニットが結合し伸長反応が始まる．このとき開始 tRNA はリボソームの P 部位に位置している．次に，A 部位に 2 番目のコドンが指定するアミノ酸を結合したアミノアシル tRNA は伸長因子タンパク質と GTP が結合した状態で送り届けられる．するとメチオニンの C 末端に 2 番目のアミノ酸をペプチド結合する反応が起こる．このペプチドを転移させる活性は大サブユニット中の 28S rRNA がもち，tRNA とメチオニンの結合を切る反応とペプチド結合を作る反応を触媒する．すなわち，リボソーム中の rRNA が酵素活性をもつリボザイムである．この反応により，A 部位の

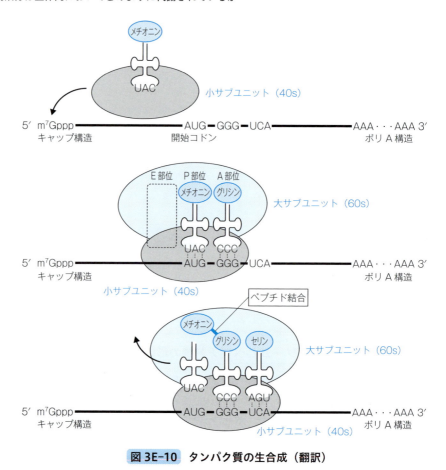

図 3E-10 タンパク質の生合成（翻訳）

tRNA にジペプチド（ペプチジル tRNA）が結合したことになる（**図 3E-10**）．

d ペプチド鎖の伸長反応とタンパク質合成の終結

　A 部位の tRNA にジペプチドが形成されると，GTP のエネルギーを使ってリボソーム全体が mRNA 上を 3′ 側に三塩基分（1 コドン分）移動（転移）し P 部位にペプチジル tRNA がくる．メチオニンと切り離された tRNA はリボソームの E 部位に転移される．この転移反応により A 部位が空き，それに対応する tRNA が運び込まれジペプチドの C 末端に 3 つ目のアミノ酸が結合しトリペプチドとなる．この反応を繰り返すことによりペプチド鎖が伸長していく．伸長は終止コドンがくるまで続き，終止コドンには終結因子タンパク質が結合し，この終結因子が tRNA よりポリペプチド鎖を加水分解して放出させる．リボソームも大小のサブユニットに解離して再利用される．リボソームは一度に 1 本のポリペプチド鎖しか合成できないが，1 つの mRNA には多くのリボソームが結合して同時に翻訳ができる．このように多数のリボソームのついた mRNA をポリ

E. 遺伝情報はどのようなメカニズムによって伝達されているか　　**141**

ソームという．すべてのタンパク質は細胞質に遊離しているリボソームによって合成が開始され，これらは遊離ポリソームと呼ばれる．

e　翻訳後修飾

　翻訳が終わってもまだアミノ酸がつながっただけでタンパク質が完成したわけではない．タンパク質として機能をもつためには翻訳後，修飾と呼ばれるいくつかの過程が必要である．この過程に必要な情報はすべてアミノ酸配列（一次構造）に含まれている．

1）タンパク質の行き先と部分切断

　リボソームで合成されたタンパク質がどこに行くかはシグナルペプチドと呼ばれる特定のアミノ酸配列に示されている．シグナルペプチドをもたないタンパク質はそのまま細胞質にとどまるが，小胞体に運ばれるシグナルペプチドをもつものは，小胞体に運ばれ小胞体上で合成が進みタンパク質は小胞体内に入る．小胞体，ミトコンドリア行きのシグナルペプチドは特定の細胞内小器官に導かれた後，シグナルペプチドの部分は切断される．また，核の内部（核移行シグナル），核の外（核外移行シグナル）へ移動を促すシグナルペプチドもあり，これらは切断されない．

2）タンパク質の折りたたみ

　タンパク質の折りたたみは伸長するポリペプチド鎖がリボソームから N 末端を先頭に出てきたところから始まり二次構造，三次構造が形成される．小胞体上のリボソームで合成されるタンパク質はシャペロンと呼ばれるタンパク質に助けられ ATP のエネルギーを使って折りたたまれる場合もあり，シャペロンは折りたたみの間違いの校正も行う．三次構造形成後，複数のポリペプチド鎖が集まって四次構造をとる場合もある．

3）タンパク質の切断

　タンパク質には前駆体タンパク質として合成された後に切断されて成熟タンパク質になるものがある．例えば，インスリンは前駆体プレプロインスリンとして合成され，まず小胞体へのシグナルペプチドが切断されプロインスリンとなり，その後 2 か所切断され A 鎖，B 鎖，C−ペプチドとなる．A 鎖と B 鎖がジスルフィド結合により共有結合して活性型のインスリンとなり血液中に分泌される．また，腸管腔内でタンパク質消化にかかわる酵素は不活性型の前駆体で分泌され，管腔内で一部分が切断され活性化する．不活性型のペプシノーゲンは切断されて活性型のペプシンに，不活性型のトリプシノーゲンは切断されて活性型のトリプシンになる．

4）化学修飾

　翻訳後の化学修飾によってタンパク質の活性が変化する場合がある．セリン，トレオニン，チロシン残基へのリン酸化，リシン残基へのメチル化，リシン残基

3

食物成分は生体内においてどのように代謝されているか

142 3. 食物成分は生体内においてどのように代謝されているか

へのアセチル化など，複数の部位への化学修飾の違いにより機能が調節される場合がある．また，脂肪酸や糖鎖が付加される場合もある．

f 遺伝子バリアントによるアミノ酸合成の変化

　従来，DNA の配列が変化することを遺伝子突然変異といったが，近年，遺伝子の配列の違いを多様性と捉え遺伝子バリアント（variant）が使われるようになった．一塩基の置換を一塩基バリアント（single nucleotide variant：SNV）という．コード領域に SNV が生じた場合，コドンの変化によりアミノ酸が変わる場合をノンシノニマス（非同義的：non-synonymous：ミスセンス），変わらない場合をシノニマス（同義的：synonymous：サイレント），終止コドンに変わる場合をナンセンス（nonsense）という．

　挿入欠失バリアントの場合はコドンの読み枠が変わらないもの，すなわち3の倍数のヌクレオチドの挿入欠失はフレームシフトなし，読み枠がずれるものをフレームシフトという．アミノ酸の配列の変化がタンパク質の機能の変化を引き起こすかは別問題であり，化学性状の似たアミノ酸に変化すればタンパク質の機能変化が起こらない場合，化学性状が異なっていてもタンパク質の活性にかかわらない部分の変化であれば機能が維持される場合もあるし，たった1つのアミノ酸の変化でタンパク質の活性がまったくなくなる場合もある．

4　遺伝子発現の調節

　ヒトのすべての細胞は同じ遺伝情報（DNA）を有しているが，それぞれの細胞が時期と場所に応じて遺伝子の組み合わせを変えて発現しているから生命が成り立っている．特定の細胞を作るために発現する遺伝子は細胞により異なり，遺伝子発現調節は主に転写レベルで行われているが，転写調節の一部はクロマチン構造レベルでも調節されており，転写される DNA は弛緩したクロマチン構造をとる．また，転写レベル以外で調節される場合もある．

a 転写の機構と転写レベルでの調節

　転写調節には DNA 結合タンパク質である転写因子がかかわる．転写因子の中で転写促進に働くものは活性化因子（activator），抑制に働くものを抑制因子（repressor）という．活性化因子の例としては，ステロイドホルモン受容体がある．転写複合体が結合する DNA 領域をプロモーター，転写因子が結合する個々の結合部位を転写因子結合部位，遺伝子発現の調節にかかわるすべての領域を調節領域という．真核生物の調節領域はプロモーターの周辺数千ヌクレオチドにも広がり，数十種類の転写因子がかかわる場合もある．DNA に結合する転写因子

E. 遺伝情報はどのようなメカニズムによって伝達されているか　143

にはコアクチベーターやコリプレッサーというDNAに結合しない因子（cofactor），さらにクロマチン構造の調節因子が多数結合し相互作用することにより調節される（**図3E-7**）．遺伝子発現の調節は非常に複雑な過程であり，タンパク質因子だけでなく，低分子RNAが遺伝子発現の調節にかかわる場合もある．

b　転写後の調節

　選択的スプライシングによって1つの遺伝子から類似した複数のタンパク質が作り出されるのも転写後調節の1つである．近年，低分子RNAは標的mRNAの分解あるいは翻訳阻害を引き起こして転写後調節にかかわり重要であることが報告されている．

c　翻訳レベルでの調節

　一例を挙げるとフェリチン遺伝子の5′非翻訳領域には鉄調節配列という配列があり，mRNAの分子内でステム-ループ構造という二次構造を形成し，ここにRNA結合タンパク質である鉄調節タンパク質が結合することにより翻訳が調節されている．鉄の量が少ないときにはフェリチンは必要ないので鉄調節タンパク質がmRNAの鉄調節配列に結合し翻訳を阻害する．鉄の量が多くフェリチンが必要になると鉄と結合した鉄調節タンパク質はmRNAの鉄調節配列に結合できずフェリチンタンパク質の翻訳が行われる．

5　遺伝子操作

a　遺伝子組換え技術

　遺伝子組換え技術とは，①目的のDNA断片を「切る」，②このDNA断片を適当なベクターに「つなぐ」，③このベクターを適当な宿主に入れて「増やす」，④組換え体をもつクローンを選択し，その特性を調べて同定することをいう（**図3E-11**）．**クローン**とは，体細胞分裂の母細胞と娘細胞のように遺伝的に同一のものをいう．一卵性双生児や同一コロニー内の細菌または細胞，同一プラーク内のファージもクローンである．また，同じ配列をもつ核酸もクローンという．クローンを純化して増やす作業のことをクローニング（クローン化）という．広義には均質なウイルス，細胞，個体などを多様な集団の中から純化して増やすことをいうが，分子クローニング（molecular cloning）というときには，単一の遺伝子断片あるいは遺伝子型をもつ遺伝子を他のベクターにつなぎ，その組換え体を増やすことをいう．

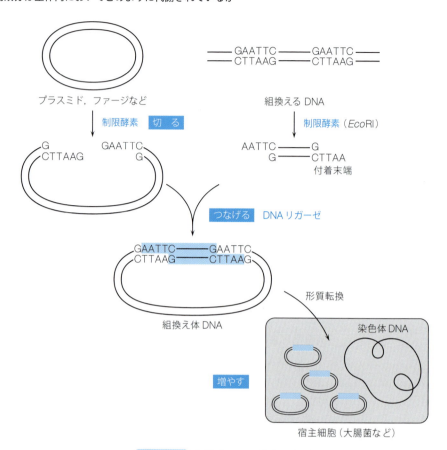

図 3E-11 組換え DNA 技術の概略

　目的の DNA 断片を「切る」ためには自由に DNA を切る「はさみ」の役割をする酵素が必要である．この「はさみ」の役割をするのが制限酵素である．制限酵素は細菌由来の DNA 分解酵素であり，一般に特異的な数個（4～8個）の塩基配列を認識して認識配列内の DNA のリン酸ジエステル結合を加水分解するエンドヌクレアーゼである．切断の形式には平滑末端と 1 本鎖の部分がある付着末端がある．「つなぐ」働きをする酵素は DNA リガーゼといい 2 本鎖 DNA の 5′ リン酸基と 3′ 水酸基を脱水結合してリン酸ジエステル結合をつくる．制限酵素を用いて相補的な付着末端を生じるようにベクターと目的 DNA を切断すれば結合することができる．

　遺伝子組換え技術では組換え DNA を増やす細胞を宿主，宿主細胞に DNA を導入するための運搬体をベクターという．ベクターは「遺伝子の運び屋」を意味し，大腸菌を宿主とするプラスミドベクターが多く使用される．プラスミドは細菌内で宿主の染色体 DNA とは独立に複製可能な環状 2 本鎖 DNA である．プラスミド上には複製起点，細胞 1 個当たりのプラスミド数を調節する配列，抗生物質に対し耐性をもたらす遺伝子などが含まれる．宿主にベクターを導入する操作

E. 遺伝情報はどのようなメカニズムによって伝達されているか　145

を形質転換（transformation）といい，プラスミド上の抗生物質に対する耐性をもたらす遺伝子は形質転換した宿主（大腸菌）を抗生物質を添加した培地で選択するために役立つ．

この技術を応用するとヒトの遺伝子を切り出し，ベクターに結合し大腸菌に形質転換することによりヒトのタンパク質を大腸菌で大量に生産することが可能になる．

b　遺伝子組換え作物（組換え DNA 技術応用作物）

組換え DNA 技術を利用し別の生物から得た DNA を導入して，特定の除草剤で枯れない，害虫に強い，ウイルス病に強い，特定の成分（オレイン酸など）を多く含むなど新たな性質をもつ作物を遺伝子組換え作物という．日本では大豆，ジャガイモ，ナタネ，トウモロコシなどが認可されている．これらの作物は生産者に利益をもたらすだけでなく，栄養価を高めるなど消費者にも利益をもたらすものもある．

c　ゲノム編集，ゲノム編集食品

人工的な制限酵素（CRISPR／Cas9 など）を用いゲノム DNA を改変する技術で特定の配列を切断し，切断された DNA が修復される過程で遺伝子配列が変わることを用いている．自然界においても DNA が切れて遺伝子が変異し変異株が生じることにより品種改良が行われているが，これを意図的に起こすのがゲノム編集技術である．遺伝子組換え技術では異なる生物の DNA を導入するのに対し，ゲノム編集はその生物がもつ DNA を切断して変異を起こすため自然界でも存在する可能性もあるので実用化が進んでいる．GABA 含有量を高めたトマトや可食部を増量したマダイなどが開発されている．

d　ポリメラーゼ連鎖反応（PCR）

ポリメラーゼ連鎖反応（polymerase chain reaction：PCR）は目的 DNA に特異的に結合する 2 つのプライマー間に DNA 合成酵素（DNA ポリメラーゼ）を連鎖的に反応させることにより指数関数的にその量を増幅させる方法である（図 3E-12）．PCR 反応は通常①熱変性（95℃：鋳型になる 2 本鎖 DNA 間の水素結合を切断し 1 本鎖にする），②アニーリング［50〜60℃：鋳型 DNA に相補的な約 20 ヌクレオチドの DNA（プライマー）を結合させ部分的な 2 本鎖を形成させる）］，③伸長（72℃：耐熱性細菌由来の DNA ポリメラーゼによる伸長反応）の 3 段階の反応を繰り返す．1 サイクルで DNA 量が 2 倍に増えるので，この反応を 30 回繰り返すと 2^{30} ＝約 10 億倍に DNA が増幅する．PCR 法により増

146　3. 食物成分は生体内においてどのように代謝されているか

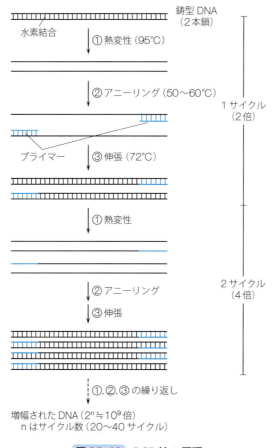

図 3E-12 PCR 法の原理

幅した DNA を用いて，遺伝子バリアント検出，犯罪捜査，親子鑑定，微生物・ウイルスの検出などが可能になる．また，逆転写酵素を用い RNA を cDNA（相補的 DNA：complementary DNA）とし PCR 反応を行うことにより遺伝発現解析や RNA ウイルスの検出が可能になる．

6　ヒトゲノムと栄養学

a　遺伝子バリアントと栄養学

病気の原因には遺伝因子と環境因子が関与しており，この中で，遺伝子の変異によって起こる疾患を遺伝病（単一遺伝子疾患）といい，先天性代謝疾患のフェニルケトン尿症などがこれにあたる．単一遺伝病型の生活習慣病もあるが，多くの場合は複数の遺伝因子がかかわる多因子疾患型が多い．この個々の遺伝因子を危険因子または疾患感受性遺伝子という．遺伝子の変異の中で頻度が高く（1％

以上），この変異のみで病気にならないものを**遺伝子多型**（gene polymorphism）といい，特に，**一塩基多型**を **SNP**（single nucleotide polymorphism, スニップ）という．しかし，最近は多型もバリアントの1つとし，多型という表現は使わないようになってきている．一塩基バリアント（**SNV**：single nucleotide variant）が推奨され，集団における頻度による分類では，5%を超えるものをコモンバリアント，0.5〜5%を低頻度バリアント，0.5%に満たないものをレアバリアントという．SNVの組み合わせが体質や病気のかかりやすさを決めている．

SNVと栄養学との関連がある事例としては**脱共役タンパク質**（uncoupling protein：**UCP**）遺伝子のSNVがある．UCPはミトコンドリア内膜に存在する膜タンパク質であり，電子伝達のエネルギーをATP合成に変換する機構すなわち共役を解除する．そして電子伝達のエネルギーを熱エネルギーに変えてATP合成を低下させる．このUCP遺伝子には多くのSNVがあり，白人ではUCPの機能が強くエネルギー多消費型，日本人などでは逆にUCPが少ない飢餓耐性である．日本人が糖尿病にかかりやすい一因とされている．UCPのような飢餓の状態で生存に有利で，飽食の時代に生活習慣病の原因になるような遺伝子を倹約遺伝子という．

 練習問題

1. 核酸に関する記述である．正しいのはどれか．
   (1) アデニンはピリミジン塩基である．
   (2) 正荷電をもつ．
   (3) DNA の塩基にウラシルがある．
   (4) 必須栄養素である．
   (5) RNA は分子内で2本鎖構造をもつ．

2. タンパク質合成に関する記述である．正しいのはどれか．
   (1) mRNA は DNA ポリメラーゼによって合成される．
   (2) DNA にはプロモーター配列が存在する．
   (3) tRNA とアミノ酸の結合には GTP が必要である．
   (4) スプライシングによってエキソンが除去される．
   (5) リソソームがタンパク質合成の場である．

CHAPTER 4 生体の機能を調節している ものは何か

A 酵素・ホルモン・ビタミンの違い

　生体には，生命を維持するために**恒常性**（**ホメオスタシス**またはホメオステーシスという）を維持する働きがある．私たちは，このために外界から栄養素を取り入れ，それを生体に必要な物質に組み換え，エネルギー源として利用している．このような生命現象の営みは，外部環境が変化しても生体は大きな影響を受けないように調節されている．つまり，生体は生命現象を維持するために，同化作用と異化作用を繰り返して外部環境に対応している．生体内では，恒常性維持のために，数千から数万の生化学反応が絶えず繰り返されている．これらの調節に重要な役割を果たしているのが，酵素（enzyme），ホルモン（hormone），ビタミン（vitamin），ミネラル（mineral），水（water）などである．酵素およびホルモンは生体内で合成されるので，食物から直接に摂取する必要はない．ビタミンは，生体内で合成することができない，または合成できるとしても生体の要求量を満たすことができない有機化合物である．このため，食物から摂取しなければならない．脂溶性ビタミンには，ホルモン様作用を示すものがあり，ホルモンとビタミンの区別が明確でなくなってきている．

B 酵素は生体内でどのような働きをしているか

1 酵素とは何か

　生体内では，37℃，pHはほぼ中性，1気圧という生理的条件下で，絶え間なく多くの化学反応が活発に行われている．これらの多くの反応は，細胞内で生合成される酵素の触媒作用によって調節されている．酵素は，ある物質（基質）に作用して別の物質（反応生成物）に変換するとき，きわめて特異的に，しかも少量で効果的に作用する．

　酵素は分子量が約1万から100万にわたるタンパク質が本体で，そのほとんどが球状タンパク質に属している．それぞれの酵素の表面には，ただ1つの基質ま

たは基質の一部分が結合可能な特別の部分（活性中心）をもっている．また，酵素は有機触媒としての特性とタンパク質としての特性をあわせもっており，特定の温度，pH 条件によって作用の強さが変化する（基質の相互作用）点が無機触媒（化学触媒）とは大きく異なる．無機触媒と比較した酵素の特性は以下のとおりである．

・特定の基質と反応する（基質特異性）．
・特定の化学反応を触媒する（反応特異性）．
・触媒する化学反応に必要な活性化エネルギーを著しく減少させる．
・リン酸化やアセチル化などを受け，基質との反応性が変化する．
・pH や温度などの著しい変化により，不可逆的にその作用を失う（失活する）．

上記の性質により，酵素は恒常性の維持に必要なさまざまな反応に関与し，また自身も代謝調節を受けている．ゆえに，酵素の異常が疾患の原因や指標となる場合もある．

2 反応の形式と酵素の分類

国際生化学・分子生物学連合（IUBMB）は各酵素をその作用によって7つの系統に分類している．

1）酸化還元酵素（オキシレダクターゼ oxidoreductase）

酸化還元反応を触媒する酵素（基質 S から水素または電子を奪い S′ に移す）．脱水素酵素（デヒドロゲナーゼ），還元酵素（レダクターゼ），酸化酵素（オキシダーゼ），酸素添加酵素（オキシゲナーゼ）などがある．酸化還元酵素には，活性中心に鉄や亜鉛などの金属元素を含むものが多くみられる．

〔アルコール脱水素酵素，乳酸脱水素酵素，シトクロム c 酸化酵素（シトクロム c オキシダーゼ）など〕

2）転移酵素（トランスフェラーゼ transferase）

アミノ基，アシル基，リン酸残基，糖残基などの特定の原子団（官能基や作用基）を一方の化合物から他方の化合物に移動させる反応を触媒する酵素（基質 S-G から水素以外の原子団 G を S′ に転移する）．転移酵素は転移基の種類によりアシル基転移酵素，アミノ基転移酵素，リン酸基転移酵素など8種類に大別される．

〔ヘキソキナーゼ，グリコーゲンホスホリラーゼ，アミノ基転移酵素など〕

3）加水分解酵素（ヒドロラーゼ hydrolase）

加水分解反応を触媒する酵素（基質 S-G を加水分解する）．消化酵素は，いずれも加水分解酵素である．また，神経伝達や細胞内のシグナル伝達，筋収縮などに作用するものもある．

〔アミラーゼ，コリンエステラーゼ，ホスファターゼ，ATP アーゼなど〕

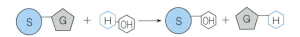

4）脱離（付加・除去）酵素（リアーゼ lyase）

C-C，C-O，C-N 結合を加水分解，酸化以外の方法で切断したり，ATP を利用せずに合成したりする反応（シンターゼ）を触媒する酵素．脱離反応による二重結合の生成や，その逆となる二重結合部位への付加反応を触媒する．脱離酵素とも呼ばれる．ATP を利用せずに合成反応を触媒するシンターゼも脱離酵素の一種にあたる．

〔ピルビン酸脱炭酸酵素，ヒスチジン脱炭酸酵素，アルドラーゼ，エノラーゼ，クエン酸合成酵素など〕

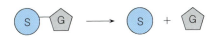

5）異性化酵素（イソメラーゼ isomerase）

異性化反応を触媒する酵素（基質 S をその異性体に変化させる）．シス-トランス異性体の変換や，アルドースとケトースの変換など1つの分子内で完結する反応を触媒する．光学異性体の変換に関与するラセマーゼやエピメラーゼ，分子内の官能基などの転移による構造異性化を触媒するムターゼなどがある．

〔グルコースリン酸イソメラーゼ，アラニンラセマーゼなど〕

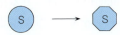

> **Column　酵素に関する用語と単位**
>
> 〈用語〉
> ・基質（substrate；S）：酵素によって作用を受ける物質（例えば，スクロース）．
> ・反応生成物（product；P）：酵素反応によって生成した物質（例えば，スクロースから生成したグルコースやフルクトース）．
> ・阻害剤（inhibitor；I）：酵素反応を強く阻害する化学物質（例えば，SH 基をもつ酵素は，Ag^+，Hg^{2+}，Cu^{2+}などの重金属イオン）．
>
> 〈単位〉
> ・酵素の国際単位（unit）：酵素の最適条件下で1分間当たり1 μmol の基質を変換させる酵素活性を1 U＝1 μmol/分という．新国際単位としてカタール（katal）が用いられる．1 katal は1秒間に1 mol の基質を変換する酵素活性（mol/s）を表し，1 katal ＝ 6×10^7 U である．

6）合成酵素（リガーゼ ligase）

C–C，C–N，C–O 結合などを生成する反応を触媒する酵素（ATP などの加水分解と共役して基質 S と S′ との間の結合を生じる）．日本語で合成酵素と呼ばれる酵素には EC6 のリガーゼやシンテターゼのほかに EC4 のシンターゼが含まれることもあるため，注意が必要である．

〔ピルビン酸カルボキシラーゼ，グルタミン合成酵素（グルタミンシンテターゼ）など〕

$$S + S' + ATP \longrightarrow S-S' + ADP + Pi$$

7）輸送酵素（トランスロカーゼ translocase）

細胞膜を横切る別の分子やイオンの移動，あるいは膜内での分離を触媒する．この反応で重要なのは「サイド 1」から「サイド 2」（細胞膜を隔てた内外）への移動であり，酸化的リン酸化，ミトコンドリア内への脂肪酸輸送，ペプチド輸送（ABC 輸送体）などに関与する．

〔Na^+/K^+–ATP アーゼ，ATP 合成酵素，カルニチンアシルカルニチン輸送酵素（p.90，**図 3C–8** 参照）など〕

$$[\quad AX + B サイド 1 \,||\, = A + X + ||\, B サイド 2 \quad]$$

3　酵素はどのような構造をしているか

a　アポ酵素と補酵素

ほとんどの酵素は球状のタンパク質で，それぞれが特異的な構造をし，特異的な機能をもっている．酵素はタンパク質のみからなるものと（**図 4B–1**），タンパク質以外の補因子または補助因子（cofactor）と呼ばれる物質を含むものに大別できる．補因子は酵素の活性を助ける役目をもち，常に酵素と結合して作用する補欠分子族（prosthetic group）と，可逆的に結合する補酵素（coenzyme）がある．補欠分子族には Mg^{2+}，Fe^{2+}，Cu^{2+}，Zn^{2+} などの金属イオンや一部のビタミンなどがあるが，補酵素の多くはビタミン B 群である．

補因子と結合した酵素をホロ酵素（holoenzyme），結合していない状態の酵素をアポ酵素（apoenzyme）と呼ぶ（**図 4B–2**）．アポ酵素や補因子には単独では酵素活性がなく，ホロ酵素となって初めて触媒作用を示す．

酵素の構造と基質特異性については，アミラーゼやウレアーゼなどのようにタンパク質のみからなる酵素は基質に対して**図 4B–1** のように作用する．デヒドロゲナーゼやカルボキシラーゼなどのように補酵素を必要とする酵素は**図 4B–2** のように反応する．いずれの場合も，適当な条件下で基質（S）に酵素（E）が作用すると，まず酵素・基質複合体（ES）が生成され，反応が進んで反応生成物

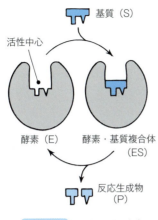
図 4B-1 酵素反応（1）

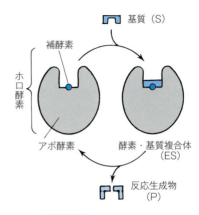
図 4B-2 酵素反応（2）

(P) ができる．

この関係は，E＋S ⇌ ES ⇌ P＋E と示すことができる．

酵素は特定の基質のみと反応するという基質特異性とともに，1つの酵素が1つの反応にのみ触媒作用を示す反応特異性をもつため，副反応を起こせないという特性がある．

酵素の基質特異性がどうして起こるかについては，酵素タンパク質の立体構造，活性中心の構造，基質分子の立体構造などにより，"鍵と鍵穴説"や"誘導適合説"が提示されている．誘導適合説では，基質が酵素の活性中心に近づくと，あたかも手袋に手を入れると手袋の形がおのずと変えられるように，酵素の活性部位の構造が変化して，酵素・基質複合体が相補的に形成され触媒作用が起こりうるという考えである．

b アイソザイム

それぞれの酵素は同じ基質（S）から同じ生成物（P）を生じるが，タンパク質の構造が互いに異なる酵素をアイソザイム（isozyme）という．アイソザイムは互いにアミノ酸組成が異なるので電気泳動やイオンクロマトグラフィーで区別することができる．

例えば，乳酸脱水素酵素（LD，L-乳酸＋NAD^+ ⇌ ピルビン酸＋$NADH+H^+$の反応を触媒する酵素）はH型とM型の2種類のサブユニットが4個ずつ組み合わさって1つの機能をもった酵素を構成しているので，LD_1，LD_2，LD_3，LD_4，LD_5 の5種類がある（**図 4B-3**）．H型は心筋に多く，M型は骨格筋や肝臓に多いので，電気泳動パターンの変化が臨床検査などに利用される．

その他，ヒトの血清には種々の組織に由来するアルカリホスファターゼ（alkaline phosphatase：ALP）のアイソザイム4種の存在が知られている．肝臓病や

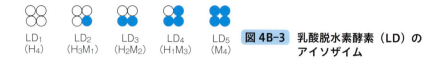

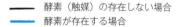 図 4B-3 乳酸脱水素酵素（LD）のアイソザイム

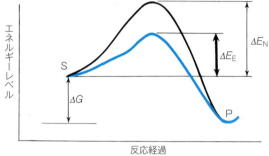

ΔG …自由エネルギー
ΔE_N…酵素（触媒）の存在しない場合の活性化エネルギー
ΔE_E…酵素の存在する場合の活性化エネルギー

図 4B-4 酵素反応と活性化エネルギー

骨疾患などによってその組織由来のアイソザイムのパターンが変化するため，診断に用いられている．

4 酵素にはどのような特性があるか

a 触媒作用と活性化エネルギー

　一般に化学反応において，基質（S）が生成物（P）に変化するためには，反応を開始させるための何らかのきっかけが必要で，越えなければならない大きなエネルギーの障壁がある．この障壁のことを**活性化エネルギー**と呼んでいる．化学反応では，加熱や加圧などによって，物質（S）がエネルギーを得て**活性化状態**（励起状態あるいは遷移状態ともいう）となり，反応が進行して生成物（P）が生成されるようになる．

　しかし，生細胞では，生理的条件を逸脱した加熱や加圧などができず，細胞に存在する酵素がそれに代わる働きをすることになる．ある反応系において，生触媒である酵素が関与することで，図 4B-4 で示すように活性化エネルギーを低下させることが可能である．すなわち，活性化状態に達するのに必要なエネルギー（ΔE_E）は触媒の存在しない場合のそのエネルギー（ΔE_N）より小さいのでその反応は容易に進行するようになる．

　例えば，$H_2O_2 \rightleftarrows H_2O + 1/2\, O_2$ の反応において，触媒を用いない場合と，触媒である酵素（カタラーゼ）を用いた場合を比較すると，酵素を用いた場合の活性化エネルギーは触媒を用いない場合に比べ，はるかに低値となる．

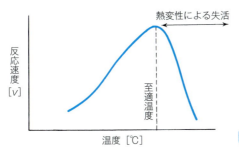

図 4B-5 酵素の温度の影響

表 4B-1 酵素の至適 pH の例

酵素名	至適 pH
ペプシン	1.5〜2.0
α-アミラーゼ	6.0
トリプシン	7.8
キモトリプシン	8.0
リパーゼ（膵）	8.0
アルカリホスファターゼ（血漿）	9.0〜10.0

b 温度の影響

　酵素反応において単位時間当たりの生成物量を反応速度といい，酵素にはそれぞれ最大となる反応速度を与える温度がある．それを**至適温度**（optimum temperature）といい，多くの酵素の至適温度は 37℃ 前後である．例外的に好熱菌の酵素の中には 85℃ 以上の至適温度をもつものがある．

　酵素反応は一種の化学反応であるので，温度の上昇とともに反応速度は増大するが，ある温度を超えると酵素タンパク質が変性して機能を果たさなくなる．多くの酵素では 40℃ ぐらいまでは温度とともに反応速度が増加するが，45℃ を超えるとタンパク質の熱変性が始まり，55℃ 以上では急激に変性が起こり，触媒能力がなくなる（**図 4B-5**）．酵素の活性が低下し，機能を失うことを失活という．

c pH の影響

　酵素は限られた範囲の pH 内でのみ活性を示し，反応速度が最大となる**至適 pH**（optimum pH）をもっている．酵素の至適 pH の例を**表 4B-1** に示した．

　pH に対して，ある酵素について相対反応速度を図示していくと，つり鐘形の pH 活性曲線になる．pH が変わると，酵素分子中のアミノ基やカルボキシ基の電離状態が変化するために，活性中心の立体構造が変形して，酵素の活性に影響が起こると考えられている．熱や pH によるタンパク質の変性は不可逆的であるため，これらを原因とした酵素の失活もまた不可逆的である．

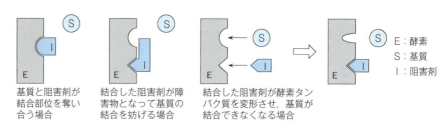

図 4B-6 拮抗阻害

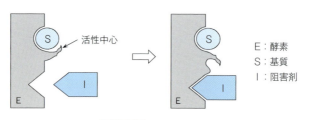

図 4B-7 非拮抗阻害

d 阻害剤の存在

酵素の反応を阻害する物質を**阻害剤**（inhibitor）という．阻害には不可逆阻害と可逆阻害があり，可逆阻害には拮抗阻害，反拮抗阻害，非拮抗阻害がある．

1）不可逆阻害（irreversible inhibition）

酵素分子中の特定のアミノ酸残基に阻害剤が不可逆的に共有結合して，酵素の活性中心をふさぐことで基質との結合を妨げ，反応を阻害する．銅や鉄を含有する酵素の活性をシアンイオン（CN^-）が不可逆的に阻害する例がこれにあたる．

2）可逆阻害

（1）拮抗阻害（競争阻害，競合阻害，competitive inhibition）

拮抗阻害では，阻害剤と基質の化学構成がよく似ているため，両者が競争的に酵素と結合し，基質が酵素と結合するのを妨げ酵素反応を阻害する（**図 4B-6**）．拮抗阻害では，基質濃度を高くすると阻害が起こらなくなる．

（2）反拮抗阻害（反競合阻害，uncompetitive inhibition）

阻害剤が遊離の酵素には結合せず，酵素-基質複合体と直接結合して不活性な酵素-基質-阻害剤複合体を形成して反応を阻害することを反拮抗阻害という．反拮抗阻害は酵素の活性を阻害するが，基質との結合強度には影響しない．反拮抗阻害は，基質が2つ以上のときに多くみられる．

（3）非拮抗阻害（非競合阻害，noncompetitive inhibition）

同一の阻害剤が，遊離している酵素あるいは酵素-基質複合体の両方に結合して酵素反応を阻害することを非拮抗阻害という．非拮抗阻害剤は，基質結合部位（活性中心）とは異なる部位に結合し，酵素タンパク質を変形させることで酵素

B. 酵素は生体内でどのような働きをしているか　**157**

活性を阻害する（**図 4B-7**）．したがって，基質の濃度を高くしても阻害作用は減弱しない．

5 酵素作用は調節を受けている

a フィードバック調節

　生体の細胞内における代謝系では，1つの酵素が反応して生じた生成物はすぐ別の酵素の基質となって代謝されていく場合が多い．

$$A \xrightarrow{E_1} B \xrightarrow{E_2} C \xrightarrow{E_3} D \xrightarrow{E_4} E \longrightarrow \cdots\cdots \xrightarrow{E_n} Q$$

　上述の反応は生細胞に存在し，化合物（A）を最終生成物（Q）にまで変換する代謝過程を模式的に示したものであり，E_1，E_2，E_3，E_4，……E_n は各反応を触媒する酵素を表している．この代謝過程において，最終生成物（Q）はこの一連の代謝に関与するいずれか1つの酵素の活性を調節する．多くの場合，最終生成物（Q）が最初の反応にあずかる E_1 の酵素活性を調節するので，これが代謝全過程のペース（代謝速度）を決定してしまうことになる．この制御をフィードバック調節（feedback regulation）という．解糖系の第1段階を触媒するヘキソキナーゼは，生成物であるグルコース 6-リン酸による阻害を受けることにより，解糖系の進行を調節している．

b アロステリック効果

　ある種の酵素では基質（S）が結合すると酵素の立体構造に変化が起こることがある．フィードバック制御に関与するアロステリック酵素がその例である．アロステリック酵素には2個のリガンド結合部位があり，その1つは基質が結合する活性部位，あと1つは調節リガンドが結合するアロステリック部位である．これらの結合部位は1つの酵素タンパク質のそれぞれ異なった場所に存在し，アロステリック部位に何らかのエフェクターが結合すると酵素タンパク質の構造が変化して基質親和性が変動する．これにより，酵素反応が影響を受けることになる．

　アロステリック酵素にはアロステリック効果によって阻害を受けるものがあれば，逆に活性化されるものもあるが，反応曲線がS字状を示す場合は，アロステリック効果（allosteric effect）が正の協同性によることを示している（**図 4B-8**）．この場合，エフェクターは基質そのものであり，酵素は2個以上の結合部位を有し，1つの基質が結合すると他の部位への基質結合性が増大すると考えられている．これをホモトロピックな調節といい，基質以外のエフェクターが結合する場合は，ヘテロトピックな調節という．可逆阻害の項（p.156 参照）で述べた

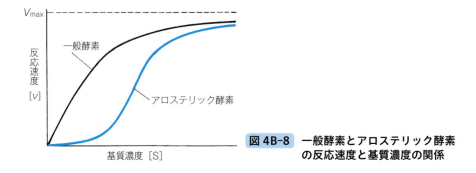

図 4B-8 一般酵素とアロステリック酵素の反応速度と基質濃度の関係

非拮抗阻害は，アロステリック阻害の一種である．

c 翻訳後修飾 (post-translational modification)

mRNA の情報に基づいてアミノ酸が多数配列し，ポリペプチド鎖を形成する過程を翻訳と呼び，翻訳の後に起こるタンパク質の修飾が酵素の機能に大きな影響を及ぼしている．修飾にはリン酸化やメチル化などの化学基の付加のほか，ジスルフィド結合の形成やペプチド鎖の切断といった構造の変化を伴うものがある．これらにより，酵素と基質の親和性が変化し酵素活性が調節される（p.129，3章E参照）．

d 律速酵素

複数の反応が連続して起こる一連の代謝経路の反応速度は，代謝全体で最も反応速度が遅い（活性化エネルギーが大きい）段階に依存する．この段階を律速段階［rate-limiting (determining) step］といい，医薬品開発の際に標的とされることがある．律速段階を触媒する酵素が律速酵素（鍵酵素，ペースメーカー酵素）であり，解糖系の第3段階を触媒するホスホフルクトキナーゼや，メバロン酸経由のコレステロール産生に関与する HMG-CoA 還元酵素（HMG-CoA レダクターゼ）は，律速酵素としてよく知られている．

6 酵素の反応速度

a 酵素濃度と反応速度

基質濃度が十分ある場合には，酵素量を増していけば生成物量もそれに応じて直線的に増加する（図 4B-9）．

すなわち酵素反応の速度は酵素濃度に比例するが，酵素濃度がある一定以上になり，基質に対して飽和すると比例関係は失われる．

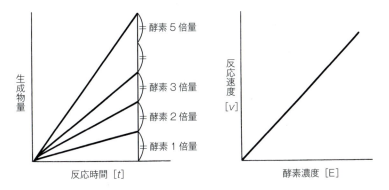

図 4B-9 酵素濃度と反応速度

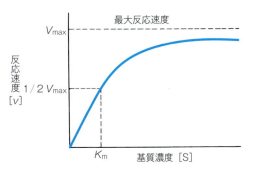

図 4B-10 基質濃度と反応速度の関係

b 基質濃度と反応速度

　酵素濃度が一定の場合には，基質濃度と反応速度の関係は，**図 4B-10** に示すように反応初期では直線的に増加する．この場合，酵素は次々に基質と結合しては一定の速さで反応生成物を産生し，また新たな反応に参加する状態にあり，酵素・基質複合体の結合速度と解離速度がほぼ平衡に達していると仮定される．このときの反応速度を初速度（initial velocity，反応初速度）という．

　酵素反応の速度（v）は基質の濃度によって変わり，その濃度が増すと速度も増し，やがて最大反応速度（V_{max}）に達する．この時点ですべての酵素が基質と結合した状態になり，反応の速度は制限された状態になる（**図 4B-10**）．実際に真の V_{max} を知ることはきわめて困難であるが，$1/2\, V_{max}$ の反応速度については比較的正確に知ることが可能である．この反応速度が最大値の半分（$1/2\, V_{max}$）になるときの基質濃度をミカエリス定数（K_m）という．K_m 値は酵素と基質の結合の強さを示す指標となり，K_m 値が高い酵素は基質との親和性が低く，K_m 値が低い酵素は基質との親和性が高いことを意味する．また，K_m 値は酵素の濃度に依存せず，その酵素に特有の定数である．これらの関係を説明したのが以下のミカエリス・メンテン（Michaelis-Menten）式である．

160 4. 生体の機能を調節しているものは何か

酵素反応の反応式は次式（1）で示される．

$$E + S \underset{k_{-1}}{\overset{k_{+1}}{\rightleftarrows}} ES \overset{k_{+2}}{\longrightarrow} E + P \tag{1}$$

酵素（E）は反応速度定数 k_{+1} で基質（S）と結合して酵素・基質複合体（ES）を作る．ES は反応速度定数 k_{+2} で E と反応生成物（P）になるか，逆に反応速度定数 k_{-1} で E＋S に解離する．

一般に，反応速度はその反応にあずかる物質の濃度に反応速度定数を乗じたものであるので，ES の生成速度と ES の解離速度は次式で示すことができる．［　］は反応系におけるそれぞれの濃度を示している．

ES の生成速度 = k_{+1} [E] [S]

ES の解離速度 = $(k_{-1} + k_{+2})$ [ES]

ここで，ES の生成と解離の速度が等しくなる定常状態であると次式（2）が成立する．

$$k_{+1}[E][S] = (k_{-1} + k_{+2})[ES] \tag{2}$$

（2）式を変形すると，

$$[ES] = \frac{k_{+1}}{k_{-1} + k_{+2}}[E][S] \tag{3}$$

$\dfrac{k_{-1} + k_{+2}}{k_{+1}}$ を K_m と定義すると，（3）式は $[ES] = \dfrac{[E][S]}{K_m}$

となる．この式の中で [E] は未知であるが，実験であれば反応液に加えた全酵素量 $[E_{total}]$ はわかっているので，

$[E] = [E_{total}] - [ES]$ を（3）式に代入すると，

$$[ES] = \frac{\{[E_{total}] - [ES]\}[S]}{K_m} = \frac{[E_{total}][S]}{K_m + [S]} \tag{4}$$

この酵素反応の速度（v）は，P の生成速度すなわち（1）式が右に進む速度である．

これは ES 濃度に反応速度定数を乗じて表すことができるため，（4）式を変形すると，

$$v = k_{+2}[ES] = \frac{k_{+2}[E_{total}][S]}{K_m + [S]} = \frac{k_{+2}[E_{total}]}{\dfrac{K_m}{[S]} + 1} \tag{5}$$

基質濃度が高い場合には，酵素反応はほとんど ES になるから $[ES] = [E_{total}]$ で，このとき $v = k_{+2}[E_{total}] = V_{max}$ となる．

（5）式を変形すると，

$$\frac{1}{v} = \frac{K_m}{V_{max}} \cdot \frac{1}{[S]} + \frac{1}{V_{max}} \tag{6}$$

となる．この式をラインウィーバー・バーク（Lineweaver-Burk）の式といい，

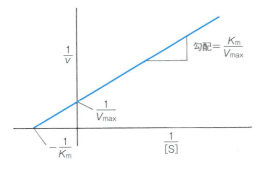

図 4B-11　ラインウィーバー・バークのプロット

> **Column　ミカエリス定数（K_m値）と代謝調節**
>
> 　K_m値は各酵素に固有であり，アイソザイム同士であってもその値が異なる．解糖系でグルコースをグルコース 6-リン酸に変換する酵素であるヘキソキナーゼには 4 種類のアイソザイムが知られており，このうち肝臓に局在するヘキソキナーゼⅣ（グルコキナーゼ）の K_m 値は，筋肉など末梢組織に広く分布するヘキソナーゼⅠ〜Ⅲに比べるかに高く，恒常的な血糖値を超える値である．
> 　末梢組織がエネルギー代謝の基質として絶えずグルコースを消費するのに対し，肝臓はグリコーゲンの合成・貯蔵など糖代謝の中心としての役割を担う．すなわちアイソザイム間の K_m 値の違いにより末梢組織においては血糖値が低い場合でも解糖によるエネルギー産生が妨げられることがなく，肝臓では食後など血糖値が上昇した際に過剰なグルコースを速やかに代謝できるしくみになっている．

縦軸に $\frac{1}{v}$，横軸に $\frac{1}{[S]}$ をとると図 4B-11 に示すように直線となる．y 軸の切片は V_{max} の逆数を，x 軸の切片は K_m の逆数を表していることになる．実験上で，基質濃度と反応速度がわかると，二重逆数プロット法でグラフ上にプロットしていけば，K_m と V_{max} が簡単に求められる（図 4B-11）．

7　酵素欠損による先天性代謝異常

　先天性代謝異常は遺伝子の異常によって起こる代謝疾患で，脂質代謝異常，糖質代謝異常，アミノ酸代謝異常などがある．これらの多くは，酵素の欠損に起因することが多い（表 4B-2）（p.125, 3 章 D ⑨参照）．
　フェニルケトン尿症（PKU）はフェニルケトンをチロシンに代謝するフェニルアラニン水酸化酵素が先天的に欠損した代謝異常疾患で，血中さらには尿中のフェニルアラニンおよびフェニルアラニン由来の代謝産物，すなわち，フェニルピルビン酸，フェニル乳酸などの濃度が上昇する．PKU の場合，適切な処置がなされないと重度の知的障害を生ずる．PKU を早急に発見し，フェニルアラニ

162　4. 生体の機能を調節しているものは何か

表 4B-2　先天性代謝異常の例

	異 常 症	基 　質	遺伝的欠損酵素
アミノ酸代謝異常	フェニルケトン尿症 （PKU）	フェニルアラニン	フェニルアラニン水酸化酵素
	先天性白皮症	チロシン	チロシナーゼ
	ヒスチジン血症	ヒスチジン	ヒスチジナーゼ
糖質代謝異常	乳糖不耐症	ラクトース（乳糖）	ラクターゼ
	ガラクトース血症	ガラクトース	ガラクトース 1-リン酸ウリジル転移酵素
	糖原病Ⅱ型 （ポンペ症）	グリコーゲン	α-1,4-グリコシダーゼ（肝臓）
脂質代謝異常	家族性リポタンパク質リパーゼ欠損症	キロミクロン	リポタンパク質リパーゼ
	家族性低 HDL 血症	遊離コレステロール	レシチン-コレステロールアシル転移酵素（LCAT）

ン含量の少ない調整乳や食事を与えるなどの治療が必要である.

　ミルクに含まれる糖質は主に乳糖からなり，小腸粘膜に存在するラクターゼによってガラクトースとグルコースへ消化される.ガラクトース血症は，ガラクトース代謝に関係する酵素異常により，血液中にガラクトースやガラクトース 1-リン酸が蓄積する疾患である.ガラクトース血症 1 型は，生後まもなく嘔吐，下痢，哺乳不良，黄疸などを生じ，肝不全，感染症を発症する.白内障，知的障害も引き起こす.治療は，ガラクトース除去ミルク，乳糖除去食による食事療法を行う.

　家族性リポタンパク質リパーゼ欠損症においては，キロミクロンを分解するリポタンパク質リパーゼ（LPL）遺伝子の欠損がみられる.キロミクロンが正常に分解されないため，血中のキロミクロン濃度が上昇し，原発性高キロミクロン血症を引き起こす.これにより膵炎と，腹痛が起こる.また，キロミクロンが皮膚に蓄積することにより，黄色腫と呼ばれる皮膚病変もみられる.治療は，脂肪摂取量を 1 日当たり 20 g 以下の低脂肪食による食事コントロールが最も有効とされている.

　これらの先天性代謝異常の多くは人体に重篤な影響を与えることから，新生児マススクリーニング検査の対象となっている.

1. 酵素に関する記述である．次の文章のa～jについて正しい方を選べ．

   酵素は化学反応の活性化エネルギーを（a．増大，b．低下）させる役割をもち，至適条件では化学反応速度が（c．最大，d．最小）となる．酵素が基質と結合する部位を（e．アロステリック部位，f．活性中心）という．触媒する化学反応が同じだがタンパク質としての構造が異なる酵素同士を（g．コエンザイム，h．アイソザイム）といい，一般にこれらのミカエリス定数の値は（i．同じである，j．異なる）．

2. 酵素に関する記述である．正しいのはどれか．
   (1) 酵素は，繊維状タンパク質である．
   (2) 酵素は，複数の化学反応を触媒することが可能である．
   (3) アミラーゼは，加水分解酵素である．
   (4) グルコース6-リン酸イソメラーゼは，酸化還元酵素である．
   (5) アミノ基転移酵素は脱離酵素である．

3. 酵素に関する記述である．正しいのはどれか．
   (1) 補欠分子族と結合した酵素をアポ酵素と呼ぶ．
   (2) アポ酵素は，酵素活性をもっている．
   (3) 補因子は，タンパク質から構成される．
   (4) 補酵素は，酵素と可逆的に結合する．
   (5) 微量元素は，生体内で補酵素として広く利用される．

4. 酵素の活性調節に関する記述である．正しいのはどれか．
   (1) 一連の代謝経路の最初の生成物が，酵素の活性を調節することをフィードバック調節という．
   (2) 競合阻害では，阻害剤が酵素-基質複合体に結合する．
   (3) 競合阻害では，反応の最大速度（V_{max}）は変化しない．
   (4) アロステリック効果は，酵素の活性中心に基質以外の物質が結合することにより生じる．
   (5) 一連の代謝経路において，最も反応速度が速い段階を律速段階という．

5. 酵素反応の速度に関する記述である．正しいのはどれか．
   (1) 基質濃度が一定の場合，反応速度は酵素濃度に反比例する．
   (2) 酵素濃度が一定の場合，反応速度は基質濃度の影響を受けない．
   (3) 酵素と基質が飽和した状態では，反応速度が最大となる．
   (4) 基質濃度が十分に存在するとき，反応時間が長いほど生成物量が増加する．
   (5) 基質との親和性が高い酵素は，低い酵素に比べミカエリス定数（K_m値）が高値である．

164　4. 生体の機能を調節しているものは何か

C　ホルモンは生体内でどのような働きをしているか

1　ホルモンとは何か

　生体の機能を統合・調節する重要なしくみとして，神経系，免疫系と並んで内分泌系がある．これらの機能によって生体は恒常性（ホメオスタシス）が維持されている．内分泌系においてこの機能を発揮するための化学物質をホルモンという．ホルモンは，化学情報伝達物質で，内分泌腺の細胞で産生され，血流によって標的細胞に運ばれ，そこで生理的ならびに生化学的な調節機能を発揮する物質である．しかし，細胞から分泌された物質が血流を介さないで隣接する細胞やごく近傍の細胞に働く傍分泌（パラクリン）ならびに細胞から分泌された物質がその細胞自身の受容体で受け取られる自己分泌（オートクリン）もホルモンの範疇に入れられる．免疫にかかわる化学情報伝達物質はサイトカインといい，ホルモンとは区別されている．しかし，エリスロポエチンのようにホルモンとサイトカインの両方に分類されるものもある．

　ホルモンは化学構造から①ペプチドホルモン，②アミン・アミノ酸誘導体ホルモン，③ステロイド系ホルモンなどに分類される．

2　ホルモンはどのように働きかけるか

　ホルモンは臓器間や細胞間での信号を伝達する物質の1つである．ホルモンは作用面からみると細胞機能の調節分子として，酵素の活性化・不活性化や酵素誘導・抑制などを介して細胞の物質変換，エネルギー変換の速度変化，あるいは遺伝情報の発現に関与する．その総合作用の結果として，細胞の機能・成長・分化などに影響を及ぼす．人体に存在する内分泌器官を**図 4C-1** に示した．また，それぞれの内分泌細胞において合成・分泌されるホルモンを**表 4C-1** に示した．

　ホルモンの作用発現は，まず，ホルモンが標的細胞の内側または表面にある特異的な受容体（レセプター）に結合して，その立体構造の変化を介して行われている．ホルモン受容体は細胞内（核内）受容体と細胞膜受容体の2種類が存在する．

a　細胞内（核内）受容体を介する系

　すべてのステロイドホルモンや甲状腺ホルモン，ビタミン A，活性型ビタミン D は脂溶性であるので，容易に細胞膜を通過して拡散する．これらの受容体は細胞質または核に存在する可溶性タンパク質である．脂溶性ホルモンが細胞内で受容体と結合すると，ホルモン−受容体複合体を形成して核内に移行し，DNA 上

C. ホルモンは生体内でどのような働きをしているか　165

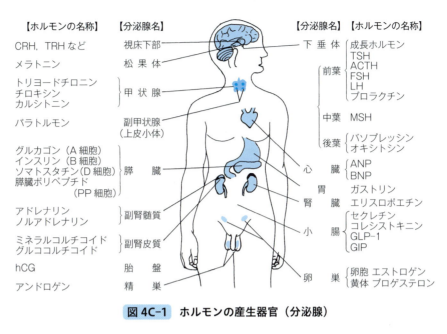

図 4C-1　ホルモンの産生器官（分泌腺）

の受容体部位に結合して特定の遺伝子の転写調節を行う（図 4C-2）．

b 細胞膜受容体を介する系

　細胞膜受容体を介して働く機序は3つに大別できる．1つは，ホルモンが受容体と結合すると受容体の立体構造が変化し，細胞膜にある G タンパク質に影響を与えることによって細胞膜にある酵素の活性を変化させることでホルモン作用が発揮される．次に，ホルモンが受容体に結合すると，受容体自身のもつ酵素活性が変化してホルモン作用が発揮されるものがある．さらに，アセチルコリンなどの神経伝達物質の受容体は，結合によりイオンの透過性が変化するチャンネル型受容体である．

1）G タンパク質（GTP 依存性調節タンパク質）がアデニル酸シクラーゼに働く機序

　ペプチドホルモンやアドレナリンの受容体は細胞膜の外側表面に局在している．ホルモンがこれらの受容体に結合すると，受容体に結合した GTP 依存性調節タンパク質（Gs：アデニル酸シクラーゼの活性に関与する GTP 結合タンパク質で α, β, γ のサブユニットからなる）のサブユニット上の GDP が GTP と交換される．その結果 GTP 結合型 α サブユニットは受容体および GTP 依存性調節タンパク質の $\beta\gamma$ サブユニットから解離してアデニル酸シクラーゼを活性化し，この酵素作用によりセカンドメッセンジャーである cAMP が産生される．cAMP は細胞内のプロテインキナーゼ A を活性化し，連続したタンパク質のリ

166　4. 生体の機能を調節しているものは何か

表 4C-1　ホルモンの産生器官と主な作用

産生器官	ホルモン名（略号）	主な作用
視床下部	副腎皮質刺激ホルモン放出ホルモン（CRH）	下垂体前葉ホルモン放出の刺激あるいは抑制
	成長ホルモン放出ホルモン（GHRH）	
	黄体形成ホルモン放出ホルモン（LHRH）	
	甲状腺刺激ホルモン放出ホルモン（TRH）	
	成長ホルモン抑制ホルモン（ソマトスタチン）	
下垂体前葉	成長ホルモン（GH）	成長促進作用，血糖値上昇，血中の遊離脂肪酸の増加
	甲状腺刺激ホルモン（TSH）	甲状腺ホルモンの合成・分泌を促進
	副腎皮質刺激ホルモン（ACTH）	副腎皮質ホルモンの合成・分泌を促進
	卵胞刺激ホルモン（FSH）	卵巣における卵胞の発育と成熟を促進（女性） 精子形成を促進（男性）
	黄体形成ホルモン（LH）	卵巣における排卵・黄体形成を促進（女性），精巣における男性ホルモンの合成・分泌を促進（男性）
	プロラクチン（PRL）	乳汁の分泌を促進
下垂体中葉	メラニン細胞刺激ホルモン（MSH）	メラニン合成の促進
下垂体後葉	バソプレッシン（ADH）	抗利尿作用，血圧上昇作用
	オキシトシン（OT）	乳汁射出作用，子宮平滑筋収縮作用
松果体	メラトニン	生物時計に影響する作用，抗酸化作用
甲状腺	トリヨードチロニン（T_3），チロキシン（T_4）	熱産生，酸素消費の増加，成長期の体タンパクの合成，血糖の上昇
	カルシトニン（CT）	骨からのリン酸カルシウムの放出を抑制
副甲状腺（上皮小体）	副甲状腺ホルモン（パラトルモン）（PTH）	骨より Ca^{2+} を放出，腎臓において活性型ビタミン D を産生，血中のカルシウム濃度の上昇作用
心臓	心房性ナトリウム利尿ペプチド（ANP），脳性ナトリウム利尿ペプチド（BNP）	腎血管拡張により利尿，血管平滑筋弛緩により血圧低下
膵臓	グルカゴン	肝臓におけるグリコーゲンの分解，糖新生を促進
	インスリン	筋肉や脂肪組織でグルコースの輸送を促進 筋肉・肝におけるグリコーゲン合成を促進 脂肪合成の促進
胃	ガストリン	胃酸分泌を促進
	グレリン	摂食促進，成長ホルモンの分泌促進
小腸	セクレチン	膵臓からの炭酸水素塩分泌を促進
	コレシストキニン	膵臓からの消化酵素分泌と胆嚢の収縮を促進
	インクレチン（GLP-1，GIP）	膵臓からのインスリン分泌を増強

表 4C-1 つづき

産生器官		ホルモン名（略号）	主な作用
副腎皮質	球状帯	ミネラルコルチコイド（アルドステロンなど）	腎臓における Na^+・Cl^-の再吸収，K^+・H^+の排泄を促進，Na^+の再吸収に伴い水の再吸収の増加，血圧の低下を防ぐ
	束状帯	グルココルチコイド（コルチゾルなど）	糖新生，タンパク質の分解 薬理作用として抗炎症作用
	網状帯	性ホルモン	男性ホルモン・女性ホルモン作用
副腎髄質		アドレナリン ノルアドレナリン	心機能促進作用，血糖上昇作用，血圧上昇作用，血中遊離脂肪酸放出作用，熱産生促進作用
腎臓		エリスロポエチン	赤血球産生の促進
精巣		アンドロゲン	男性の二次性徴を発現，生殖機能
卵巣	卵胞	エストロゲン	女性の二次性徴を発現，生殖機能，骨吸収の抑制
	黄体	プロゲステロン	基礎代謝を亢進，性周期後半を維持
胎盤		ヒト絨毛性性腺刺激ホルモン（hCG）	妊娠を維持，絨毛のエストロゲン，プロゲステロン産生を促進
脂肪組織		レプチン	食欲を抑制，脂肪組織における脂肪分解を促進
		アディポネクチン	インスリン感受性を促進，動脈硬化を抑制

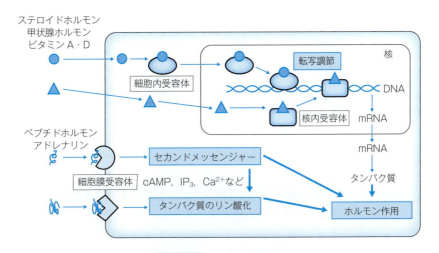

図 4C-2 ホルモン受容体

ン酸化反応系（リン酸化カスケード）を介して代謝調節を行う（図 4C-3）．

2）G タンパク質がホスホリパーゼ C に働く機序

バソプレッシン，アンギオテンシン II，甲状腺刺激ホルモン放出ホルモン（TRH），黄体形成ホルモン放出ホルモン（LHRH），ムスカリン性アセチルコリンや $α_1$-アドレナリン作動性カテコールアミンなどの膜受容体は特殊な GTP 依存性調節タンパク質（Gq タンパク質）を活性化し，これによりホスホリパーゼ C が活性化する．その結果，細胞膜に存在するホスファチジルイノシトール 4,5-

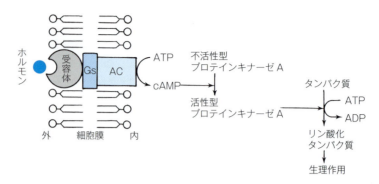

図 4C-3 cAMP 依存性プロテインキナーゼを介したホルモン調節
Gs：GTP 依存性調節タンパク質，AC：アデニル酸シクラーゼ．

ビスリン酸（PIP$_2$）が**イノシトール 1,4,5-トリリン酸（IP$_3$）**と**ジアシルグリセロール（DG）**に加水分解される．IP$_3$ は小胞体やミトコンドリアに働きかけてカルシウムを細胞内に遊離する．遊離したカルシウムはカルモジュリンなどのカルシウム結合タンパク質と結合し，その結果，さまざまなカルシウム依存性プロテインキナーゼが活性化される．また，DG はプロテインキナーゼ C を活性化し，細胞外からカルシウムが流入して細胞内のカルシウム濃度が増加する．これらの酵素によって種々のタンパク質のリン酸化が生じ，ホルモン作用を発現する．この機構においては，IP$_3$，DG およびカルシウムがセカンドメッセンジャーとなっている（**図 4C-4**）．

3）受容体がチロシンキナーゼ活性を有する場合

インスリンや増殖因子といわれる一連のペプチドホルモンがチロシンキナーゼ活性をもつ受容体と結合すると，受容体内のチロシン残基が自己リン酸化する．その結果，MAP キナーゼを介するリン酸化カスケードが働いてホルモンの作用発現が生じる．

4）受容体がグアニル酸シクラーゼ活性を有する場合

心房性ナトリウム利尿ペプチド（ANP），脳性ナトリウム利尿ペプチド（BNP）および一酸化窒素（NO）はそれぞれの受容体に結合することによって，受容体がもつグアニル酸シクラーゼ活性を亢進させ，GTP から **cGMP** が産生され，次に cGMP 依存性プロテインキナーゼを活性化し，標的タンパク質のリン酸化を促進する．

3 ホルモンおよびその関連物質

a 視床下部

内分泌系の最高中枢である視床下部は，大脳からの刺激により下垂体前葉ホルモンに対する放出促進ホルモン（RH）と放出抑制ホルモン（IH）を分泌し，下

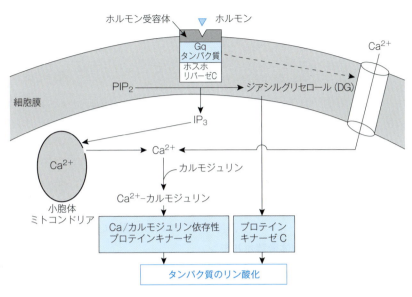

図 4C-4 リン脂質-Ca^{2+}を介したホルモンの作用機構

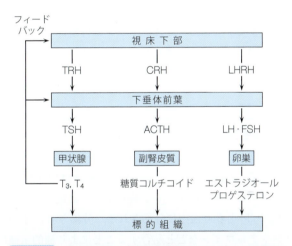

図 4C-5 視床下部，下垂体前葉および末梢内分泌器官からのホルモンの分泌調節

垂体前葉ホルモンの分泌を支配している（**図 4C-5**）．下垂体前葉ホルモンの分泌の変化によってその支配下にある末梢内分泌器官（甲状腺，副腎，性腺）からのホルモン分泌が調節される．すなわち，視床下部→下垂体前葉→末梢内分泌器官→標的器官（細胞）という経路で全身に影響をあたえる．

b 下垂体

　下垂体は間脳視床下部の下にあり，発生学的に異なる腺下垂体（前葉および中葉）と神経下垂体（後葉）からなっている．

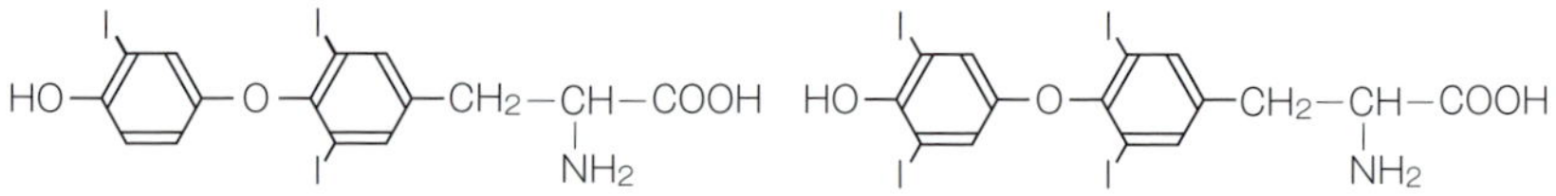

170   4. 生体の機能を調節しているものは何か

トリヨードチロニン（T$_3$）   チロキシン（T$_4$）

図 4C-6　甲状腺ホルモン

1）下垂体前葉ホルモン

　下垂体前葉は6種類のペプチドホルモンを合成・分泌している．下垂体前葉ホルモンの分泌は視床下部ホルモンによって制御されるとともに下位のホルモンによるフィードバック調節も受けている（**図4C-5**）．

2）下垂体後葉ホルモン

　下垂体後葉ホルモンであるバソプレッシンとオキシトシンは視床下部の神経細胞内で合成され，ニューロフィジン（neurophysin）という担体と結合した状態で下垂体後葉に蓄えられ，刺激に応じて放出される．バソプレッシンは血漿の浸透圧上昇と循環血量の減少が刺激となって分泌され，尿細管での水の再吸収を促進する抗利尿ホルモンである．オキシトシンは外陰部や子宮頸部，乳頭周辺からの刺激により分泌され，子宮平滑筋収縮作用，乳汁射出作用がある．

C　甲状腺

1）甲状腺ホルモン

　甲状腺は**トリヨードチロニン（T$_3$）**と**チロキシン（T$_4$）**の2つのホルモンの混合物を分泌する（**図4C-6**）．これらのホルモンは甲状腺で合成されたタンパク質であるチログロブリンのチロシン残基がヨウ素化された後，加水分解を受けて遊離し，T$_3$やT$_4$となり血中に分泌される．分泌されたT$_3$やT$_4$はチロシン結合グロブリンやアルブミンなどと結合することにより標的組織に輸送される．

　甲状腺ホルモンは酸素消費を増し，核における遺伝情報発現の調節，脂肪分解や糖新生の促進，代謝亢進，交感神経賦活作用などの生理作用を有する．

2）カルシトニン

　カルシトニン（CT）は甲状腺のC濾胞傍細胞から分泌される血中カルシウム濃度低下作用をもつペプチドである．このホルモンは骨吸収を抑制し，骨からのカルシウムとリンの溶失を減少させることにより血中カルシウム濃度を低下させる．機能的にはパラトルモン（PTH）に拮抗する．

d　副甲状腺（上皮小体）

　副甲状腺で分秘されるホルモンを副甲状腺ホルモン（パラトルモン，PTH）

という.PTH は腎臓において 25-(OH)-D-1-ヒドロキシラーゼ活性を上昇させ,25-(OH)-D から $1\alpha,25$-(OH)$_2$-D の合成を高めて腸管からのカルシウム吸収を促進する.骨においては破骨細胞を刺激して骨吸収を促進し,腎臓では遠位尿細管においてカルシウムの再吸収を促進してリン酸の再吸収を抑制する.これらの結果,血中のカルシウム濃度を上昇させ,リン酸濃度を低下させることにより血中のカルシウム濃度およびリン酸の濃度を正常に維持する.

e 膵 臓

膵臓は消化酵素を分泌する外分泌腺と,膵臓の組織の中に島のように散在する内分泌腺をもっている.この島はランゲルハンス島(Langerhans islet)と呼ばれ,A(または α),B(または β),D(または δ),PP という4種類の細胞があり,

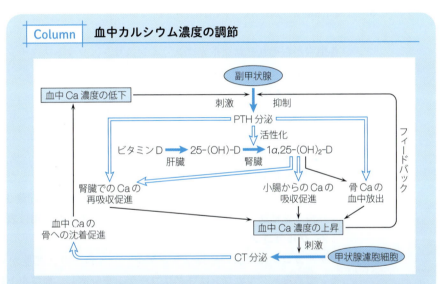

Column　血中カルシウム濃度の調節

血中カルシウム濃度,体内のカルシウムの分布や総カルシウム量は一定(10 mg/dL)に維持されている.血中カルシウム濃度が低下すると副甲状腺(上皮小体)から PTH が分泌される.PTH は骨に作用し,骨からのカルシウムとリン酸の放出を促進する.腎臓に対する PTH の働きは2つある.1つは遠位尿細管からのカルシウムの再吸収を促進し,リン酸の近位尿細管からの再吸収を抑制し,排泄を促進する.もう1つの作用は,ビタミン D の $1\alpha,25$-(OH)$_2$-D への変換を促進することである.この $1\alpha,25$-(OH)$_2$-D が腸管に作用して食物中のカルシウムの吸収を促進する.このような機構により血中カルシウム濃度が上昇すると,負のフィードバック機構により上皮小体からの PTH の分泌が抑制される.また,血中カルシウム濃度が上昇すると甲状腺からカルシトニン(CT)が分泌され,骨吸収を抑制する.また,カルシトニンは腎臓からのカルシウムの再吸収を低下させて血中カルシウム濃度を低下させるように作用する.図中には示していないがエストロゲンは破骨細胞の生成を抑制して骨塩の減少を防ぐ.

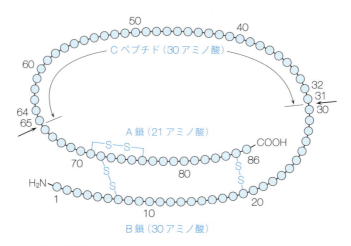

図 4C-7 プロインスリンの切断箇所とインスリン構造

プロインスリン（86アミノ酸）は31, 32, 64, 65番のアミノ酸が取り除かれ，インスリンとCペプチドを生じる．インスリン（51アミノ酸）はA鎖とB鎖が2つのS-S結合で結ばれた構造をしている．

各細胞からそれぞれグルカゴン，インスリン，ソマトスタチン，膵臓ポリペプチドを分泌している．

1）インスリン

インスリンはランゲルハンス島のB細胞から分泌されるホルモンで亜鉛を含む2本のペプチド鎖からなり，システインのSとSの間でジスルフィド（S-S）結合をしている（**図 4C-7**）．プレプロインスリンとして合成され，きわめて短時間でプレ部分のペプチドが切り離され，プロインスリンとなり，プロインスリンはCペプチドとインスリンに分断されて分泌顆粒内に貯蔵される．

肝臓，骨格筋と脂肪組織に及ぼすインスリンの主な作用は**表 4C-2**に示した．

2）グルカゴン

グルカゴンは膵臓の膵島（ランゲルハンス島）のA細胞から産生されるホルモンである．グルカゴンは肝グリコーゲンを分解し，血糖を上昇させる．また，脂肪組織に作用して中性脂肪を分解し，脂肪酸を生成する（**表 4C-2**）．生成された脂肪酸は直接エネルギー産生に使用されるか，あるいは一度ケトン体（アセト酢酸やβ-ヒドロキシ酪酸）に変換されてから利用される．

3）ソマトスタチン

ソマトスタチンは膵島のD細胞ならびに視床下部で合成され分泌される環状ペプチドである．これは下垂体前葉の成長ホルモン（GH），プロラクチン，甲状腺刺激ホルモン（TSH）の分泌を抑制する．その他，膵島のインスリンやグルカゴン，さらには消化管のガストリンやセクレチンなどの分泌を抑制することによって，食物の摂取に伴う消化吸収を制御する働きをもつ．

表4C-2 インスリンおよびグルカゴンの主な作用

項目		インスリン作用 肝臓	インスリン作用 骨格筋	グルカゴン作用 肝臓	グルカゴン作用 脂肪細胞
グルコース取り込み			⇑		⇑
グリコーゲン	合成	⇑	⇑		
	分解	⇓		⇑	
解糖		⇑		⇓	⇑
糖新生		⇓		⇑	
アミノ酸取り込み		⇑	⇑		
タンパク質	合成	⇑	⇑		
	分解	⇓	⇓	⇑	
脂肪	合成	⇑			⇑
	分解				⇓

⇑：促進，⇓：抑制．

f 副腎

1）副腎髄質ホルモン

　副腎髄質は発生学的には交感神経系に属し，副腎髄質ホルモン（アドレナリン，ノルアドレナリン）は副腎髄質のクロム親和性の細胞でチロシンから合成される（p.121，図3D-16参照）．主要なホルモンはアドレナリンである．

　アドレナリンとノルアドレナリンは循環器系や内臓平滑筋に対して重要な生理作用を有している．アドレナリンとノルアドレナリンに対する共通の受容体をアドレナリン受容体といい，5種類（α_1, α_2, β_1, β_2, β_3）の受容体が存在する．どの受容体に結合するかによって作用が異なり，一般にα-受容体は興奮作用を，β-受容体は抑制作用を示す．

> **Column　インスリンとグルコース輸送担体**
>
> 　細胞膜にはグルコースを通過させるためのグルコース輸送担体（glucose transporter：GLUT）がある．グルコースの輸送は主に5種類のGLUTで行われる．GLUT1は脳，腎臓，赤血球などに，GLUT2は小腸，肝臓，腎臓などに，GLUT3は脳，腎臓，脂肪組織などに，GLUT4は骨格筋，脂肪組織などに，GLUT5は小腸に存在する．骨格筋や脂肪組織に存在するGLUT4はインスリンにより活性化されてグルコースの取り込みが増大する．肝細胞はGLUT4がないのでインスリン濃度が上がってもグルコース取り込み速度は増えない．グルコースだけをエネルギー源とする脳組織はインスリン非感受性グルコース輸送体を制御なしに発現するので中枢神経系はグルコース吸収速度の変動が少ない．一方，小腸においてはナトリウム依存性のSGLT1（sodium dependent glucose transporter 1）があり，グルコースならびにガラクトースを特異的に小腸吸収上皮細胞内へ輸送している．

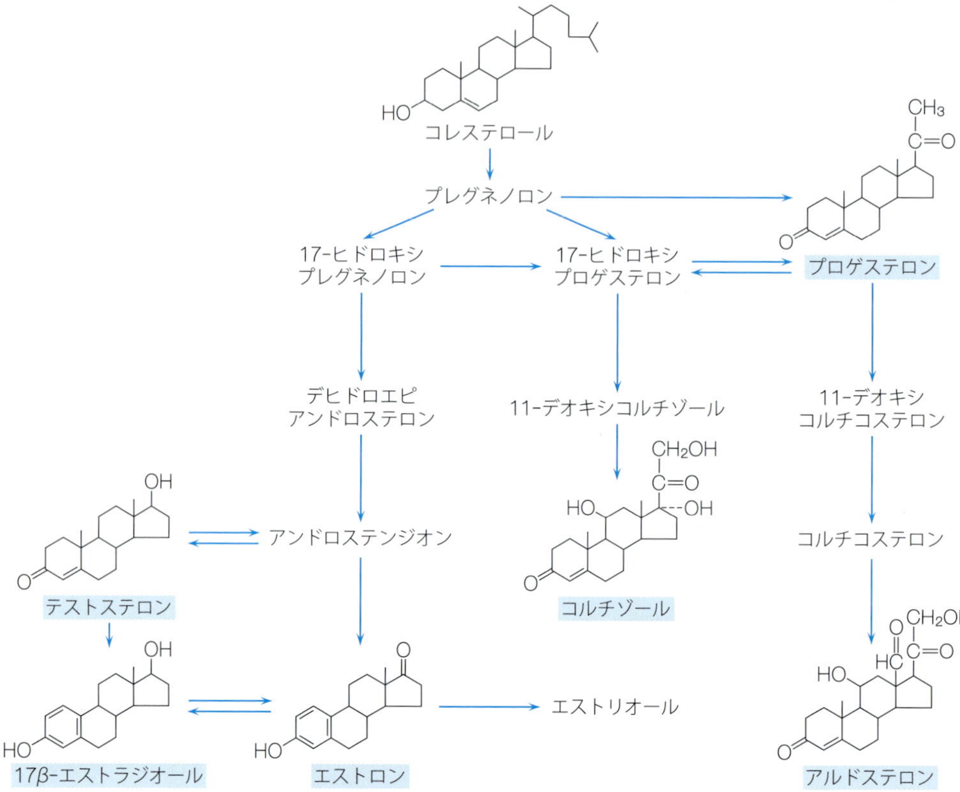

図 4C-8 ステロイドホルモンの主な生合成経路

アドレナリンには，血圧上昇，心拍出量増大，グリコーゲン分解の亢進と合成の抑制，糖新生の促進，血糖値上昇，脂肪分解促進による血中遊離脂肪酸の増加などの作用がある．

2）副腎皮質ホルモン

副腎皮質ホルモンはコレステロールから合成さるステロイドであり，そのうちの数種類にホルモン作用がある．副腎皮質ホルモンはグルココルチコイド，ミネラルコルチコイド，副腎性アンドロゲンに分けられる（**図 4C-8**）．

（1）グルココルチコイド

主要なグルココルチコイドはコルチゾールであり，コルチゾールの大部分は血漿中では α-グロブリンに結合したコルチコステロイド結合性グロブリン（CBG）で存在し，生理活性のある遊離型は少ない．

グルココルチコイドはアミノ酸からの糖新生やタンパク質の代謝を促進させる．抗炎症作用があり，免疫系の働きを抑制する．

（2）ミネラルコルチコイド

最も強力な天然型のミネラルコルチコイドはアルドステロンである．アルドステロンは腎臓の尿細管に作用してナトリウムの再吸収を促進し，カリウムの排泄

C. ホルモンは生体内でどのような働きをしているか　175

を促進する．アルドステロンの産生をレニン-アンギオテンシン系と血中カリウム濃度が調節している．

　この中でレニン-アンギオテンシン系は血圧と電解質代謝に関与している．この系の代謝の中で注目されるのがアンギオテンシンⅡの作用である．この生成機構を要約すると，まず肝臓で産生したアンギオテンシノーゲンに腎臓の傍糸球体細胞で作られた加水分解酵素のレニンが作用してアンギオテンシンⅠが生成される．生成したアンギオテンシンⅠに肺の毛細血管に見出されるアンギオテンシン変換酵素が作用して，アンギオテンシンⅡとなる．アンギオテンシンⅡは細動脈の収縮を引き起こすことによって血圧を上昇させる．これは腎臓の傍糸球体細胞からのレニンの放出を阻害し，アルドステロンの産生を調節する．

(3) 副腎性アンドロゲン

　デヒドロエピアンドロステロンやアンドロステンジオンなどの男性ホルモンが副腎皮質で産生されるが，テストステロン，17β-エストラジオールやエストリオールはごくわずかしか合成されない．

g 性腺ホルモン

1) 女性性腺

　卵巣はエストロゲンとしてエストロン，17β-エストラジオール（**図4C-8**）およびエストリオールの3種類のステロイドホルモンを合成・分泌する．また胎盤からもエストロゲンが合成・分泌される．このうち17β-エストラジオールの活性が最も強い．卵巣ステロイドの分泌速度は月経周期の間に著しく変動する．卵胞の発育とともに17β-エストラジオールによってLHサージが引き起こされ排卵を生じる．排卵後には黄体が形成され，エストロゲンの分泌は低下する．黄体期の主たるホルモンはプロゲステロンである．もし着床しなかった場合は黄体は退縮し，月経が起こる．ヒト絨毛性性腺刺激ホルモン（hCG）は胎盤絨毛から分泌され，主な機能は妊娠を維持するために十分な量のプロゲステロンを胎盤が産生するようになるまで黄体を支持することである．プロゲステロンは卵巣における排卵抑制や妊娠維持に関与している．

　エストロゲンは雌性に特徴的な二次性徴を発現させ，生殖機能を維持する．一般にこのホルモンはタンパク質，rRNA，mRNAおよびDNAの合成速度を上昇させる．

2) 男性性腺

　精巣は主としてテストステロン（**図4C-8**）とジヒドロキシテストステロンを合成・分泌する．テストステロンは性分化,精子形成,男性の第二次性徴を発現させる.その他に,重要な作用として遺伝子調節やタンパク質の合成促進に関与する.

表 4C-3 主な消化管ホルモン

ホルモン	分泌部位	主な作用
ガストリン	胃洞部，十二指腸	胃酸・ペプシンの分泌 ペプシノーゲンの分泌促進
グレリン	胃体部	成長ホルモン分泌促進 食欲の増大
セクレチン	十二指腸，空腸	膵臓からの炭酸水素イオンの分泌 胃酸・ガストリンの分泌抑制
コレシストキニン（CCK）	十二指腸，空腸	胆嚢収縮，膵液酵素の分泌促進 摂食抑制
インクレチン 　グルカゴン様ペプチド-1 　（GLP-1）	下部小腸（K細胞）	グルコース依存的な膵臓のインスリン分泌の増強 胃酸の分泌抑制
グルコース依存性インスン分泌 　刺激ポリペプチド（GIP）	十二指腸，上部小腸 （L細胞）	

h 腎臓

　赤血球の産生を促す**エリスロポエチン**は，腎臓から分泌されて骨髄の赤芽球系前駆細胞に作用する．腎不全によりエリスロポエチン分泌が低下することで，腎性貧血となる．また，腎臓はレニン-アンギオテンシン系で働くレニンを分泌する．

i 消化管

　消化管ホルモンの多くは伝統的なホルモンの定義に合うが，傍分泌作用や神経分泌の形態のものもある．

　消化管ホルモンは胃・十二指腸粘膜の内分泌細胞で産生されるペプチド性ホルモンである．食事をすることによる神経的，機械的，化学的刺激によって胃酸とガストリンの分泌が開始され，その際，胃酸分泌はガストリン刺激によって増強される．胃内容物が pH 2.0 以下になり幽門腺領域に接触するとガストリン分泌は抑制される．さらに，酸性胃内容物が幽門から十二指腸に入るとセクレチンやコレシストキニンの分泌を刺激し，膵臓や胆嚢に作用して消化液の分泌を促進する．一方，胃にも作用してガストリン分泌をさらに抑制する．主な消化管ホルモンの作用を**表 4C-3** に示す．

　グレリンは胃内分泌細胞で産生されるペプチドホルモンである．グレリンの発見により，胃が消化機能をもつだけではなく，エネルギー代謝調節や成長ホルモンの分泌調節に関与することが明らかになった．グレリンの分泌は空腹により刺激され求心性迷走神経を介して視床下部に働き，摂食やホルモン分泌調節を促進する．さらに，血液を介して直接下垂体に作用し，GH 分泌を活性化する．

インクレチンは，インスリン分泌を増強する作用をもつ消化管ホルモンの総称でグルカゴン様ペプチド-1（GLP-1）とグルコース依存性インスリン分泌刺激ポリペプチド（GIP）がある．摂食により十二指腸と上部小腸に存在するK細胞よりGIPが，下部小腸に存在するL細胞よりGLP-1が分泌され，それぞれグルコース依存的に膵臓のインスリン分泌を活性化する作用をもつ．これらはグルコース依存的に作用することから，急激な血糖低下は招きにくい．また，GLP-1は中枢神経系に働いて食欲低下に作用する．

松果体

松果体からはメラトニンが分泌される．メラトニンはトリプトファンからセロトニンを経て*N*-アセチル基転移酵素（*N*-アセチルトランスフェラーゼ）（律速酵素）およびヒドロキシインドール-*O*-メチル基転移酵素（ヒドロキシインドール-*O*-メチルトランスフェラーゼ）により合成される．メラトニンはLHRHの分泌を抑制し，結果としてLHとFSHの合成を抑える（抗ゴナドトロピン作用）とともにプロラクチンの合成を抑える．また，松果体によるメラトニンの分泌は概日リズムを示し，暗期に合成・分泌が亢進し，明期に低い．

心　臓

心臓は2種類のナトリウム利尿ペプチドを分泌している．心房性ナトリウム利尿ペプチド（ANP）は心房筋の伸展が刺激となって心房筋細胞から分泌される．一方，心室筋細胞は脳性ナトリウム利尿ペプチド（BNP）を分泌していて，心室負荷の増大や心不全により分泌量が増加する．ANPとBNPは腎臓で強い利尿およびナトリウム利尿（塩分の尿への排泄）作用を発現する．また，血管平滑筋を弛緩させ，血管を拡張させる．利尿による体液量の減少とともに，血圧を低下させて心臓の負担を軽減する．また，副腎皮質に作用してアルドステロンの分泌を抑制する．

脂肪組織

脂肪細胞は余剰のエネルギーを中性脂肪の形で貯蔵する機能に加えて，内分泌臓器としてアディポサイトカインと総称されるレプチン，アディポネクチン，腫瘍壊死因子α（TNF-α），レジスチン，プラスミノーゲンアクチベーターインヒビター1（PAI-1）などの生理活性物質を分泌している．これらの多くはメタボリックシンドロームの発症に関与している（図4C-9）．

1）レプチン

レプチンは脂肪細胞から分泌される摂食抑制作用をもつペプチドホルモンであ

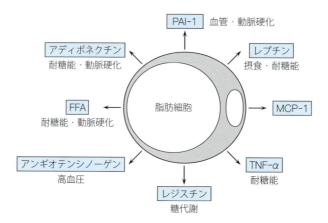

図 4C-9 脂肪細胞から分泌されている主な生理活性物質

PAI-1：プラスミノーゲンアクチベーターインヒビター 1，FFA：free fatty acid（遊離脂肪酸），MCP-1：monocyte chemoattractant protein-1，TNF-α：腫瘍壊死因子 α．

る．レプチンは弓状核を中心とした視床下部に作用して食欲抑制するとともに，脂肪酸の酸化を亢進させ，エネルギー消費を増大させる働きがある．その血中濃度は長期の絶食状態で減少し，過食状態で増加する．しかし，一般に肥満者では血中レプチン濃度が増加するのに，エネルギー消費は低下する傾向にある．これはレプチン抵抗性が生じるためである．また，レプチンは交感神経を活性化させるために血圧を増加させる作用がある．

2）アディポネクチン

アディポネクチンは脂肪細胞から分泌され，主としてはインスリン受容体を介

> **Column　ホルモンによる脂肪代謝の調節**
>
> 摂取エネルギーが過剰である場合，糖質やアミノ酸の一部は肝臓でトリアシルグリセロールに変換され，脂肪組織に運ばれる．そこでリポタンパク質リパーゼの作用を受けた後，組織に取り込まれる．インスリンはこのような脂肪の合成と蓄積を促進する．またインスリンは細胞内の cAMP のレベルを低下させるので脂肪組織で脂肪分解が阻害される
>
> 一方，アドレナリン，グルカゴン，ACTH，GH および TSH は cAMP 濃度を高める．その結果，cAMP 依存性プロテインキナーゼが働いてリン酸化が起こるため，アセチル CoA カルボキシラーゼが阻害されて脂肪酸合成が阻害される．
>
> グルココルチコイドは脂肪合成を促進するのに対して，ACTH，GH，TSH は脂肪組織から遊離脂肪酸やグリセロールの生成を促進し，血中の遊離脂肪酸を増加させる．
>
> エストロゲンは脂肪組織におけるトリアシルグリセロール合成を増加させる．また，血液中のトリアシルグリセロール濃度を上昇させ，コレステロール濃度を低下させるので LDL に比べて HDL が比較的高くなる．

C. ホルモンは生体内でどのような働きをしているか　179

表 4C-4　主要なプロスタグランジン（PG），トロンボキサン（TX），ロイコトリエン（LT）の生理作用

エイコサノイド	作　用
PGE_2	血管拡張，子宮筋収縮，気管支弛緩，胃酸分泌抑制
$PGF_2\alpha$	子宮筋収縮，気管支収縮，血管収縮
PGI_2	血管拡張，血小板凝集抑制，胃酸分泌抑制
TXA_2	血小板凝集促進，血管収縮，気管支収縮
LTB_4	白血球遊走，血管収縮，気管支収縮，血管透過性の増加

さない糖取り込み（AMP キナーゼを介して）促進作用,抗糖尿病,脂肪酸の燃焼,抗動脈硬化，抗炎症や抗高血圧作用などがある．注目すべきことに，内臓の脂肪細胞が肥大するとアディポネクチンの産生量が低下する．その結果としてインスリン抵抗性が増し，メタボリックシンドロームを引き起こすと考えられる．

m　エイコサノイド

　アラキドン酸由来の炭素数 20 の多価不飽和脂肪酸（エイコサエン酸）はシクロオキシゲナーゼやリポキシゲナーゼの作用を受けてプロスタグランジン，トロンボキサンやロイコトリエンなどの生理活性物質を生合成する（p.97，図 3C-15 参照）．プロスタグランジン，トロンボキサン，ロイコトリエンは，それぞれ何種類かの類縁体よりなる物質群で，エイコサノイドまたはプロスタノイドと総称される．エイコサエン酸から誘導されたエイコサノイドの生理作用は多岐にわたり，血圧を上げるもの，下げるもの，気管支を収縮させるもの，弛緩させるもの，血小板凝集を促進させるもの，抑制させるものなどのように逆の作用をするものが多い（**表 4C-4**）．

n　生体アミン

　アミンはアンモニアの水素原子を炭化水素基で置換した化合物で第一級アミンから第三級アミンまである．生理活性をもつアミンを総称して，生体アミンと呼ぶ.生体アミンはホルモンあるいは神経伝達物質として細胞間の情報伝達を行う．これらの生理活性アミンは動物の情動，睡眠，食欲など広範囲の生理作用をもっている．化学構造からカテコールアミン（アドレナリン，ノルアドレナリン），インドールアミン（セロトニン），イミダゾールアミン（ヒスタミン），ポリアミン（スペルミジンなど）とアセチルコリンに大別される．

　カテコールアミンはチロシンを原料としてドーパ，ドーパミン，ノルアドレナリン，アドレナリンの順に合成される（p.121，図 3D-16 参照）．副腎髄質からはノルアドレナリンとアドレナリンが分泌されホルモンとして作用する．脳にはドーパミンニューロン，ノルアドレナリンニューロン，アドレナリンニューロン

180　4. 生体の機能を調節しているものは何か

表 4C-5　主な内分泌疾患

内分泌腺		ホルモン名	機能亢進 （分泌亢進）	機能低下 （分泌不全）
下垂体前葉		成長ホルモン	先端肥大症	下垂体性低身長症 （欠損症）
		副腎皮質刺激ホルモン	クッシング症候群	シーハン症候群
下垂体後葉		バソプレッシン		尿崩症
甲状腺		T$_3$, T$_4$	グレーブス病（バセドウ病）	粘液水腫 クレチン症
副甲状腺		パラトルモン		テタニー
副腎	皮質	グルココルチコイド ミネラルコルチコイド	クッシング症候群 原発性アルドステロン症	アジソン病
	髄質	アドレナリン ノルアドレナリン	高血圧症など	
膵臓		インスリン	低血糖症	糖尿病

が存在して神経伝達物質として作用する.

　トリプトファンからセロトニンに至る代謝経路は中枢神経系，腸管クローム親和性細胞，肥満細胞，松果体に存在する．セロトニンは腸で腸管運動を促進するホルモンと考えられ，中枢神経系のセロトニンニューロンでは神経伝達物質である．セロトニンは小腸や血小板に高濃度に含まれており，これらの細胞が刺激を受けて活性化されるときに放出される．

　ヒスタミンはヒスチジンからヒスチジンデカルボキシラーゼによる脱炭酸反応により生成される．ヒスタミンは肥満細胞や胃，脳の神経細胞に蓄積されている．刺激によって放出され，毛細血管拡張，平滑筋収縮，胃酸分泌促進などの作用を示す．肥満細胞に貯えられているヒスタミンはアレルギー反応や炎症などに関与している．また脳においては神経伝達物質としての役割も示されている．

　アセチルコリンはコリンとアセチル CoA から，コリンアセチル基転移酵素（コリンアセチルトランスフェラーゼ）により合成される．神経伝達物質としてアセチルコリンを放出するニューロンをコリン作動性ニューロンと呼ぶ．アセチルコリンの受容体はニコチン様とムスカリン様に区別される．ニコチン様受容体は主として骨格筋と自律神経系に存在する．ムスカリン様受容体は副交感神経節後ニューロン支配の平滑筋や外分泌腺，または自律神経系に存在する．中枢神経系に存在する受容体は大部分がムスカリン様である．

4　ホルモン異常と疾病

　内分泌臓器の器質的・機能的不全によって引き起こされる代表的な疾患例を**表4C-5**に示す.

| Column | ホルモンと高血圧 |

　ホルモンの中には血圧調節と密接に関係し，血圧を上昇させるものと，逆に低下させるものがある．

　血圧の上昇に働くホルモンとしてはカテコールアミン，アンギオテンシン，バソプレッシン，エンドセリンなどが知られており，これらは直接動脈壁に作用し，その収縮作用により血圧を上昇させる．その他にアルドステロンやデオキシコルチコステロンのように腎臓においてナトリウムの再吸収を促進させることによって循環血液量を増加させて昇圧作用を発揮したり，甲状腺ホルモンのように心拍数を増加させることにより血圧を上昇させるものがある．さらにコルチゾールのように昇圧機序が明らかでないが昇圧作用を示すホルモンもある．

　降圧に働くホルモンには血管作動性腸管ポリペプチド（VIP），心房性ナトリウム利尿ペプチド（ANP），脳性ナトリウム利尿ペプチド（BNP），カリクレイン-キニン系，プロスタグランジンがある．

 練習問題

1. ホルモンに関する記述である．正しいのはどれか．
   (1) アルドステロンは尿細管においてNa^+の再吸収を促進し，K^+の分泌を抑制する．
   (2) プロラクチンは子宮収縮および乳汁分泌を促進する．
   (3) 副甲状腺ホルモン（PTH）は骨吸収を抑制する．
   (4) エストロゲンは黄体より分泌されて妊娠の維持に関与する．
   (5) 副腎髄質から分泌されるホルモンはノルアドレナリン，アドレナリンである．

2. 血糖に関するホルモンの記述である．誤っているのはどれか．
   (1) 血糖降下に作用するホルモンはインスリンだけである．
   (2) グルカゴンは筋肉グリコーゲンを分解し，血糖を上昇させる．
   (3) グルココルチコイドは肝臓でアミノ酸からの糖新生を促進させる．
   (4) インスリンはグリコーゲン分解と糖新生を抑制する．
   (5) アドレナリンは肝臓でのグリコーゲン分解を促進して血糖を上昇させる．

3. ホルモン産生臓器の不全と疾患に関する記述である．誤っているのはどれか．
   (1) 甲状腺ホルモンの過剰産生によってグレーブス病が生じる．
   (2) クッシング症候群では副腎皮質の機能低下がある．
   (3) 副甲状腺機能亢進症では高カルシウム血症となる．
   (4) 褐色細胞腫では副腎髄質の機能亢進がある．
   (5) 膵臓のB細胞に対する自己抗体の生産は，1型糖尿病の原因となる．

4. ホルモンの作用機序に関する記述である．正しいのはどれか．
   (1) ステロイドホルモンは細胞膜に存在する受容体を介して作用する．
   (2) ペプチドホルモンは細胞膜を通過することができる．
   (3) 視床下部は放出促進や放出抑制ホルモンを分泌し，下垂体前葉ホルモンの分泌を支配している．

（4）cAMP はプロテインキナーゼを不活性化する.
　　（5）G タンパク質は細胞内に存在し，ホルモンと結合することによって作用を
　　　　発揮する.

5. 消化管ホルモンに関する記述である. 誤っているのはどれか.
　　（1）ガストリンは胃酸とペプシンの分泌を促進する.
　　（2）コレシストキニンは胆嚢に作用して胆汁酸を合成する.
　　（2）セクレチンは膵内分泌系に作用して炭酸水素イオンを分泌する.
　　（4）消化管ホルモンは脳にも分布していて脳-腸管ペプチドホルモンと呼ばれ
　　　　るものもある.
　　（5）インクレチンは摂食により小腸から分泌されてインスリンの分泌を促進す
　　　　る.

6. 腎臓の機能に関する記述である. 誤っているのはどれか.
　　（1）レニン-アンギオテンシン系は血圧を上昇させる.
　　（2）バソプレッシンは尿細管での水の再吸収を促進する.
　　（3）アルドステロンは，ナトリウム再吸収を促進する.
　　（4）脳性ナトリウム利尿ペプチド（BNP）は尿量を増加させ，血圧を上昇させる.
　　（5）腎不全は貧血の原因となる.

D　ビタミンは生体内でどのような働きをしているか

1　ビタミンとは何か

　　ビタミンとは，①生命維持に必須な成分であり，②微量で生理活性を示す有機
物であり，③体内合成できないか，または必要十分な量を合成できない，あるい
は合成量を算出できない，これら条件を満たす物質であると定義することができ
る. また，ビタミンの 1 日当たりの必要量は微量であるが，不足するとそれぞれ
のビタミンに特有の欠乏症状を呈する. ビタミンの発見は 20 世紀初頭，ホプキ
ンス（Hopkins）やマッカラム（McCollum）らが，それまでに見つかっていた
栄養素以外に新たな未知栄養素の存在を示唆するネズミの成長実験から始まっ
た. ビタミンという一般名称はフンク（Funk）がコメヌカから未知成分の濃縮
抽出に成功し vitamine と命名したことに由来する. vital（生命の）＋amine（ア
ミン）ということでついた名前であるが，その後，新たなビタミンが発見される
に従い，ビタミンの構造がアミンだけではないということから e を除いて，現在
用いられているような vitamin というスペルに落ち着いた経緯がある.

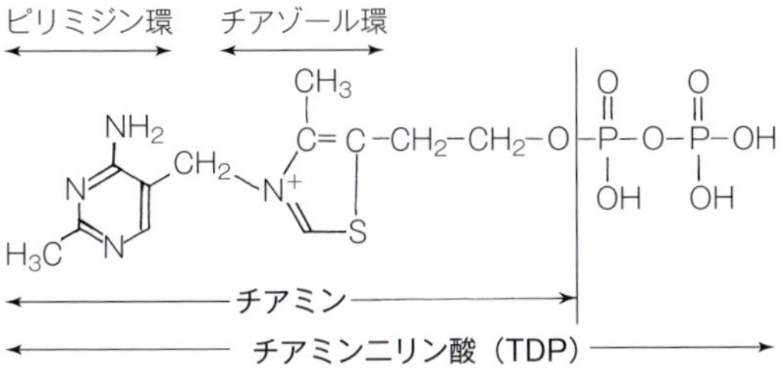

D. ビタミンは生体内でどのような働きをしているか　**183**

図中ラベル：ピリミジン環　チアゾール環

$$CH_3$$
$$C=C-CH_2-CH_2-O-P-O-P-OH$$

チアミン

チアミンニリン酸（TDP）

図 4D-1　ビタミン B_1（チアミン）の構造と補酵素 TDP との関係

2 ビタミンの種類と主な性質

　現在，ビタミンとして認められているものは 13 種類あり，水溶性ビタミン 9 種類（ビタミン B 群の B_1，B_2，ナイアシン，B_6，葉酸，B_{12}，ビオチン，パントテン酸の 8 種類とビタミン C）と脂溶性ビタミン 4 種類（A, D, E, K）である．その他にビタミンに近い，境界上の物質としてビタミン様作用物質という名称で用いられている必須の微量元素もあるが，ビタミンとは区別されている．水溶性のビタミン B 群に共通する作用は，補酵素として，代謝反応に関与することである．脂溶性ビタミンのうち特にビタミン A, D については，核内の受容体と結合し，DNA の特定の部位に結合して mRNA の合成を調節するというホルモン類似の作用機序を有する．

3 水溶性ビタミン

1) ビタミン B_1（チアミン）と TDP（TPP）（図 4D-1）

　ビタミン B_1 の化学名はチアミンで，ピリミジン環とチアゾール環がメチレン基で結合した構造となっている．生体内では主としてチアミンの補酵素型であるチアミン二リン酸（thiamine diphosphate：TDP，チアミンピロリン酸 thiamine pyrophosphate：TPP ともいう）として存在する．TDP は，①解糖系のピルビン酸からアセチル CoA を生成するピルビン酸脱水素酵素（ピルビン酸デヒドロゲナーゼ）複合体，② TCA サイクルの 2-オキソグルタル酸脱水素酵素（2-オキソグルタル酸デヒドロゲナーゼ）複合体，③ペントースリン酸経路のトランスケトラーゼの補酵素として作用する．いずれも糖代謝にかかわる酵素であり，ビタミン B_1 が欠乏すると糖代謝が円滑に進まなくなる．その結果，糖代謝の中間代謝産物である乳酸やピルビン酸が血中に増え，ときにアシドーシスなど重篤な症状をきたすことになる．

　このほか，ビタミン B_1 は神経組織の必須成分となって神経の伝達に関与する．古くから，白米を常食とする人々に脚気が多発することが知られていたが，これ

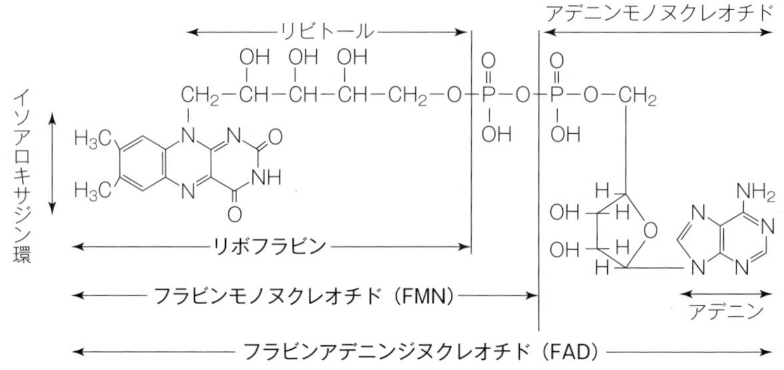

図 4D-2 ビタミン B$_2$（リボフラビン）の構造と補酵素 FMN・FAD との関係

は精米により，B$_1$ を含むヌカが除かれたことによる欠乏症である．また，1990
年代には高カロリー輸液療法実施時にビタミン類の添加をしなかったことでビタ
ミン B$_1$ 欠乏による重篤な乳酸アシドーシスを発症する事故が続いた．欠乏症と
して，脚気，多発性神経炎，ウェルニッケ（Wernicke）脳症がある．エネルギー
代謝に関係するビタミンであるため，食事摂取基準では必要量をエネルギー消費
量当たりの値として算定した．

2）ビタミン B$_2$（リボフラビン）と FAD，FMN（図 4D-2）

ビタミン B$_2$ の化学名はリボフラビンで，イソアロキサジン環に D-リビトー
ルが結合した構造となっている．生体内ではフラビン酵素の補酵素であり，フラ
ビンアデニンジヌクレオチド（flavin adenine dinucleotide：FAD）またはフラ
ビンモノヌクレオチド（flavin mononucleotide：FMN）として存在する．そして，
多くの酸化還元反応や酸素添加反応に関与する．TCA サイクルから放出される
水素を電子伝達系に受け渡す反応や電子伝達系にも含まれており，エネルギー産
生に重要な働きをする．欠乏により，赤血球中グルタチオン還元酵素（グルタチ
オンレダクターゼ）（補酵素：FAD）の活性が低下するので，欠乏判定の指標と
なる．欠乏症として口角炎，口唇炎，舌炎，脂漏性皮膚炎を発症する．エネルギー
代謝に関係するビタミンであるため，食事摂取基準で必要量は推定エネルギー必
要量当たりで算定した．

3）ナイアシンと NAD，NADP（図 4D-3）

ナイアシンとは，ニコチン酸およびニコチンアミドを指し，トリプトファンか
らも合成される．生体内では主に補酵素型のニコチンアミドアデニンジヌクレオ
チド（nicotinamide adenine dinucleotide：NAD），ニコチンアミドアデニンジ
ヌクレオチドリン酸（nicotinamide adenine dinucleotide phosphate：NADP）
として存在する．NAD は解糖系や TCA サイクルなど多くの代謝系で，NADP
はペントースリン酸経路や脂質の生合成など多くの酸化還元反応に補酵素として
かかわる．欠乏症としては，古くからトウモロコシを主食とする人々にペラグラ
が多発することが知られており，3D と称する皮膚炎（Dermatitis），下痢

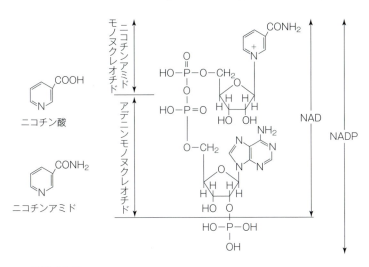

図 4D-3　ナイアシンの構造と補酵素 NAD・NADP との関係

図 4D-4　ビタミン B₆（ピリドキシン）の構造と補酵素 PLP との関係

(Diarrhea), 精神神経障害（Dementia）の代表的な症状を呈する．これはトウモロコシのタンパク質にトリプトファン含量が少ないため発症したナイアシン欠乏症である．過剰摂取により，胃腸や肝臓を障害する．エネルギー産生に関係するビタミンであるため，食事摂取基準で推定エネルギー必要量はエネルギー当たりの値とした．なお，ナイアシン当量はニコチンアミド（mg）＋ニコチン酸（mg）＋1/60 トリプトファン（mg）で求められる．また，耐容上限量も示されている．

4）ビタミン B₆（ピリドキシン）と PLP（図 4D-4）

ビタミン B₆ 活性をもつ化合物として，ピリドキシン，ピリドキサミン，ピリドキサールとそれぞれのリン酸化合物の 6 型が存在する．また，植物ではピリドキシンの糖誘導体であるピリドキシン 5′β-グルコシドも存在するが，生体利用率は 50% 程と低い．ビタミン B₆ の主な補酵素型はピリドキサールリン酸（pyridoxal phosphate：PLP）であり，アミノ酸代謝におけるアミノ基転移反応やドーパミン，GABA（γ-アミノ酪酸）など生理活性アミンの合成に補酵素としてかかわる．また，グリコーゲンホスホリラーゼも PLP を補酵素とするため，グリコーゲン

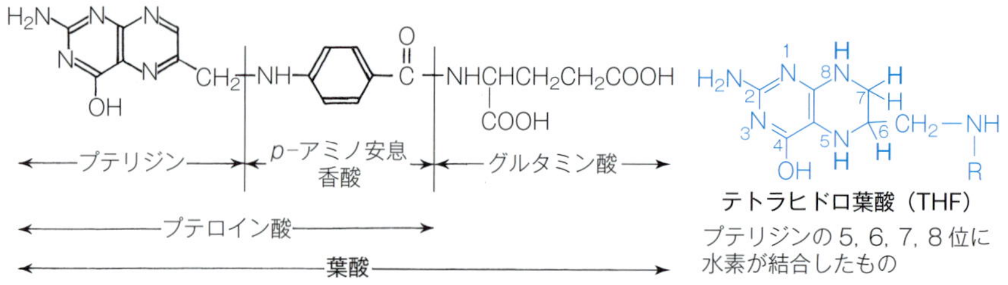

図 4D-5 葉酸（folate acid）とテトラヒドロ葉酸との関係

の分解にも関与する．欠乏症としては皮膚炎，けいれん，貧血，脂肪肝などがある．また，不足により脳波異常や神経症状が現れる．ヒトの欠乏症はほとんどないが，症状としては，皮膚炎，けいれん，貧血，脂肪肝などがみられる．ビタミン B_6 はタンパク質摂取量が多くなると必要量が増すため，食事摂取基準はタンパク質摂取量当たりのピリドキシン相当量で算定されている．ピリドキシンの過剰摂取により感覚神経障害を発症するため，耐容上限量が算定されている．

5) 葉酸（プテロイルモノグルタミン酸）と THF（図 4D-5）

葉酸活性をもつ化合物の総称を葉酸（folate）と呼び，プテロイルモノグルタミン酸だけを指す場合は葉酸（folate acid）と呼ぶ．葉酸（folate acid）は自然界に稀にしか存在せず，通常の食品以外のサプリメントや強化食品などに含まれるものに限られる．体内では還元され，5,6,7,8-テトラヒドロ葉酸（tetrahydrofolic acid：THF）誘導体のポリグルタミン酸型（グルタミン酸が複数個結合したもの）として存在する．テトラヒドロ葉酸が補酵素として関与する酵素反応はホルミル基（-CHO），メテニル基（=CH-），メチレン基（-CH$_2$-）などの一炭素単位の転移反応であり，アミノ酸やプリン・ピリミジンの代謝経路に存在する．葉酸の欠乏は巨赤芽球性貧血や高ホモシステイン血症の誘因となる．胎児神経管閉鎖障害を予防するためには，妊娠前ならびに妊娠初期に食品からの葉酸（folate）の摂取に加え，いわゆる栄養補助食品からの葉酸（folate acid）補給が有効であるといわれている．

6) ビタミン B$_{12}$（シアノコバラミン）（図 4D-6）

ビタミン B$_{12}$ は赤いビタミンといわれているが，これは分子中にコバルトを含むことによる．動物や微生物に存在するが，植物には含まれない．ビタミン B$_{12}$ の補酵素型はメチルコバラミン，アデノシルコバラミンである．ヒトでは，メチルマロニル CoA ムターゼにアデノシルコバラミンが，メチオニン合成酵素（メチオニンシンターゼ）にメチルコバラミンが補酵素としてかかわる．ビタミン B$_{12}$ が欠乏するとメチルマロニル CoA ムターゼ活性が低下するため，尿中にメチルマロン酸が増えるので欠乏の指標として用いられている．ビタミン B$_{12}$ の吸収には，唾液中のハプトコリン，胃粘膜から分泌される内因子が関与する．胃切除による内因子不足や中高齢者に多い萎縮性胃炎ではビタミン B$_{12}$ の吸収が障害され，巨赤芽球性貧血（悪性貧血）を発症する可能性がある．内因子の欠乏が

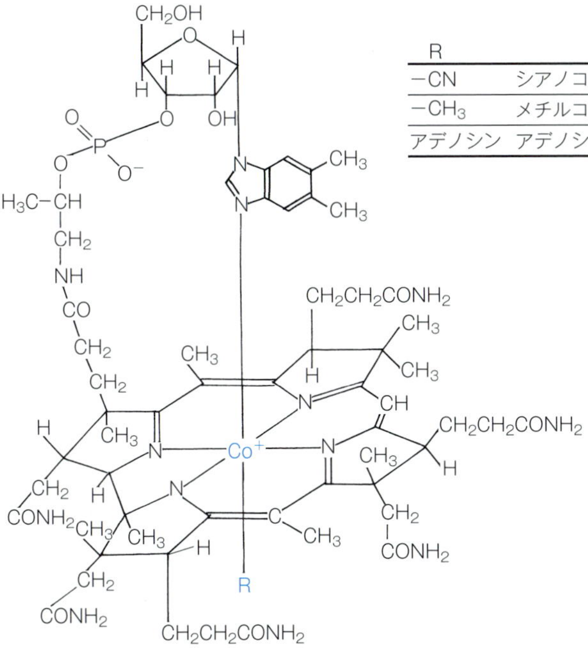

D. ビタミンは生体内でどのような働きをしているか　**187**

R	
−CN	シアノコバラミン
−CH₃	メチルコバラミン
アデノシン	アデノシルコバラミン

図 4D-6　**ビタミン B₁₂（シアノコバラミン）の構造**

原因の場合，ビタミン B₁₂ を筋肉内注射で投与する必要がある．その他の欠乏症として神経障害や高ホモシステイン血症がある．過剰に摂取しても内因子が飽和すれば吸収されない．

7) ビオチンとビオシチン（図 4D-7）

生体内では**ビオチン**は酵素タンパク質のリシン残基と結合したビオチニルリシンの形で存在し，**アセチル CoA カルボキシラーゼ**や**ピルビン酸カルボキシラーゼ**などカルボキシ基の転移反応に補酵素として働く．ビオチンは多くの食品に含まれ，腸内細菌によっても合成されるため欠乏症はまれだが，卵白障害が知られている．卵白中のアビジンという塩基性タンパク質とビオチンが結合することにより，腸管でのビオチンの吸収が阻害されることによる．ビオチンとリシンの結合したものを**ビオシチン**と称し，現在分離されているビオチンの大部分はビオシチンの形である．

Column　**葉酸代謝関連酵素の遺伝子多型**

葉酸の欠乏は巨赤芽球性貧血や高ホモシステイン血症の誘因となる．高ホモシステイン血症は動脈硬化の危険因子と考えられており，さまざまな疾患との関連についての研究も進んでいる．また，妊娠前あるいは妊娠初期の葉酸欠乏は二分脊椎症などの神経管閉鎖障害のリスクを高めることもあり，葉酸はすべての年代において重要な栄養素であると考えられる．近年，葉酸代謝にかかわる酵素には遺伝子多型が存在し，葉酸の必要量には個人差があることが明らかになっている．

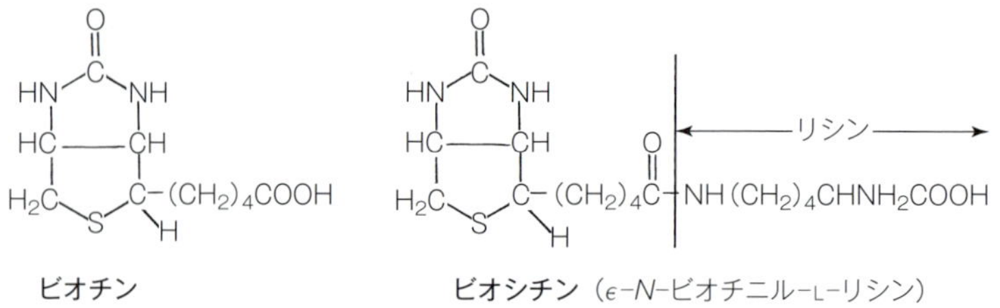

188 4. 生体の機能を調節しているものは何か

ビオチン　　　　　　　　　ビオシチン（ε-N-ビオチニル-L-リシン）

図 4D-7　ビオチンとビオシチンの構造

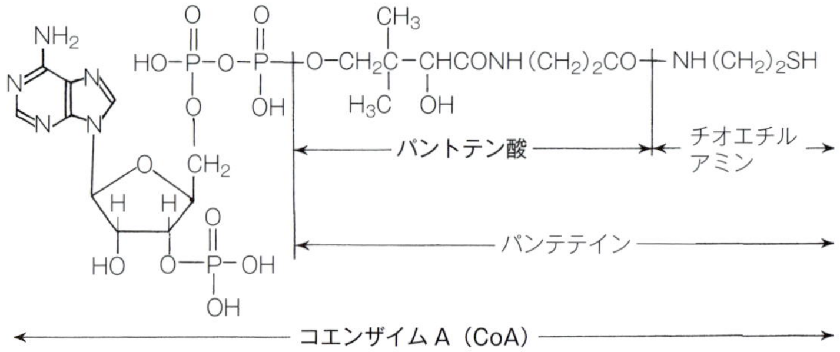

図 4D-8　パントテン酸の構造と CoA との関係

8）パントテン酸と CoA（図 4D-8）

パントテン酸は酵母の成長因子として発見されたビタミンであり，自然界に広く分布している．腸内細菌により合成され，ヒトの欠乏症はほとんどない．生体内ではコエンザイム A（coenzyme A：CoA，補酵素 A）の構成成分となり，アシル基の転移に関与している．特に活性酢酸と呼ばれるアセチル CoA は，脂肪，炭水化物，アミノ酸の中間代謝産物として生成され，TCA サイクルに入り，エネルギーを産生するという重要な反応にかかわる．また，パントテン酸は脂肪酸生合成で作用するアシルキャリアータンパク質（acyl carrier protein：ACP，p.98 参照）の構成成分でもある．

9）ビタミン C（アスコルビン酸）（図 4D-9）

ビタミン C の化学名はアスコルビン酸で，抗壊血病因子として発見された．ビタミン B 群と異なり，補酵素作用は不明である．ほとんどの動物は D-グルコースから合成できるが，ヒト，サル，モルモットなどはアスコルビン酸合成の最終段階を担う L-グロノラクトン酸化酵素（L-グロノラクトンオキシダーゼ）が欠損しているため，合成できない．アスコルビン酸は 2,3 位のエンジオール構造による強い還元力を示し，細胞内で抗酸化作用を発現する．酸化されるとデヒドロアスコルビン酸になるが，グルタチオンなどの還元剤が作用すると容易にアスコルビン酸に戻る．欠乏症として，古くから壊血病が知られており，皮下や歯肉からの出血をきたす．これはコラーゲンを構成するプロリン，リシンの水酸化が障害され正常なコラーゲン合成ができず，結合組織が変化したことによる．他のビ

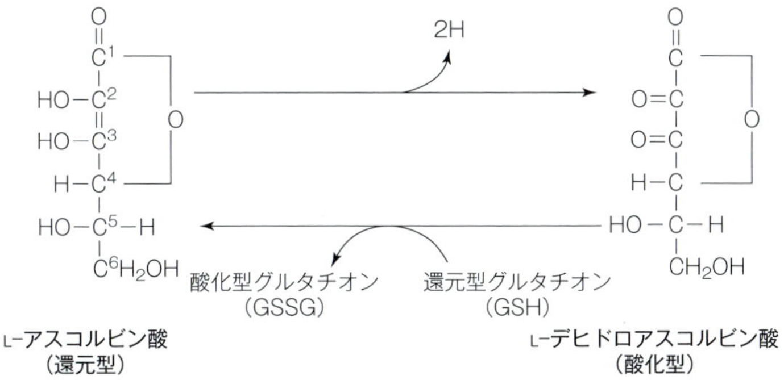

D. ビタミンは生体内でどのような働きをしているか　**189**

図4D-9 ビタミンC（アスコルビン酸）の構造と酸化還元型の関係

タミンCの作用として，メラニン色素沈着抑制作用，生体異物の代謝への関与などが挙げられる．喫煙により，血中アスコルビン酸量が低下することが知られており，喫煙者は受動喫煙者も含め，推奨量以上にビタミンCを摂取することが望ましい．

4　脂溶性ビタミン

1）ビタミンA（レチノール）（図4D-10）

ビタミンAは夜盲症を予防する脂溶性因子として発見された．ビタミンAの化学名はレチノールで，レチノイド（ビタミンA関連化合物）として，レチナール，レチノイン酸，9-*cis*-レチノイン酸などが存在する．β-カロテン，α-カロテン，β-クリプトキサンチンなどのカロテノイドは生体内でレチノールに転換されることから，プロビタミンAと呼ばれる．プロビタミンAのうちでは，β-カロテンのA作用が最も強く，中央で開裂すると2分子のレチナールを生成する．また，カロテノイドには，抗酸化作用もある．

| Column | **アスコルビン酸の生合成** |

ヒトのアスコルビン酸の1日必要量は他のビタミン類に比べて非常に多いのが特徴である．このビタミンは多くの動物で，体内合成ができることはよく知られている．しかし，ヒト，サル，モルモットなどは，進化の過程でその合成能を失い，食物から摂取しないと生命を維持することができない．動物が進化のどの過程でその能力を失ったかは，Science（1973）に系統発生図で紹介されている．図によると昆虫，無脊椎動物，魚類に合成能はなく，両生類，爬虫類は腎臓で，哺乳類は肝臓で合成する．同様の過程が鳥類でも観察される．原始に近い鳥類は腎臓で，より進化した鳥類は肝臓で合成し，さらに進化した鳥類は合成能を失っている．ヒトにL-グロノラクトン酸化酵素があれば，UDP-D-グルコースを初発物質として，アスコルビン酸を次々合成できたのにと考えると，まことに残念な進化の産物である．

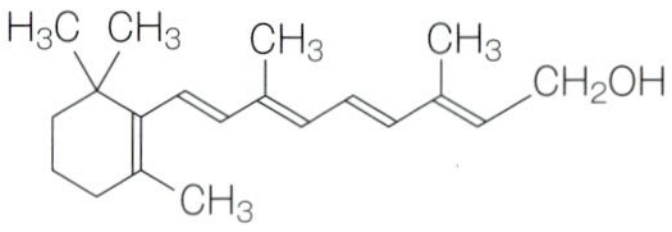

190   4. 生体の機能を調節しているものは何か

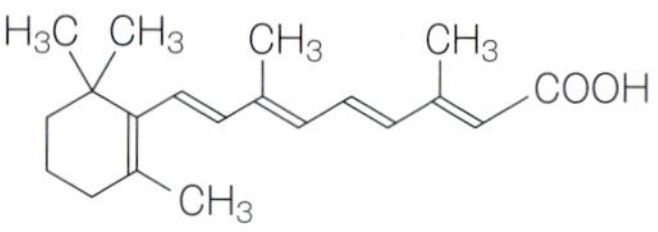

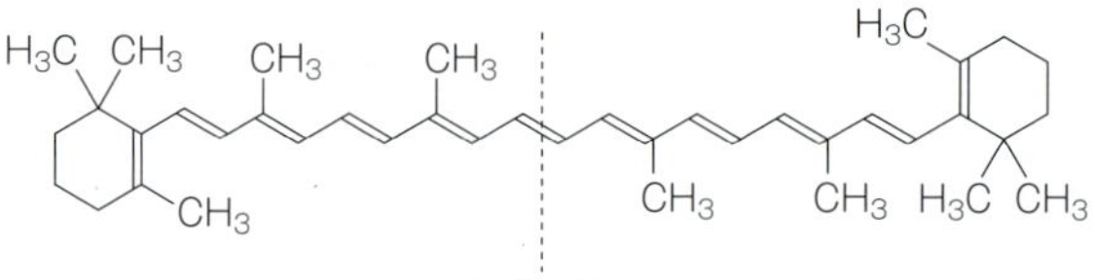

図 4D-10 ビタミン A（レチノール）およびその誘導体と β-カロテンの構造

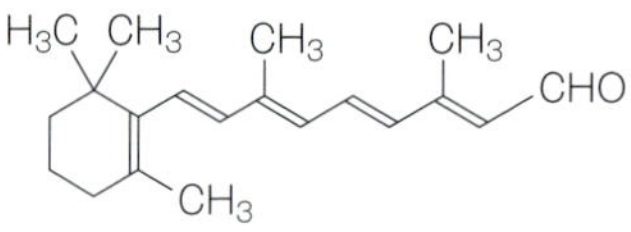

　ビタミン A の生理作用として，①視覚サイクルに関与する．網膜上の桿体細胞にある色素タンパク質のオプシンと 11-*cis*-レチナールが結合して**ロドプシン**を形成する．ロドプシンは光刺激により，オプシンと全-*trans*-レチナールに分解されるが，ロドプシンの再合成のためには全-*trans*-レチナールが 11-*cis*-レチナールに異性化され，オプシンと結合する必要がある．しかし，ビタミン A が欠乏するとロドプシンの形成が障害され，暗順応が低下し，夜盲症となる．また，②上皮細胞を保護する働き，③成長の維持，④発生過程における増殖・分化などに関係する．全-*trans*-レチノイン酸，9-*cis*-レチノイン酸はそれぞれ**レチノイン酸受容体**と結合して，遺伝子の転写を調節しており，このステロイドホルモンに似た機能によって，生理作用を発現していると考えられている（p.167，図 4C-2 参照）．

　ビタミン A の欠乏症は夜盲症，角膜乾燥症，成長障害，骨や神経系の発達遅延，皮膚の角質化などである．また，ビタミン A の過剰症は臨床症状としては頭痛を特徴とし，その他皮膚の落屑，脱毛，筋肉痛，関節痛を伴い，妊婦では胎児奇形も報告されている．成人の耐容上限量をレチノール活性当量（RAE）で 2,700 μg/日としている．一方，プロビタミン A である β-カロテンの過剰症は柑皮症（皮膚の黄染）を生じるが，病理学的な変化はなく，過剰症として扱っていない．

2）ビタミン E（α-トコフェロール）（**図 4D-11**）

　ビタミン E はネズミの不妊症を防ぐ因子として発見された．ビタミン E 作用をもつ物質として，α-，β-，γ-，δ-型のトコフェロールとトコトリエノールの合計 8 種類が知られている．このうち，最も抗酸化活性が高いのは **α-トコフェロール**であり，生体組織の大部分を占めている．生体内のビタミン E は生体膜に広く分布し，脂質二重層の不飽和脂肪酸に発現する過酸化反応を止め，酸素ラジカルの消去を行い，生体膜の酸化的障害を防いでいる．また，細胞内に生じる黄褐色のリポフスチン（不飽和脂肪酸の酸化重合した物質）の生成を抑制する効果や血液中の LDL（低密度リポタンパク質）の酸化を抑える作用など脂溶性の抗酸

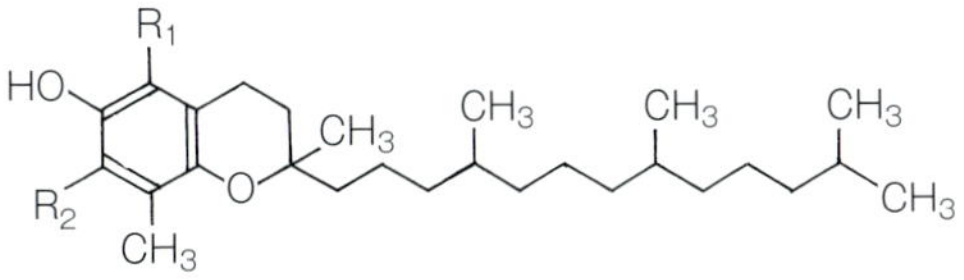

D. ビタミンは生体内でどのような働きをしているか　191

	R$_1$	R$_2$	
	-CH$_3$	-CH$_3$	α-トコフェロール
	-CH$_3$	-H	β-トコフェロール
	-H	-CH$_3$	γ-トコフェロール
	-H	-H	δ-トコフェロール

図 4D-11　**ビタミン E の構造とその同族体**

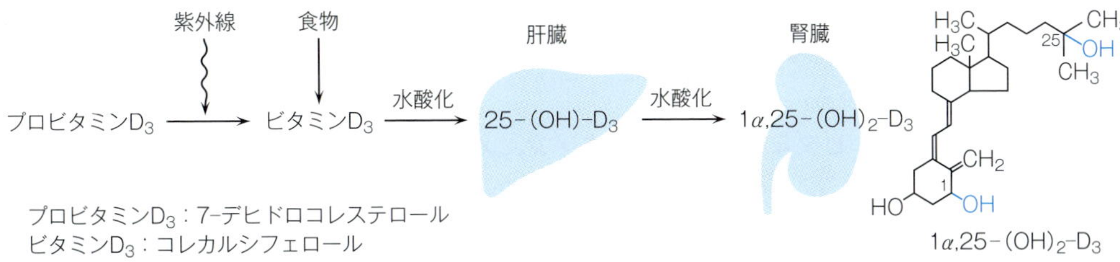

プロビタミンD$_3$：7-デヒドロコレステロール
ビタミンD$_3$：コレカルシフェロール

$1\alpha,25$-(OH)$_2$-D$_3$

図 4D-12　**ビタミン D$_3$（コレカルシフェロール）の活性化過程と活性型ビタミン D$_3$ の構造**

化物質として重要である．ヒトの欠乏症は，遺伝性疾患や脂肪吸収の障害時以外ほとんどないが，不飽和脂肪酸を過剰に摂取するとビタミン E の必要量が増す．脂溶性のビタミンだが，毒性は低い．健常成人の α-トコフェロールの健康障害非発現量 800 mg/日と体重比を用いて性・年齢階級別に耐容上限量を算出している．

3）ビタミン D（カルシフェロール）（図 4D-12）

ビタミン D は抗くる病因子として発見されたビタミンである．ビタミン D 活性を有する化合物には，ビタミン D$_3$（コレカルシフェロール），ビタミン D$_2$（エルゴカルシフェロール）がある．ヒトの皮膚に存在するプロビタミン D$_3$（7-デヒドロコレステロール）が紫外線を受けることでプレビタミン D$_3$（プレカルシフェロール）となり，さらに体温の熱異性化によりビタミン D$_3$ が合成される．キノコ類に含まれるプロビタミン D$_2$（エルゴステロール）も紫外線により，ビタミン D$_2$ に変換され，ビタミン D として利用できる．ビタミン D$_2$ も D$_3$ もヒトに対する生理活性は等しく，併せて D と称す．ビタミン D$_2$ および D$_3$ ともにそのままでは D 活性はない．活性型になるためには，肝臓で 25 位に，さらに腎臓で 1 位にそれぞれ水酸基を 1 つずつ結合し，$1\alpha,25$-ジヒドロキシビタミン D [$1\alpha,25$-(OH)$_2$-D] に代謝される必要がある．活性型ビタミン D の生理作用はカルシウムやリンの吸収促進，小腸上皮細胞や骨芽細胞など細胞の増殖や分化の誘導である．これらの作用は活性型ビタミン D が核内のビタミン D 受容体と結合し，遺伝子の転写を制御することによって発現する（p.167，図 4C-2 参照）．ホルモン様作用を示す活性型ビタミン D の血中濃度は，ほぼ一定に維持されているため，栄養状態の指標には血中 25-ヒドロキシビタミン D [25-(OH)-D] が用いられている．ビタミン D 欠乏は小児のくる病，成人では骨軟化症などの骨

ビタミンK₁（フィロキノン）　　ビタミンK₂（メナキノン）　　ビタミンK₃（メナジオン）

図 4D-13 ビタミンK同族体の構造

疾患として発症する．また，過剰症では，高カルシウム血症とカルシウムが組織に沈着することによる臓器障害が認められる．成人の耐容上限量を100 μg/日としている．

4）ビタミンK（フィロキノン，メナキノン，メナジオン）（図 4D-13）

ビタミンKにはビタミンK₁（フィロキノン），ビタミンK₂（メナキノン），ビタミンK₃（メナジオン）などが存在する．そのうち，メナジオンは合成物であり，現在ヒトへの使用は禁止されている．ビタミンKのうち，緑黄色野菜にはフィロキノンが，納豆には納豆菌が産生するメナキノンが多い．また，食事として摂取するビタミンKのほか，腸内細菌の産生するメナキノンも利用している．ビタミンKは炭酸固定に働くカルボキシラーゼの補酵素として作用し，グルタミン酸残基のγ位炭素をカルボキシ化し，γ-カルボキシグルタミン酸（γ-carboxyglutamic acid：Gla）にする．血液凝固因子のプロトロンビン（第Ⅱ因子），第Ⅶ，第Ⅸ，第Ⅹ因子やオステオカルシンなどの骨基質Glaタンパク質はGla化されることで，カルシウム結合能を示す．ビタミンKの生理作用は，血液凝固の調節，骨形成の促進であり，メナキノン-4は骨粗鬆症の治療薬として使われている．ヒトの欠乏症では血液凝固の遅延が認められる．乳児のビタミンK欠乏は新生児メレナ（消化管出血）や新生児頭蓋内出血として発症する．過剰症はフィロキノンおよびメナキノンについては，毒性が認められていないので，耐容上限量は設定されていない．しかし，抗凝血薬のワルファリンを服用中は納豆などビタミンK含有の多い食品の摂取は薬の作用を減弱させるので控える．

 練習問題

1. ビタミンについての記述である．正しいのはどれか．
   (1) ヒトにはチロシンからナイアシンを合成できる反応系がある．
   (2) 葉酸欠乏は小球性の貧血を，鉄欠乏は大球性の貧血を発症する．
   (3) ビタミンB₁₂の構造式には，銅を含む．
   (4) ビタミンE作用をもつ物質のうち，ヒトに対し最も生物活性の高いものは，α-トコフェロールである．
   (5) ビタミンDの栄養状態を判定する指標として，血中ビタミンD濃度の値が用いられる．

2. ビタミンについての記述である．正しいのはどれか．
   (1) ビタミン B$_6$ はタンパク質摂取量当たりで算定されている．
   (2) ビタミン A はアセチル CoA の構成成分である．
   (3) ビタミン B$_{12}$ や葉酸が不足すると，血中のホモシステイン値は低下する．
   (4) ビオチンには抗酸化作用がある．
   (5) ビタミン D は抗酸化作用をもち，生体膜におけるフリーラジカルの産生を防止する．

E ミネラル（無機質）は生体内でどのような働きをしているか

1 ミネラル（無機質）とは何か

　人体は，さまざまな元素から形成された物質で構成されている．世界保健機関（WHO）は「当該元素の曝露量がある限界未満のとき，生理学的に重要な機能の低下を一貫して招く場合，または，当該元素が生物の生命機能を担う有機的構造の不可欠な部分である場合，その元素は生物にとって必須である」と元素の必須性を定義している．

　ミネラル（無機質，minerals）とは，無機物として摂取されたものが機能を発揮する栄養素のことであり，無機栄養素（inorganic nutrients）とも呼ばれる．ただし，無機物として摂取したものが代謝されて有機物を形成するミネラル（硫黄，リン，セレン，ヨウ素，モリブデン）も存在し，化学形態によっては有機物として摂取しても栄養機能を発揮する．含硫アミノ酸中の硫黄は分解されて硫酸イオンとなる．硫酸イオンは，硫酸ムコ多糖類の合成や硫酸抱合に利用される．したがって，硫黄は通常ミネラルには分類されないが，硫酸イオンとして摂取されたものも栄養素としての機能をもっている．

　なお，無機物である水（H$_2$O）と酸素（O$_2$）は生命維持に必須であるが，ミネラルには入れない．また，タンパク質，糖質，脂質，ビタミンは，特定の有機物として摂取しなければならない栄養素である．したがって，これらの有機物を構成する主な元素である炭素（C），酸素（O），水素（H），窒素（N）は，栄養学上のミネラルではない．

2 ミネラル（無機質）の分類

　主に，ミネラルとして働く元素は人体の重量の約4%に過ぎないが，さまざまなものを含んでいる．明確な分類上の定義はないが，必要量に基づいて分類されることが多い．

　多量ミネラルは，成人における必要量が100 mg 以上または鉄の必要量よりも

多い元素すなわち，カルシウム，リン，マグネシウム，ナトリウム，カリウム，塩素を指す．

　必要量が100 mg 未満またはマグネシウムの必要量よりも少ないものは，少量ミネラルに分類される．少量ミネラルは微量元素と呼ばれることもある．必要量が1 mg 未満である少量ミネラル（微量元素）は，超微量元素と呼ばれる．必要量が1 mg 以上100 mg 未満である狭義の微量元素は，鉄，亜鉛，銅，マンガンであり，いずれもヒトにおける必須性が証明されている．ヒトにおける必須性が証明されている超微量元素は，クロム，モリブデン，セレン，ヨウ素である．ヒトの健康に対する有用性または動物における必須性が報告されている超微量元素には，リチウム，ホウ素，フッ素，アルミニウム，ケイ素，バナジウム，ニッケル，ヒ素，臭素，ルビジウム，カドミウム，錫，鉛，コバルトがある．米国の食事摂取基準では，ホウ素，フッ素，ケイ素，バナジウム，ニッケル，ヒ素がその検討対象となっている．今後の研究によって必須ミネラルの数は増える可能性がある．

　なお，必須栄養素であるビタミン B_{12} は構成成分としてコバルトを含むが，ヒトが無機のコバルトを摂取しても体内でビタミン B_{12} は合成されない．したがってビタミン B_{12} の構成成分としてのコバルトは，ミネラルには該当しない．

3　ミネラル（無機質）の生理的意義

　ミネラルは主として次の機能を有して，生命の維持に役立っている．

　（1）電解質としての機能：多量ミネラルは，体液中の電解質として膜電位と浸透圧の形成ならびに pH の調節にあずかる．

　（2）骨塩の構成：カルシウム，リン，マグネシウムは，骨格や歯の骨塩を構成する．

　（3）共有結合を介した生体分子の構成：リンはリン酸化タンパク質，核酸，ヌクレオチド，リン脂質，各種補酵素，硫黄は硫酸ムコ多糖類，セレンはセレノプロテイン，ヨウ素は甲状腺ホルモン，モリブデンはモリブデン補酵素を構成する．

　（4）配位結合を介した生体分子の構成：亜鉛は転写因子などのジンクフィンガープロテイン，鉄はヘムを構成する．

　（5）補因子・活性化因子：マグネシウムと微量元素の多く（鉄，亜鉛，銅，マンガンなど）は，さまざまな酵素の補因子（cofactor）や活性化因子（activator）となる．

　（6）セカンドメッセンジャー：カルシウムはセカンドメッセンジャーとして細胞内情報伝達を担う．リンはセカンドメッセンジャーであるイノシトールリン酸と cAMP および cGMP の成分である．

　（7）イオンチャンネル，輸送体および受容体の調節：マグネシウムはカルシウムチャンネルの天然の阻害剤として働き，亜鉛は受容体とイオンチャンネルを

E．ミネラル（無機質）は生体内でどのような働きをしているか　195

介したシナプスにおける興奮伝達を調節する．また，クロム，ホウ素，ニッケルのような超微量元素も，この範疇に分類される機能の保持が示唆されている．

4　各種ミネラル（無機質）の機能と生理作用（表4E-1）

a　カルシウム（Ca）

　人体に存在する無機質の中でカルシウム含有量が最も多く，体重70 kgの人で約1 kgである．そのうち99%以上が骨に存在している．約1%の微量カルシウムが体液，軟組織で機能しており，また，ごく一部はイオン化している．カルシウムの主な生理作用は，①骨塩の形成，②セカンドメッセンジャー，③膜電位の形成，④第Ⅳ凝固因子としての作用である．

　カルシウム代謝は，主に副甲状腺ホルモン（parathyroid hormone：PTH，別名パラトルモン parathormone），甲状腺の傍濾胞細胞（別名C細胞）が分泌するカルシトニン（calcitonin：CT）および活性型ビタミンD（1α,25-ジヒドロキシビタミンD，p.191参照）が調節している．活性型ビタミンDは一種のホルモンとして作用し，腸管でのカルシウムの吸収と腎臓遠位尿細管でのカルシウムの再吸収を促進する．

　血漿中のカルシウム濃度は，狭い範囲（4.2～5.1 mEq/L，8.5～10.2 mg/dL）に調節されており，カルシウム摂取の不足などによってわずかでも血漿中のカルシウム濃度が低下すると，PTHと活性型ビタミンDが機能して，骨からカルシウムが動員される（図4E-1）．

　骨中のカルシウム，リン，マグネシウムは主としてヒドロキシアパタイトに類似した結晶の形で存在し，他のミネラルは主にその表面に吸着または結晶格子を置換しているものと考えられる．長期に及ぶカルシウムやビタミンDの摂取不足，日照不足による皮膚でのビタミンD_3の産生低下，尿細管障害に伴うビタミンD活性化の低下によって小児ではくる病，成人では骨軟化症が起こる．閉経後の女性に多い骨粗鬆症の発症には，若年期のカルシウム摂取不足による最大骨量の低下に加えて，閉経に伴うエストロゲンの低下や運動不足などが関係する．

　カルシウムはセカンドメッセンジャーとして筋収縮，神経の興奮伝達，腺分泌，細胞分化，代謝調節などの細胞内情報伝達を行う．

　筋肉の細胞膜が興奮すると，骨格筋では細胞内の筋小胞体から，心筋では細胞外から細胞質中にカルシウムチャンネルを通ってカルシウムが流入し，トロポニンCにカルシウムが結合する．さらに，ミオシン頭部によってATPが分解され，そのエネルギーを利用してアクチンとの間にすべりが生じてサルコメア部分が短縮し，筋肉全体が収縮する．この際，心筋ではカルシウムの流入によって活動電位が持続される．

　カルシウムはカルモジュリン（calmodulin）を介して種々の代謝調節を行う．

196 4. 生体の機能を調節しているものは何か

表 4E-1 必須ミネラルの機能

元素名	生理・生化学的機能	主な欠乏徴候
カルシウム (Ca)	骨塩の構成成分，セカンドメッセンジャー，膜電位の形成，第IV凝固因子	小児のくる病と成人の骨軟化症（ビタミンD欠乏で起こることもある），最大骨量の低下を通じて骨粗鬆症の発生リスクが上昇
リン (P)	骨塩の構成成分，リンを含む有機物（核酸，リン酸化タンパク質，リン脂質，高エネルギーリン酸化合物，イノシトールリン酸，補酵素など）の構成	リン酸添加量の不足した完全静脈栄養法や飢餓による低リン酸血症（神経異常，筋力低下，溶血）
マグネシウム (Mg)	エノラーゼ，ヘキソキナーゼなどの補因子，カルシウムチャンネルの阻害作用，骨塩の構成成分	心機能障害（不整脈，心拍出量の低下），神経の機能障害，易刺激性，けいれん，骨粗鬆症の発生リスク上昇
ナトリウム (Na)	膜電位の形成，浸透圧の形成，Na^+の濃度差が二次性能動輸送の直接の原動力	Na^+喪失を伴う脱水症でみられる低ナトリウム血症
カリウム (K)	膜電位の形成，浸透圧の形成，グルコースの二次性能動輸送に必要	高血圧の発症リスク上昇，代謝性アルカローシスに伴う低カリウム血症
塩素 (Cl)	膜電位の形成，浸透圧の形成，胃酸（HCl）の生成	激しい嘔吐の後の低クロール血症
鉄 (Fe)	ヘモグロビン，ミオグロビン，シトクロムなどヘムタンパク質のヘムの構成成分，アコニット酸ヒドラターゼなどの補因子	小球性低色素性貧血，易疲労性，最大酸素摂取量の低下，労働能力の低下，認知能の低下
銅 (Cu)	セルロプラスミン，シトクロムc酸化酵素，チロシナーゼ，リシルオキシダーゼ，スーパーオキシドジスムターゼなどの補因子	鉄欠乏様貧血，高コレステロール血症，動脈の粥状硬化症，不整脈，中枢神経の脱髄，骨形成異常，皮膚・毛髪の形成不全，色素脱失，顆粒球減少，好中球機能低下
亜鉛 (Zn)	アルカリホスファターゼ，スーパーオキシドジスムターゼ，炭酸脱水酵素などの補因子，ジンクフィンガープロテイン（DNAポリメラーゼ，RNAポリメラーゼ，転写因子，核内受容体など）の構成，興奮伝達の調節	成長障害，低身長，第二次性徴の欠如，味覚障害，皮膚炎，湿疹，にきび，腸炎，創傷治癒遅延，免疫能低下，認知能低下，暗順応低下，低亜鉛血症
マンガン (Mn)	ピルビン酸カルボキシラーゼ，アルギナーゼ，マンガンスーパーオキシドジスムターゼなどの補因子	ヒトのマンガン欠乏徴候は不明確．動物では成長障害，精巣の変性，腱の滑落，骨形成異常，糖不耐症，運動失調，毛髪の脱色素
セレン (Se)	グルタチオンペルオキシダーゼなどのセレノプロテインのセレノシステイン残基としてタンパク質を構成	ヒトの克山病（Keshan disease）では心筋症による突然死．動物では，家畜の心障害による突然死，筋肉・肝臓壊死，ラットの腎障害，動物の繁殖障害，溶血性貧血
ヨウ素 (I)	甲状腺ホルモン（チロキシン：T_4，トリヨードチロニン：T_3）の構成成分	先天性甲状腺機能低下症（重度のものが，クレチン症）・後天性甲状腺機能低下症（粘液水腫），ヨウ素欠乏でもヨウ素過剰でも甲状腺機能低下症を伴う甲状腺腫が発生
モリブデン (Mo)	キサンチン酸化酵素，アルデヒドオキシダーゼなどが必要とするモリブデン補酵素の構成成分	完全静脈栄養法施行時の神経機能の異常（けいれんなど）
クロム (Cr)	実験動物の耐糖能異常からインスリンの作用を調節すると推定されている	完全静脈栄養法時のインスリン不応性耐糖能異常・神経機能の異常

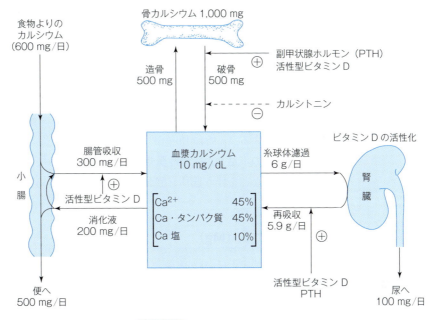

図 4E-1 カルシウムの代謝調節
数値は丸めた代表値.

　カルモジュリンは，1分子に4分子のカルシウムを結合する分子量約17,000のカルシウム結合タンパク質であり，種々の酵素（肝臓や筋肉のホスホリラーゼキナーゼ，平滑筋の収縮に必要なミオシン軽鎖キナーゼなど）やタンパク質と結合してその立体構造を変え，酵素活性を発現させたり，機能を調節したりする．
　カルシウムは第Ⅳ凝固因子として血液凝固に必須である．血液凝固系カスケードの中で，第Ⅱ（プロトロンビン），第Ⅶ，第Ⅸ，第Ⅹ凝固因子は，カルシウムを結合するγ-カルボキシグルタミン酸（Gla）残基を含むタンパク質である．これらのビタミンK依存性凝固因子は，Glaに結合したカルシウムを介して段階的に活性化され，最終的にフィブリンネットが形成されて血液は凝固する．したがって，キレート剤であるクエン酸やEDTA（エチレンジアミン四酢酸）によって遊離カルシウムを除くと血液凝固は阻止される．

b　リン（P）

　リンはすべての組織，細胞に含まれ，生体の代謝に欠くべからざる働きをしている．人体ではカルシウムに次いで多いミネラルで，成人の体内には約 0.8 kg 含まれ，85%が骨・歯に，10%が筋肉に，残りは脳，神経などに分布する．リンの主な生理作用は，①骨塩の形成，②電解質機能，③核酸，ヌクレオチド，リン酸化タンパク質，リン脂質，高エネルギーリン酸化合物，イノシトールリン酸，補酵素の形成である．

血漿中の PTH が増加すると骨破壊が進んでリン酸イオンが動員され，血漿中のカルシトニンが増加すると骨破壊が抑制される結果，骨形成が進んでリン酸イオンの沈着が増える．

リンは高エネルギーリン酸化合物である ATP，GTP，UTP やクレアチンリン酸，補酵素（coenzyme）である TPP，FAD，FMN，$NAD(P)^+$，PLP，PMP，CoA を構成する．また，上述のようにイノシトールリン酸などを介して細胞内情報伝達に関与する（p.194，③（6）参照）．

リン酸添加量の不足した完全静脈栄養法や飢餓によって，昏睡などの神経異常，筋力低下，溶血などを伴う低リン酸血症を生ずることがある．

C マグネシウム（Mg）

マグネシウムは成人に 20 g 前後含まれている．その約 65% が骨塩中に存在し，34% は細胞内で機能し，残りの 1% が細胞外液中に存在する．血漿中のマグネシウムの恒常性は保たれており，その濃度は 1.6～2.5 mEq/L の狭い範囲内にある．血漿中のマグネシウムの約 35% はタンパク質と結合しており，残りはほとんどイオン化している．

マグネシウムの主な生理作用は以下のとおりである．

（1）酵素の補因子または活性化因子：エノラーゼ（ホスホピルビン酸ヒドラターゼ），ヘキソキナーゼ，クレアチンキナーゼなど 100 以上の酵素反応に関与している．また，ATP アーゼをはじめとする多くの酵素は，ATP の 2,3 位のリン酸基の間に 1 分子のマグネシウムが結合した ATP-Mg 錯体を要求する．

（2）カルシウムチャンネル阻害作用：マグネシウム欠乏では阻害によるカルシウムチャンネルの調節ができず，細胞内カルシウム濃度が異常に増加するために，筋肉のけいれんや血管のれん縮，不整脈，易刺激性を招く．この機能は従来，興奮性膜の安定化と呼ばれていた．

（3）骨塩の形成：マグネシウムは骨塩の少量成分である．また，骨代謝の調節に関与している．

d ナトリウム（Na）

生体内のナトリウムはすべてナトリウムイオン（Na^+）として存在し，ほとんどすべてが細胞外液（血漿濃度 141 mEq/L）と骨基質に存在する．神経組織や筋組織にも少量含まれている．ナトリウムは，成人の体内に約 100 g 存在する．

ナトリウムの主な生理作用は以下のとおりである．

（1）膜電位の形成：通常，細胞の外には Na^+ が多く，内には K^+ が多い．このイオンの濃度差によって膜電位が形成される．興奮性膜では，ナトリウムチャンネルやカリウムチャンネルの開閉によって活動電位が発生する．また，Na^+ の濃

度勾配は，糖質やアミノ酸の二次性能動輸送の原動力となり，消化管吸収や尿細管再吸収を助ける．ナトリウムポンプは，ATP 1分子を分解したエネルギーで細胞外に3個のNa^+を汲み出し，細胞内に2個のK^+を取り込み，イオンの濃度差を維持している．

（2）浸透圧の形成：Na^+は細胞外液中で最もモル濃度の高い物質であり，浸透圧形成の鍵を握る．膜電位維持のため血漿中Na^+濃度は，ほぼ一定に保たれているので，通常，Na^+の移動には水の移動を伴い，Na^+の増加は細胞外液量の増加を招く．

e カリウム（K）

生体内のカリウムの約90％は細胞内液に存在している．自然界に存在するカリウムは同位体^{39}K，^{40}K，^{41}Kの混合物であり，天然放射性同位体^{40}Kを体外から計測し，細胞内液量を求めることができる．なお，^{40}Kの半減期は1.3×10^9年である．カリウムは，成人の体内に約140 g存在する．

健康なヒトの血漿（清）カリウム濃度は3.5〜4.5 mEq/Lである．カリウムの主な生理作用は，ナトリウムと協調して①膜電位と②浸透圧を形成することである．インスリンの刺激によって細胞が二次性能動輸送によってグルコースを取り込む際，結果的にK^+も細胞内に取り込むことになる．しばしば，代謝性アルカローシスに低カリウム血症を伴い，心機能が障害される．

f 塩素（Cl）

塩素（クロール）は，食塩として食物より摂取されることが多く，生体内でもナトリウムと分布が似ている．塩素は，成人の体内に約100 g存在する．塩素の主な生理作用は，Cl^-（塩素イオンまたは塩化物イオン）として①膜電位の形成にかかわり，②浸透圧を形成することである．特にγ-アミノ酪酸（GABA）などの抑制性神経伝達物質の作用は塩素チャンネルを通じたCl^-の細胞内への流入による．また，壁細胞による胃酸（HCl）の生成や殺菌に利用される好中球の次亜塩素酸（HOCl）生成に役立っている．Cl^-の移動は通常Na^+の移動に伴うが，激しい嘔吐の後では低クロール血症がみられることがある．

g 鉄（Fe）

健常成人の鉄の総量は約4 gである．体内の鉄はその役割から4つに大別される．①ヘモグロビン鉄はヘモグロビンを構成している鉄で約2,500 mg，②輸送鉄は血漿中のトランスフェリンに結合している鉄で約3 mg，③機能鉄は体内で補因子などとして機能している鉄で，ミオグロビンに280 mg，シトクロムや鉄

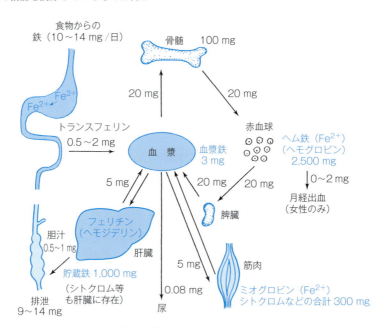

図 4E-2　生体内での鉄の動き

損失量は 0.5〜2 mg．
[Finch CA, Cook DJ et al : Ferrokinetics in man. *Medicine* **49** : 17-54, 1970 を参考に筆者作成]

酵素に 6〜8 mg など，全身で合計約 300 mg 含まれている．④貯蔵鉄は，フェリチンまたはヘモジデリンに取り込まれ，肝臓や脾臓中に蓄えられたものであり，鉄摂取量や損失量に応じて貯蔵量が変動する．

　鉄は食物として摂取されたうちで 1 mg 程度しか吸収されない．図 4E-2 に示したように，食物より摂取された 3 価の非ヘム鉄（Fe^{3+}）は胃酸で溶解され，主に食物由来のビタミン C やシステインで還元されて 2 価の鉄（Fe^{2+}）となり，小腸で吸収される．動物性食品に含まれるヘム鉄は，ヘムのまま別経路で吸収され，小腸粘膜内で鉄がヘムから遊離される．吸収された鉄は，Fe^{3+} になってトランスフェリンと結合して運ばれ，肝臓中にフェリチン（またはヘモジデリン）として蓄えられる．蓄えられた鉄は必要に応じてトランスフェリンによって骨髄や各組織に運ばれてヘモグロビン，ミオグロビン，シトクロム，鉄酵素の合成に利用される．赤血球の平均寿命は約 120 日で，脾臓のマクロファージで壊され，このとき鉄が遊離する．この鉄は回収され再利用される．

　ヘモグロビンはポルフィリン環に鉄が取り込まれてできたヘムとグロビンから構成され，酸素は鉄に結合して運ばれる．また，電子伝達系を構成するシトクロムはヘムを含んでいる．鉄酵素は，TCA サイクル（アコニット酸ヒドラターゼ，別名アコニターゼなど），電子伝達系，ステロイドホルモン合成系などを構成する．鉄欠乏では鉄欠乏性貧血を発症するだけでなく，発達の障害，運動能力の低下も招く．また，遺伝性疾患であるヘモクロマトーシスでは，全身に鉄が蓄積し，肝機能や膵臓の機能が障害される．

h 亜鉛 (Zn)

　健常成人の亜鉛の総量は約2gである．各臓器や組織に亜鉛が含まれているが，特に多いのは，骨，前立腺，眼球，皮膚，大脳辺縁系の海馬などである．ヒトの前立腺の亜鉛濃度は約 $800\,\mu g/g$ 乾燥重量と高い．

　亜鉛の主な生理作用は次のとおりである．①酵素の補因子：亜鉛は，炭酸脱水酵素，アルカリホスファターゼ，カルボキシペプチターゼ，アンギオテンシン変換酵素，スーパーオキシドジスムターゼ（SOD）など300以上の酵素の補因子として機能する．②ジンクフィンガープロテイン：DNAポリメラーゼ，RNAポリメラーゼ，リボソームタンパク質，転写因子，核内受容体などのタンパク質は，亜鉛を結合した指状の構造（ジンクフィンガーと呼ばれる）でDNAやRNAに結合する．亜鉛欠乏症では，遺伝情報の複製，転写，翻訳のすべてが障害され，成長障害，創傷治癒遅延，皮膚炎などを発生する．③ペプチドホルモンの結晶化：亜鉛はインスリンやプロラクチンなどのペプチドホルモンと結晶を形成し，分泌顆粒内に蓄えられる．④神経の興奮伝達の調節：海馬などのグルタミン酸作動性ニューロンのシナプス小胞には Zn^{2+} が含まれており，興奮伝達を調節する．⑤その他：亜鉛欠乏により，性機能低下，味覚障害，免疫能低下，脳機能低下が起こる．また，遺伝性の亜鉛吸収障害である腸性肢端皮膚炎では重度の亜鉛欠乏症を呈する．

i 銅 (Cu)

　成人の銅の総量は約90mgである．銅は肝臓に最も多く含まれ，次いで脳，腎臓，心臓などにも多く存在している（**図4E-3**）．

　銅の主な生理作用は，補因子となることである．銅は，シトクロム c 酸化酵素（p.33，図2B-6参照），スーパーオキシドジスムターゼ（SOD）やチロシナーゼなど10種以上の酵素の構成成分として機能している．肝臓で合成されるセルロプラスミンは，銅を含む青色の酸化酵素であり，酸素（O_2）を用いて Fe^{2+} を Fe^{3+} に酸化するフェロオキシダーゼ活性をもつ．遺伝性無セルロプラスミン血症の患者では銅代謝が比較的正常に保たれるので，セルロプラスミンは従来考えられていたような血漿中の銅輸送タンパク質ではない．このフェロオキシダーゼ活性は鉄の動員に必要であり，銅欠乏によって鉄欠乏類似の貧血を生ずる．銅はリシルオキシダーゼの補因子であり，銅欠乏によってコラーゲンとエラスチンの架橋形成が障害され，結合組織が脆弱化し，骨形成が障害される．その他，銅欠乏では好中球減少，高コレステロール血症，心血管異常，皮膚・毛髪の色素脱失，神経異常などがみられる．また，遺伝性の銅吸収障害であるメンケス（Menkes）病では縮れ毛を伴う重度の銅欠乏症を伴う．遺伝性の銅蓄積症であるウィルソン（Wilson）病では重度の肝障害と脳機能障害を招く．

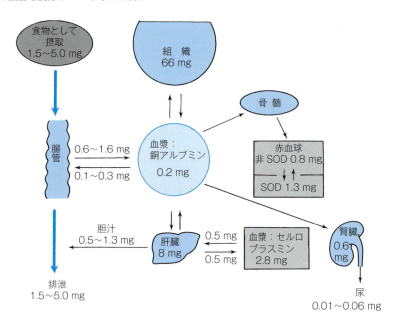

図 4E-3 生体内での銅の動き

SOD：Cu/Zn スーパーオキシドジスムターゼ．
[Cartwright GE, Wintrobe MM：Copper metabolism in normal subjects. *Am J Clin Nutr* 14：224-232, 1964 を参考に筆者作成]

j マンガン（Mn）

　成人のマンガンの総量は約 10 mg であり，マンガンは肝臓，膵臓，腎臓，骨に存在している．特に，肝臓，腎臓のミトコンドリア，核の部分に多い．マンガンの主な生理作用は，種々の酵素の補因子となることである．アルギナーゼ，ピルビン酸カルボキシラーゼなどの酵素は補因子としてマンガンが必要である．ピルビン酸カルボキシラーゼは ATP のエネルギーを用いてピルビン酸をカルボキシ化してオキサロ酢酸に変える糖新生系の律速酵素である．ムコ多糖の代謝系酵素にはマンガンを要求するものがあり，マンガン欠乏で骨および軟骨形成異常を起こすことが，実験動物を用いた研究により判明している．またマンガンは，アデノシンキナーゼなどの酵素の活性化因子である．

k ヨウ素（I）

　成人の甲状腺は約 8 mg のヨウ素（ヨード）を含有している．甲状腺中のヨウ素の 45％はチロキシン（T_4）の形で，3％はトリヨードチロニン（T_3）の形で含まれている．残りは甲状腺濾胞中のチログロブリンに結合している．ヨウ素欠乏になると，甲状腺のヨウ素の貯蔵量が減少し，T_4 の合成能が低下して，甲状腺腫（goiter）が起こり，甲状腺機能が低下する．甲状腺機能低下症は，成人では

粘液水腫，先天性では重度のものがクレチン症と呼ばれる．一方，ヨウ素過剰でも甲状腺機能低下を伴う甲状腺腫や甲状腺機能低下症が発生する．妊婦のヨウ素過剰摂取によって起こる新生児における先天性の甲状腺機能低下症は，ヨウ素過剰が解消されれば適切な治療によって正常化する一過性甲状腺機能低下症である．

セレン（Se）

　心筋症を主徴とする中国，チベットでの克山病（Keshan disease）の発症地区で，30 μg/日以上のセレン摂取者には発症がないこと，また，ビタミンE欠乏によって起こるラットの肝壊死に対して，セレンを飼料に添加することによって肝壊死の発生が防止できることが判明したことなどにより必須性が認められたミネラルである．

　生体内でセレンとしての特有の機能を発揮するセレノプロテインというセレンを含んだタンパク質合成の際，無機セレンまたは体内で無機化されたセレンを用いてセレノシステインというアミノ酸が合成される．代表的なセレン酵素は，赤血球中に存在する過酸化水素や過酸化脂質を除去するグルタチオンペルオキシダーゼ（GSHPx）とT_4をT_3に変換して活性化する甲状腺ホルモン脱ヨード酵素である．

クロム（Cr）

　完全静脈栄養法施行時にクロム補充によって治癒した耐糖能異常と神経障害が発生し，クロムの必須性が確立された．栄養機能を発揮するのは3価クロム（Cr^{3+}）であり，6価クロムは毒性が高い．生理機能の詳細は不明であるが，Cr^{3+}によるインスリン作用の調節に関しての解明が進んでいる．

モリブデン（Mo）

　モリブデンは肝臓，腎臓，脾臓，脳，筋肉などに広く存在している．モリブデンは，モリブデン補酵素を形成し，キサンチン酸化酵素（キサンチンオキシダーゼ），アルデヒドオキシダーゼ，亜硫酸酸化酵素（亜硫酸オキシダーゼ）の活性に必須である．完全静脈栄養法施行時にモリブデン補充によって治癒した神経障害が発生し，モリブデンの必須性が確立された．

フッ素（F）

　フッ素は歯牙う蝕症（むし歯）の予防に効果があることが認められている．その一方で，飲料水などのフッ素濃度が2 ppmを超えると多くの人に歯牙フッ素

症（斑状歯）が認められるようになる．また，フッ素には骨粗鬆症予防効果もあるので，米国では食事摂取基準が定められている．

動物に必須である超微量元素

上述のフッ素を含め各種超微量元素の動物に対する必須性が報告されている．例えば，ホウ素欠乏ではカエル，マウス，ラットにおける胚発生停止，ニッケル欠乏ではヤギやラットの生殖障害とラットやヒヨコの肝障害，錫欠乏によるラットの成長障害が報告されている．

他の超微量元素については割愛するが，今後の研究の進展でその数が増え，ヒトにおける欠乏症や疾病予防効果が発見されるものと予想される．その中でもニッケルについては，男性不妊症患者の精漿中ニッケル濃度の低下，胎児の発育不良に伴う羊水中ニッケル濃度の低下，母乳中ニッケル濃度の低下と乳児の視力低下の関連など，ヒトにおけるニッケルの必須性を示唆する疫学調査が相次いでいる．

練習問題

1. 人体のミネラル（無機質）についての記述である．正しいのはどれか．
    (1) カルシウムイオンはセカンドメッセンジャーになる．
    (2) 神経細胞ではカリウム濃度は細胞外のほうが細胞内より高い．
    (3) マグネシウムはカルシウムチャンネルの機能を亢進する．
    (4) セルロプラスミンは血漿中の主たる銅輸送タンパク質である．
    (5) ジンクフィンガーは，亜鉛が脂質に結合して指状の構造をとったものである．

2. 必須微量元素と生体内の機能に関する組み合わせである．正しいのはどれか．
    (1) 鉄 ――――― リシルオキシダーゼ
    (2) カルシウム ― ヒドロキシアパタイト
    (3) リン ――――― 胃酸
    (4) マンガン ―― ミオグロビン
    (5) クロム ――― 膜電位の形成

3. ミネラル（無機質）の代謝調節に関する記述である．正しいのはどれか．
    (1) 副甲状腺ホルモンは血漿中のカルシウムを骨に取り込ませる．
    (2) 活性型ビタミンDは腸管でのカルシウム吸収を抑制する．
    (3) 消化管では，主に3価の非ヘム鉄が吸収される．
    (4) ヘモグロビンの鉄が再利用されることはない．
    (5) 貯蔵鉄はフェリチンとヘモジデリンの形態で蓄えられる．

F. 水は生体内でどのような働きをしているか **205**

F 水は生体内でどのような働きをしているか

1 水の特性と機能

　水は成人男性で体重の約60%，成人女性で約55%，小児で約70%を占める主要構成成分で，その10%を失えば生命が脅かされる．

　水は $2H_2O \longleftrightarrow H_3O^+ + OH^-$ のようにわずかに電離しているので電解質などを溶かしやすく，体液（細胞内液と細胞外液）の大部分を占めている．水には以下のような機能がある．

　①生体に必要な種々の成分を溶解する溶媒として働き，化学反応を容易に行わせる．

　②溶媒として電解質を溶かし，膜電位の形成にかかわる．

　③溶媒として酸素や二酸化炭素を溶かし，肺胞や組織のガス交換を助ける．

　④溶媒として浸透圧の形成に関与し，細胞の物理的形態の維持を助ける．

　⑤血液の約80%を占め，栄養素などの輸送，不要代謝物（老廃物）の排泄にかかわる．

　⑥発汗作用などにより，体温の調節にかかわる．

2 水の出納

　成人は1日当たり2,000～2,500 mLの水を摂取しており，**表4F-1**に示すように水の摂取と排泄はほぼ平衡が保たれている．代謝水（別名酸化水，燃焼水などともいう）とは生体内で摂取された栄養素が酸化される過程で生成する水である（p.33，「電子伝達系」参照）．不感蒸泄（insensible perspiration）とは，皮膚の表面から発汗によらず水が失われる，また，呼吸によって肺から水が失われるなど，ヒトが意識しないうちに損失される水である．体表面積1 m²当たり1日約600 mLが不感蒸泄によって失われるので，普通の生活では600～900 mLが不感蒸泄（不感損失）量である．1日の尿量は摂取する水分量によっても影響されるが1日約1,500 mLである．正常な腎臓の糸球体からは1分間に約100 mLの割合で水分が濾過されて，その99%が再吸収されている．水分を失う経路は，腎臓，腸，肺，皮膚などであるが，一部は涙，唾液，鼻汁などとして，また授乳中には乳汁としても失われる．

　毎日の水摂取量が，約1,200 mLの必要量を下回ると次第に体液が濃縮されていく．そのような状態では強い渇きを覚え，水を探し求めるようになり，次第に体重も減少していく．この状態を水欠乏性脱水症と呼び，体液は高張となる．特に乳児では著しい体温の上昇を伴うことがあるので注意しなければならない．

206 4. 生体の機能を調節しているものは何か

表 4F-1 成人 1 日の水の出納（標準的な例）

入（摂取）	(mL)	出（排泄）	(mL)
飲料水	1,200	尿	1,500
食物中の水	1,000	糞便	100
代謝水	300	不感蒸泄	900
計	2,500	計	2,500

3 細胞内液と細胞外液

　細胞内液と細胞外液はその間にある細胞膜の特性によって，**図 4F-1** に示すように両液間の電解質組成にかなりの違いがある．細胞外液は血漿と間質液に分類される．間質液の電解質組成は，血漿タンパク質があまり間質液に入ってこないので陰イオンとなっているタンパク質相当分が塩素イオンに入れ替わっていることを除けば，血漿の組成とほぼ同じである．

　細胞外液の電解質はナトリウムイオン（Na^+）と塩素イオン（または塩化物イオン，Cl^-）が多く，細胞内液にはカリウムイオン（K^+）とリン酸（HPO_4^{2-}）が多い．水の分子は細胞膜を自由に通過できるが，Na^+やK^+などの電解質は自由に通過できない．

4 水の代謝

a 水分調節

　生体の水分調節は，主として摂食，摂水，栄養素の酸化による代謝水などの水摂取と，尿，皮膚や肺からの不感蒸泄，汗による水排泄に依存しており，これらの調節によって体液の恒常性が保持されている．

　摂水行動は体液の水欠乏に対して最も積極的な行動であり，<u>渇き</u>という高次神経活動によって誘発される．この口渇中枢（飲水中枢）は視床下部に存在している（**図 4F-2**）．①細胞外液の浸透圧の上昇が浸透圧受容器によって感知される．②細胞外液量の減少によってアンギオテンシン II の生成が促進される．③血圧の低下が圧受容器によって感知される．これらの情報が口渇中枢（飲水中枢）を刺激し，渇きの感覚を生ずる．

b 糸球体，近位尿細管，ヘンレ係蹄（Henle loop）による水代謝の調節

　腎臓の糸球体濾液の 60〜80％ は近位尿細管によって再吸収される．この部位では，尿細管細胞の側底膜にあるナトリウムポンプの働きで Na^+ が細胞間隙へ

F. 水は生体内でどのような働きをしているか

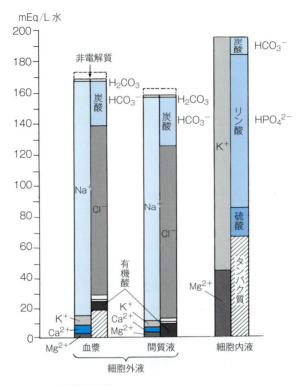

図 4F-1 細胞外液と細胞内液組成

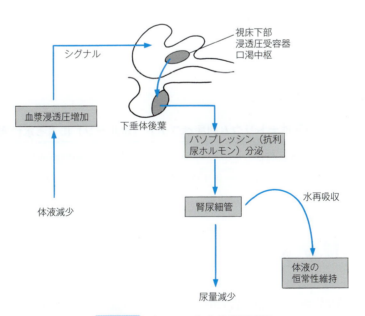

図 4F-2 ホルモンと水分代謝調節

208 4. 生体の機能を調節しているものは何か

能動的に輸送されるので，Na^+は管腔膜にある各種トランスポーターを介して尿
細管腔から細胞内へ受動的に拡散する．これに伴って電気的平衡や浸透圧平衡を
維持するためにCl^-と水が受動的に吸収される．この過程では尿細管内液の浸透
圧は血漿と等しい．

尿細管のヘンレ係蹄下行脚では，水は吸収されるが，電解質はほとんど吸収さ
れないので尿細管内液は高張となる．その後に続く上行脚では水はあまり吸収さ
れず，ナトリウムなどの電解質のみが吸収されるので尿細管内液は低張となる．

c アルドステロンによる水代謝の調節

電解質の喪失や血液量の低下および血圧低下によって遠位尿細管へ供給される
Na^+とCl^-が減ると，レニン-アンギオテンシン系が活性化されアンギオテンシ
ンⅡが生成される．これが刺激となってアルドステロンが副腎皮質から分泌され
る．アルドステロンは，遠位尿細管および集合管におけるNa^+の再吸収を増加
させるので，間接的にK^+の排泄は増加し，水の排泄は減少する（p.174参照）．

d バソプレッシンによる水代謝の調節

aで述べたように細胞外液の浸透圧の上昇などが感知されると，視床下部の神
経内分泌細胞が刺激され，下垂体後葉からバソプレッシン（ADH，抗利尿ホル
モン）が放出される．バソプレッシンは集合管に作用してアクアポリン-2とい
う水チャンネルを通じて水の再吸収を増大させる．したがって，このとき尿量は
少なくなる．逆に，水の大量摂取によって血液が希釈され，浸透圧が低下すると，
バソプレッシンの分泌が抑制されて集合管からの水の再吸収を減少させる．アル
コールはバソプレッシン分泌を抑制するので，尿量を増加させる．

e 心房性ナトリウム利尿ペプチド（ホルモン）による水代謝の調節

ナトリウム負荷などにより細胞外液量が増えて循環血液量が増加すると，心房
が伸展されて心房性ナトリウム利尿ペプチド（ANP）が分泌され，集合管での
ナトリウム再吸収量が減少し，尿中のナトリウム排泄量と尿量が増加する．

f 脱　水

脱水は，体液の浸透圧に基づいて3つに分類されることがある．等張性脱水は，
消化管からの体液の喪失か，細胞外液の直接の喪失が原因である．細胞外液量の
減少に対して等張液を補充する．高張性脱水は，何らかの理由で水の摂取が制限
されるか，あるいは尿崩症などにより腎臓から電解質を伴わない多量の水喪失が

あったときに生じる．発汗による脱水はこの高張性脱水である．このとき，細胞外液は濃縮され，細胞に対して高張となる．水は細胞内から細胞外へ移行する．この脱水には高ナトリウム血症を伴い，激しい口渇，吐き気，嘔吐，乾燥した舌，運動失調，濃縮尿などを生じ，体温上昇を伴うことも多い．重度では死亡することもある．低張性脱水は，体液の喪失や多量の発汗によって電解質と水を失ってさらに水のみ補充した場合などにみられる．細胞外液は低張となり細胞内浮腫と血液量の低下を招き，腎機能障害を起こすことがある．低ナトリウム血症のため，筋肉のけいれんを生ずることがある．

 練習問題

1. 人体における水の働きについての記述である．正しいのはどれか．
   (1) 水は無機物なのでミネラルに分類される．
   (2) 成人男性の体重の約 40% が水で占められる．
   (3) 溶媒として電解質を溶かし，膜電位の形成にかかわる．
   (4) 水の動きは通常ナトリウムイオンと逆である．
   (5) 浸透圧は溶質の濃度が低いほうに向かって働く．

2. 水の代謝調節に関する記述である．正しいのはどれか．
   (1) 不感蒸泄によって失われる水は 1 日約 100 mL である．
   (2) 糸球体で濾過された水の約 70% が再吸収される．
   (3) 細胞外液は血清と間質液に分類される．
   (4) 電解質は細胞膜を自由に通過できる．
   (5) アンギオテンシン II は口渇中枢（飲水中枢）を刺激する．

CHAPTER 5

生体の恒常性維持における血液と尿の役割と働き

　生体の恒常性維持において人体の組織器官を構成する細胞は多くの栄養素・酸素を取り込んで休みなく代謝している．消化・吸収によって体内に取り入れられた栄養素は肝臓，腎臓，筋肉，脳その他の臓器においてさまざまな代謝を受ける．代謝により生体で必要なエネルギーを生成し，生体成分の合成を行い生体の維持ならびに活動を行っている．このとき不要になった成分は生体外に排泄され，生体の恒常性（ホメオスタシス）が保たれ，生命現象が維持されている．

　内部環境はさまざまな機構によって維持されているが，細胞を取り巻く体液の性状が一定に保たれることが重要である．

A　血液の役割と働き

　血液は細胞成分を浮遊させて組織に酸素や栄養素などを運搬し，さらに生体防御，体内環境の維持など重要な役割を担っている．また各組織で生じた二酸化炭素（CO_2）や老廃物を肺，腎臓，肝臓に運んで体外に排出する．さらに，血液中の免疫抗体による生体を防御，体温の維持，酸・塩基平衡の調節などの働きがある．血液成分は生体の状況を反映し，質的，量的に変動することから生体の状態を評価する項目として種々の生体指標の測定が行われ，栄養状態の判定や臨床診断に利用されている．

1　血液の組成と一般的性質（図 5A-1，表 5A-1，表 5A-2，表 5A-3）

　血液はヒトの体重の約 8％を占めている．脾臓，肝臓，皮膚などには貯蔵血液が約 2 L あり，体重 50 kg の成人では 4.4〜5.5 L 存在する．全血の比重は男性 1.053〜1.059，女性 1.051〜1.056 である．血液は常に pH 7.4 付近に厳密に維持されている．血液の浸透圧は 37℃ では 7.7 気圧（280〜300 mOsm/kg）で，0.9％ NaCl 溶液の浸透圧にほぼ等しい．血液は 45％ の体積を占める細胞成分（赤血球，白血球，血小板）と血漿部分とに分けられる．血漿には主要なタンパク質としてアルブミン，グロブリンを含み，電解質，消化吸収した栄養素，代謝物を含む．

5. 生体の恒常性維持における血液と尿の役割と働き

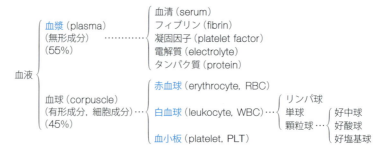

図 5A-1 血液の構成

表 5A-1 血漿成分値

成　分	基準値
水分	95%
全タンパク質	6.6〜8.1 g/dL
アルブミン	4.1〜5.1 mg/dL
グロブリン	2.2〜3.4 mg/dL
フィブリノーゲン	0.2〜0.6 mg/dL
ヘモグロビン　（男）	13.7〜16.8 mg/dL
（女）	11.6〜14.8 mg/dL
総窒素（血清）	1.2〜1.4 g/dL
非タンパク窒素	25〜40 mg/dL
アミノ窒素	3.0〜5.1 mg/dL
尿素窒素（血清）	8〜20 mg/dL
尿酸（血清）　（男）	3.7〜7.8 mg/dL
（女）	2.6〜5.5 mg/dL
クレアチニン（血清）（男）	0.65〜1.07 mg/dL
（女）	0.46〜0.79 mg/dL
クレアチン（血清）（男）	0.3〜0.8 mg/dL
（女）	0.3〜1.2 mg/dL
グルコース（成人静脈血清）	73〜109 mg/dL
乳酸（成人：安静時血清）	4.2〜7.6 mg/dL
アセトン（成人血清）	0.23〜0.35 mg/dL
血清脂質	
コレステロール（総）	142〜248 mg/dL
総脂質	364〜758 mg/dL
遊離脂肪酸	129〜769 mg/dL
中性脂肪　　（男）	40〜234 mg/dL
（女）	30〜117 mg/dL
HDL-コレステロール（男）	38〜90 mg/dL
（女）	48〜103 mg/dL
LDL-コレステロール	65〜163 mg/dL
リン脂質	160〜260 mg/dL

A. 血液の役割と働き　213

表 5A-2 血液の諸性質

細胞の種類	産生場所	細胞数/mm^3
赤血球（RBC）（男）	骨髄	$4.35 \sim 5.55 \times 10^6$
（女）	骨髄	$3.86 \sim 4.92 \times 10^6$
白血球（WBC）	骨髄	$3.3 \sim 8.6 \times 10^3$
顆粒球		
好中球	骨髄	5×10^3
好酸球	骨髄	100
好塩基球	骨髄	40
無顆粒球		
単球	骨髄	0.4×10^3
リンパ球	骨髄・リンパ組織 胸腺・脾臓	1.5×10^3
血小板（PLT）	骨髄	$2 \sim 4 \times 10^5$
ヘモグロビン（Hb）含量 （男）		$13.7 \sim 16.8$ g/dL
（女）		$11.6 \sim 14.8$ g/dL
ヘマトクリット（Hct）値 （男）		$40.7 \sim 50.1\%$
（女）		$35.1 \sim 44.4\%$

表 5A-3 血清中の微量成分

成　分	基準値（平均値）
酸素 （動脈）	$17.2 \sim 22$ mL/dL
（静脈）	$10.3 \sim 15.5$ mL/dL
鉄 （男）	$80 \sim 200$ (126) μg/dL
（女）	$70 \sim 180$ (89) μg/dL
銅 （男）	$80 \sim 130$ μg/dL
（女）	$100 \sim 150$ μg/dL
ナトリウム（Na）	$138 \sim 145$ (142) meq/L
カリウム（K）	$3.6 \sim 4.8$ meq/L
カルシウム（Ca）	$8.8 \sim 10.1$ mg/dL（赤血球は約 1/10）
重炭酸塩	$21 \sim 29$ meq/L
無機リン	$2.7 \sim 4.6$ mg/dL
L–アスコルビン酸 （男）	$200 \sim 900$ (500) μg/dL
（女）	$600 \sim 1,400$ μg/dL
レチノール	$20 \sim 50$ μg/dL
トコフェロール	$500 \sim 1,600$ (1,100) μg/dL
カルシフェロール	$400 \sim 3,100$ (2,000) IU/L
β–カロテン	$20 \sim 200$ μg/dL
チアミン	$2 \sim 8$ μg/dL
リボフラビン	$2.6 \sim 3.7$ (3.2) μg/dL

214 5. 生体の恒常性維持における血液と尿の役割と働き

2 血液の機能

血液の主な機能には，次のようなものが挙げられる．

a 物質の運搬

血液は液体成分である血漿と，血球成分である赤血球，白血球，血小板からなる．血漿は溶媒として働き，水溶性物質を容易に溶解する．しかし，脂溶性物質は溶けにくいため，血漿中の担体と結合して，輸送される．この血漿による物質輸送の役割は重要である．ガス交換はヘモグロビンによって組織に酸素が運ばれ，血漿に二酸化炭素が溶解して肺に運ばれる．

① 酸素（O_2）の運搬，二酸化炭素（CO_2）の運搬．
② 消化吸収された栄養素の運搬．
③ 体内老廃物の運搬．代謝終末産物を肝臓，腎臓，皮膚，腸管などに運搬．
④ 体内で代謝された栄養成分の輸送．
⑤ ホルモンの輸送．

b 体内環境の維持

血液は体内環境の維持に重要な働きを担っている．pH，浸透圧の維持調節，体内の血液循環により体温の維持を行っている．

① 体内 pH の維持調節．
② 体温の調節．
③ 浸透圧の調節．

c 生体防御

血液には免疫ならびに止血の生体防御機構を備えている．免疫に関与する血液成分は非特異的免疫で機能する白血球であり，好中球，単球由来のマクロファージが主要な働きをする．特異的免疫ではリンパ球が機能し，抗体の産生が行われる．止血は血小板による凝集と，フィブリン生成がある．

① 白血球と抗体による生体の防御．
② 出血，血栓の調節．

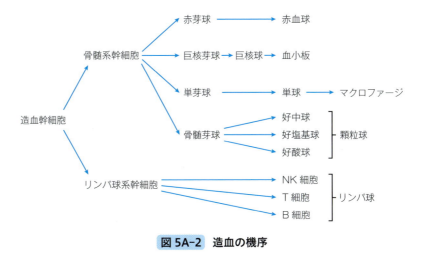

図 5A-2 造血の機序

3 赤血球

a 赤血球の大きさと数

赤血球は両面中央部がくぼんだ円盤形で，直径約 7～8 μm，厚さ約 2 μm である．細胞質の主な内容物はヘモグロビンで，細胞膜がこれを取り囲む形となっている．赤血球細胞はミトコンドリアを有しないため，エネルギー代謝は解糖系に依存している．

赤血球の合成では骨髄から血中へ入る前に核が脱落し網赤血球となり，さらにリボソームやミトコンドリアが抜け落ちて成熟した赤血球となる．赤血球内漿の約 1/3 がヘモグロビンである．その他，解糖系，炭酸脱水酵素，ペントースリン酸経路などの酵素群，電解質などを含んでいる．

赤血球の数は，正常成人男性で約 $4.2〜5.5×10^6/mm^3$，正常成人女性では約 $3.8〜4.9×10^6/mm^3$ である．赤血球の血液に占める容積をヘマトクリットといい，成人男性で 40〜50％，成人女性で 35〜45％程度である（表 5A-2）．

赤血球の産生は，胎生期においては脾臓や肝臓で行われるが，出生後は骨髄で行われる．骨髄では 1 日当たり 2,000 億個弱の赤血球を産生する．赤血球は骨髄系幹細胞，赤芽球・巨核球系前駆細胞，前期赤芽球系前駆細胞（BFU-E），後期赤芽球系前駆細胞（CFU-E），前赤芽球，好塩基性赤芽球，多染性赤芽球，正染性赤芽球，（網赤血球）を経て脱核した赤血球となる（図 5A-2）．

赤血球の増殖にはエリスロポエチン（EPO）が大きくかかわっている．EPO は分子量約 34 kDa の糖タンパク質で，主に腎臓（一部は肝臓）で合成される．貧血や慢性の肺疾患，空気の薄い高地での生活などのように慢性の低酸素状態になると腎臓では EPO を盛んに合成する．放出された EPO は骨髄を刺激し，赤

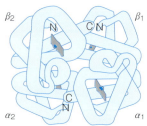

図 5A-3 ヘモグロビン分子の化学構造

[大久保岩男：臓器の生化学，コンパクト生化学，第4版，大久保岩男，賀佐伸省（編），南江堂，p.173, 2017 より許諾を得て転載]

血球の産生が亢進する．

b ヘモグロビン

1）ヘモグロビンの構造（図5A-3）

成人のヘモグロビンは α 鎖，β 鎖 2 種類のポリペプチド鎖各 2 本からなる四量体であり，各サブユニットには鉄を含む色素であるヘムが 1 分子ずつ結合している．ヘムはポルフィリン環の中央に鉄が配位した構造をしており，酸素はこの鉄原子に結合し，運搬される．ヘモグロビンは呼吸作用によって取り込まれた酸素と結合して，鮮紅色の酸化ヘモグロビン（オキシヘモグロビン）となり，酸素を放出すると暗紅色の還元ヘモグロビン（デオキシヘモグロビン）に変化する．

2）ヘモグロビンの合成と分解

ヘモグロビンの合成は，骨髄の赤芽球内で行われる．ヘム合成はグリシンとスクシニル CoA を材料として細胞質とミトコンドリアで行われる一方，グロビン合成は細胞質で行われ，最終的に両者が結合することで，ヘモグロビンが完成する．ビタミン B_{12} あるいはテトラヒドロ葉酸が欠乏すると，スクシニル CoA 合成が低下し赤血球の分化が阻害され悪性貧血を引き起こす．

ヘモグロビンの分解は赤血球の破壊と同時に脾臓で行われる．ヘムとグロビンに分離し，ヘムはビリベルジンに変わる．ヘムの分解に際して，鉄は放出されるが再利用される．ビリベルジンは還元されてビリルビンとなり血液中のアルブミンによって運搬され，肝臓でグルクロン酸抱合体となり胆汁として分泌される．腸管に分泌されたビリルビンは黄色を呈しているが，腸内細菌によって還元され無色のウロビリノーゲンとなる．ウロビリノーゲンの一部は腸管で再吸収され，腎臓を経て尿から排泄される．この循環を腸肝ウロビリノーゲンサイクルと呼ぶ．ウロビリノーゲンは酸化されると，尿の黄色を呈するウロビリンに変化する．また，ウロビリノーゲンは腸管で酸化されると黄色を呈するステルコビリンとなる．

A. 血液の役割と働き　217

4　白血球

　白血球を含め，すべての血球は骨髄中の造血幹細胞に由来する．造血幹細胞は赤血球，各種の白血球，血小板に分化する．造血幹細胞から分裂，分化し始めた細胞は盛んに分裂を行い，数を増やしながら少しずつ分化の方向を進めていく．造血幹細胞は骨髄系およびリンパ球系，2種類の特殊な幹細胞に分化する．骨髄系幹細胞からは赤血球，血小板，単球および顆粒球が，リンパ球系幹細胞からはリンパ球が分化する．

　白血球数は成人で約 $3.3\sim8.6\times10^3/mm^3$ であり，リンパ球は白血球のうち20〜40％ほどを占め，その大きさから比較的小さい小リンパ球（6〜9μm）と大リンパ球（9〜15μm）とに分類される場合がある．抗体（免疫グロブリン）などを使ってあらゆる異物に対して攻撃し，ウイルスなどの小さな異物や腫瘍細胞に対してはリンパ球が中心となって対応する．ナチュラルキラー細胞（NK細胞），Bリンパ球［B細胞；bone marrow（骨髄）］，Tリンパ球［T細胞；thymus（胸腺）］などの種類がある．体液性免疫，抗体産生に携わるのはB細胞とそれをサポートするヘルパーT細胞で，腫瘍細胞やウイルス感染細胞の破壊など細胞性免疫に携わるのはキラーT細胞やNK細胞である（p.240，6章C参照）．

　顆粒球は細胞内顆粒の染色性によって好中球，好酸球，好塩基球に分けられる．好中球は中性色素に染まる殺菌性特殊顆粒をもつ顆粒球であり，全白血球の50〜60％を占める．盛んな遊走運動（アメーバ様運動）を行い，炎症性サイトカインや細菌・真菌類の成分に対し遊走性を示し，炎症部に集合し，細菌・真菌などの異物の貪食・殺菌・分解を行い生体の防御を行う．好酸球は全白血球の2〜4％で，やや大きく内部にリソソームのような水解酵素活性をもつ．好塩基球は全白血球の2％未満と最も少なく，ヘパリンとヒスタミンを生成し，血管透過性や血管拡張にかかわっている．

　単球は末梢血の白血球のうち3〜6％を占める．白血球細胞の中で10〜15μmと最も大きい．単球は，感染に対する免疫の開始に重要であり，アメーバ様運動を行い細菌などの異物を細胞内に取り込み，細胞内酵素を使って消化する．また単球は血管外の組織や体腔に遊走し，組織固有のマクロファージに分化する．

5　血小板

　血小板は巨核球から細胞片として生じたもので細胞核をもたない1〜4μmの細胞である．血液中には $1mm^3$ 当たり20万〜40万個含まれる．血小板は止血機構の役割を果たしている．外傷などで血管が損傷を受けたとき，損傷した血管内皮に接着し，さらに凝集して粘性変性状態を形成する．その後，各種凝固因子が放出されることによって，血液中にあるフィブリンが凝固し，さらに赤血球が捕らわれ，二次止血血栓が形成され止血が完了する．

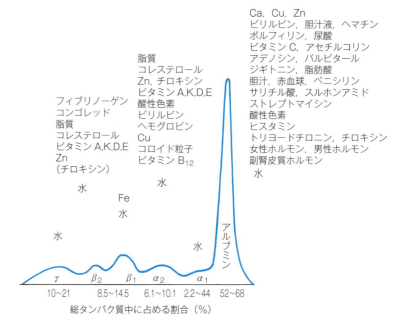

図 5A-4 血漿タンパク質の電気泳動図と各画分の運搬する物質

6 血漿に含まれる成分

a タンパク質

1) 血漿タンパク質

　血液に抗凝固剤処理して得られる液体が血漿であり，血清はフィブリノーゲンを除いたものである．血漿中にはタンパク質が約7％含まれ，種類は100に近い．血漿タンパク質は溶解性の違いから，アルブミン（55〜60％），グロブリン（30〜40％），フィブリノーゲン（2〜3％）に大別される．このほかに，電気泳動の易動度による分類，超遠心などによる分子量からの分類，機能による分類，アミノ酸の一次構造（遺伝子配列の相同性）による分類などもある．

　血漿タンパク質の分析，同定，診断などに電気泳動が用いられることが多い．電気泳動にもいくつかの種類があるが，一般にはセルロースアセテート膜，アガロースゲル，ポリアクリルアミドを用いた電気泳動法が用いられている．原理的には，タンパク質分子を構成するアミノ酸には中性，塩基性，酸性のアミノ酸があるが，その種類と数によって電荷が異なり，電圧をかけるとタンパク質は陽極側に泳動される．この原理と分子ふるい効果により，タンパク質分子を分離するものである．

　血漿タンパク質を分画すると主要なアルブミンと α_1，α_2，β_1，β_2，γ の5つのグロブリンに分かれる（**図5A-4**）．その他にも，フィブリノーゲン，プレアル

表 5A-4 臨床診断で測定される酵素

酵素名	病変
アラニンアミノ基転移酵素（ALT）	肝疾患，心疾患
アスパラギン酸アミノ基転移酵素（AST）	肝疾患，心疾患
γ-グルタミルトランスペプチダーゼ（γ-GTP）	肝疾患
アルカリホスファターゼ（ALP）	骨疾患，肝疾患
乳酸脱水素酵素（LDH）	心疾患，肝疾患，筋疾患
クレアチンキナーゼ（CK）	筋疾患，神経疾患，心疾患
膵アミラーゼ（唾液アミラーゼ・膵臓型アミラーゼ）	膵疾患，耳下腺炎
リパーゼ（舌リパーゼ・膵リパーゼ）	膵疾患，耳下腺炎

ブミン，トランスフェリン，リポタンパク質などが得られる．

アルブミンは表面に電荷をもった球状タンパク質で，金属イオン，ビタミンB群，一部のホルモンなどを結合して運搬する機能がある．一方，血液の浸透圧を維持する機能もあり，膠質（コロイド）浸透圧によって血液と細胞間質間の浸透圧が維持されている．浸透圧は，タンパク質分子が大きく血管外に出られないため生じる．このため，低アルブミン血症などで血漿タンパク質量が減少すると膠質浸透圧が低下し，循環血漿量が維持できずに間質に流出してしまい，全身性浮腫の原因となる．また，アルブミンは血液の pH 調節にヘモグロビン，重炭酸塩，リン酸塩とともにかかわっている．

グロブリンタンパク質は α_1, α_2, β_1, β_2, γ に分けられるがそれぞれ単一のタンパク質ではない．γ-グロブリンは免疫グロブリンとも呼ばれリンパ球（B細胞）で合成される糖タンパク質で，H鎖とL鎖から構成され，5種類に分類される（p.242 参照）．

グロブリン以外のタンパク質の多くは肝臓で合成される．

2）酵 素

酵素は本来細胞内で合成され，細胞内でその作用を発揮するものが多い．血漿中の酵素活性はきわめて低値であり細胞の損傷・分解によって血液中に現れたものである．病変などによって組織が崩壊すると血液中の酵素活性が増加するので，臨床的な診断に用いられる（**表 5A-4**）．

b 非タンパク質性窒素化合物（表 5A-1）

血漿中に存在するタンパク質以外の含窒素化合物で，約 $25\sim40$ mg/dL 含まれている．その $1/3\sim2/3$，平均 50％が尿素であり遊離アミノ酸が $1/6$ 程度，尿酸，クレアチン，クレアチニンである．アンモニアは全血で $100\,\mu g/dL$ 程度である．

c 無機成分（表 5A-3）

血漿には種々の無機成分が一定量溶解しており，これを血漿電解質という．陽

220 5. 生体の恒常性維持における血液と尿の役割と働き

イオンの主なものは Na^+ で，陰イオンの主なものは Cl^- と HCO_3^- である．その他低濃度であるが，陽イオンとして K^+，Ca^{2+}，Mg^{2+} がある．陰イオンは HPO_4^{2-}，$H_2PO_4^-$，SO_4^{2-} などが存在する．赤血球中の主な陽イオンは K^+ で，Na^+，Mg^{2+} も存在するが Ca^{2+} は存在しない．

B 尿の役割と働き

泌尿器系は体液の組成と量を一定に維持するとともに，尿を生成して体外に排泄する器官系である．腎臓および尿を体外へと導く尿路，膀胱，尿道からなる．

尿には生体内で生じた代謝終末物，摂取した成分など，血中，組織中に存在した成分および代謝物が含まれる．尿成分の濃度変化はきわめて大きく，定量的には24時間尿を正確に集めて測定する必要がある．しかしながら，尿成分の日差変動も大きいことから測定結果の評価は慎重に行わなければならない．

1 尿の生成と排泄

腎臓は赤褐色をした空豆状の臓器で左右一対ある．外縁は膨らみ，内縁はへこんだ形状をしている．内縁には切れ込みがあり腎門と呼ばれ大動脈から分岐した腎動脈が入り，腎静脈が大静脈に入る．腎臓の構造は外側の皮質，最も内側の腎盂，中間にある髄質の3つに分けられる（**図 5B-1**）．皮質には，糸球体とそれを包むボーマン嚢からなる腎小体（マルピギー小体）（**図 5B-2**）が多数存在している．

血漿は糸球体において濾過され，ボーマン嚢に原尿としてたまる（1日当たり約 180 L）．

a ネフロン

ネフロンは腎の基本単位であり，腎糸球体とボーマン嚢からなる腎小体とそれにつながる尿細管から構成され，個々の腎には約125万個存在する（**図 5B-3**）．

尿細管のうち，糸球体に近い側を近位尿細管と呼び，湾曲した太い尿細管（近位尿細管）から細い下行脚，上行脚（ヘンレ係蹄）から太い上行脚（遠位尿細管）へと移行する．

b ネフロンにおける血漿の濾過

腎臓は血流量の多い臓器であり，その量は心拍出量の約20%（1,000 mL/分）に達する．ネフロンにおける血漿の濾過原動力は糸球体の毛細血管血圧であり，

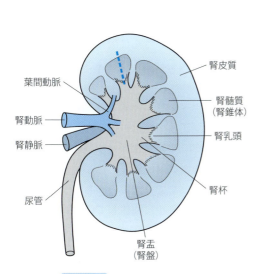

図 5B-1　腎臓の構造の概略

[比佐博彰：泌尿器系，パートナー機能形態学，第3版，岩崎克典ほか（編），南江堂，p.218，2018 より許諾を得て転載]

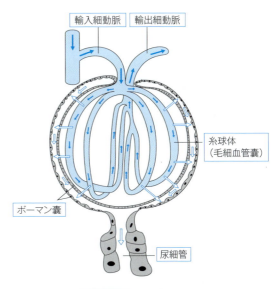

図 5B-2　腎小体の構造

[大久保岩男：臓器の生化学，コンパクト生化学，第4版，大久保岩男，賀佐伸省（編），南江堂，p.181，2017 より許諾を得て転載]

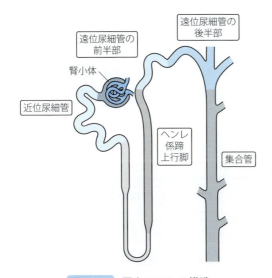

図 5B-3　腎ネフロンの構造

[比佐博彰：泌尿器系，パートナー機能形態学，第3版，岩崎克典ほか（編），南江堂，p.219，2018 より許諾を得て転載]

この濾過は限外濾過と呼ばれ毛細血管静水圧，囊内圧，膠質浸透圧によって定まる．この限外濾液が作られる速度は，糸球体濾過量（glomerular filtration rate：GFR）といい，mL/分で表され，腎機能の指標となる．その基準値は90〜110 mL/分である．

c 尿細管における再吸収

糸球体で濾過された濾液に含まれる物質の中には，さらに尿細管周囲毛細血管から再吸収されたり，物質によっては尿細管周囲毛細血管に分泌されるものもある.

尿生成は第一に糸球体で血漿の約1/5がボーマン嚢に濾過されていく. 濾液は近位尿細管を流れ，すべてのグルコースおよびアミノ酸は担体を介して再吸収され，ナトリウムイオン（Na^+），塩素イオン（Cl^-），重炭酸イオン（HCO_3^-）の大部分も担体を介して再吸収される. これらの再吸収は浸透圧を等しくするため水の再吸収を伴う. その結果，近位尿細管の終末部までに濾液のうち2/3が再吸収される. この再吸収は生体のイオンバランスとは密接に関係していないので，再吸収の不可避的過程と呼ばれる.

d 尿細管における分泌

生体にとって不要な物質は，糸球体で濾過されるとともに胆汁酸塩，クレアチニン，馬尿酸，パラアミノ馬尿酸，尿酸などの有機化合物，水素イオン（H^+）なども尿細管管腔に分泌され血液中から排泄される. これら有機化合物は陽イオン系，陰イオン系の輸送体によって血液から近位尿細管細胞，尿細管管腔へと分泌される.

水素イオン（H^+）の分泌は，近位尿細管のNa^+-H^+交換輸送担体による細胞内のH^+と管腔液のNa^+との交換で，この結果H^+が管腔内に分泌された形となり，このため尿のpHは低下する.

e 尿の濃縮

糸球体での濾過量は1日約180Lにも達するが，尿として排泄される水分量はその1%以下の1日1.2L程度である. これは近位尿細管，ヘンレ係蹄，遠位尿細管，集合管で再吸収されるためである. 水の再吸収は浸透圧平衡を維持するための役割をもっている. また，抗利尿ホルモン（バソプレッシン）は遠位尿細管と集合管の両者に作用し，細胞の水に対する透過性を上昇させる.

2 尿の性状と成分 （表5B-1）

成人の1日の尿量は800〜1,500 mLで，性別，季節，水分・塩分摂取量，運動などによって変化する. また，尿成分含量も食事内容によって変化する.

尿成分で最も多く含まれる有機化合物は尿素であり（30〜50 g/日排泄）タンパク質摂取量，体タンパク質の異化亢進によって排泄量は増加する. 無機成分で

C. 血液と尿による恒常性の維持　223

表 5B-1　1日に排泄される尿成分

有機成分		無機成分	
有機成分量	30〜40 g	ナトリウム	6〜8.4 g
総窒素	6〜21 g	塩素	11〜18 g
尿素窒素	6.5〜13 g	カリウム	1.8〜2 g
アンモニア	0.4〜0.8 g	カルシウム	0.2〜0.3 g
尿酸	0.4〜1 g	リン酸	1.9〜2.3 g
クレアチニン	1〜1.7 g	マグネシウム	0.07〜0.15 g
クレアチン	0.2 g	鉄	60〜100 μg
馬尿酸	0.1〜1.0 g	銅	250 μg
ウロクローム	0.4〜0.7 g	塩化ナトリウム	10〜15 g

表 5C-1　体液水分分布（体重に対する％）

	成人男性	成人女性	新生児
体内総水分量	60	50	75
└細胞内液	40	30	40
└細胞外液	20	20	35
├血漿	4	4	5
└間質液	16	16	30

は塩化ナトリウム（10〜15 g/日排泄）である．尿の比重は1.010〜1.028の間にあり，尿量が増えると比重は低下する．尿の色はウロクローム，ウロビリノーゲンによって淡黄色〜淡褐色を呈する．

C 血液と尿による恒常性の維持 （表 5C-1）

　水はヒトの主要成分であり，成人では体重の約60％を占めている．この水分量は年齢，性別などで異なってくる．体水分は細胞内液と細胞外液に分けることができる．体液の組成は一定に保たれ，細胞内液にはK^+，HPO_4^{2-}が多く，細胞外液にはNa^+，HCO_3^-（重炭酸イオン）が多い．

1 体液浸透圧 （図 5C-1）

　体液浸透圧（血漿浸透圧）は280〜290 mOsm[*]/Lでありほぼ一定に保たれている．これには電解質のNa^+，K^+，Cl^-などや有機成分のタンパク質やグルコースがかかわっている．飲水量が多い場合には体液の浸透圧が低下し，過剰な水の排泄が起きる．体液からの水の損失（脱水）の場合，視床下部前方にある浸透圧

---

[*]物質が水に溶解したときに発生する分子またはイオンの物質量．

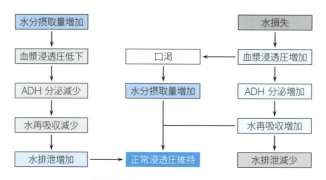

図 5C-1　体液浸透圧の調節

受容器が感知し，下垂体後葉から分泌される**抗利尿ホルモン（ADH）**量を増加させて水の再吸収が亢進，尿量を減少させて体液の浸透圧を低下させる．また，水の摂取量が多い場合 ADH 分泌は低下し遠位ネフロンにおける水の再吸収は減少する．この結果，溶質を含まない水が排泄され，体液浸透圧が維持される．

2　電解質と酸塩基平衡（pH）調節機構

　電解質も水と同様に維持調節されている．電解質および水の再吸収は近位尿細管とヘンレ係蹄で行われるが，遠位尿細管および集合管での電解質再吸収ならびに分泌は綿密に調節されている．Na^+，Cl^- はヘンレ係蹄と遠位尿細管で輸送体を介して再吸収される．K^+ は遠位尿細管に達するまでに約 90％ が再吸収される．電解質の再吸収ならびに分泌はアルドステロンにより調節され，電解質のバランスを維持している．

　体内における代謝（酵素反応）は水素イオン濃度（pH）に大きく影響される．血液の pH は血中水素イオン（H^+）により 7.4±0.05 の狭い範囲に維持されている．生体では代謝により，二酸化炭素（CO_2），乳酸，食事由来の無機酸（硫酸，リン酸等）などによって H^+ 濃度に変化が起きる．このように，血液の pH が限られた範囲を維持しているのは体液の**緩衝機構**が働いているからである．

1）炭酸-重炭酸緩衝系

　血液中では二酸化炭素（CO_2）が溶解して炭酸（H_2CO_3）を生じている．この H_2CO_3 は血液中で解離して重炭酸イオン（HCO_3^-）と水素イオン（H^+）を生ずる．血液中の HCO_3^- は量的にも多いため重要な緩衝物質である．

$$CO_2 + H_2O \rightleftharpoons H_2CO_3 \rightleftharpoons HCO_3^- + H^+$$

濾過された HCO_3^- の大部分は近位尿細管で再吸収され酸性尿が生成される．

　尿細管細胞では H^+ を管腔に分泌し，管腔内での HCO_3^- の二酸化炭素と水への変換を助ける．生じた CO_2 は尿細管細胞内に拡散吸収され H_2CO_3 に転換され，細胞内で炭酸は再び HCO_3^- と H^+ に解離する．この H^+ は尿細管の細胞から管腔の中に分泌され，HCO_3^- は尿細管細胞内から間質液へ出て行く．このようにし

C. 血液と尿による恒常性の維持　225

表 5C-2　酸塩基平衡の障害

代謝性アシドーシス	内因性酸生成 （糖尿病，運動，飢餓） 消化管からの酸損失 （下痢） 腎尿細管からの酸分泌不全
代謝性アルカローシス	胃酸の損失 （嘔吐） 過剰塩基摂取 アルドステロン過剰
呼吸性アシドーシス	喚気障害 肺胞ガス交換障害 CO_2 吸入
呼吸性アルカローシス	低酸素症 （高地生活） 過換気

て，HCO_3^- は H^+ を取り込み H_2CO_3 に転換し，H_2CO_3 は再び CO_2 と水になり CO_2 は肺から排泄される．

2）タンパク質緩衝系

血漿中タンパク質分子内のカルボキシ基とアミノ基がそれぞれ解離し，陰イオン，陽イオンとしての働きから緩衝作用を示す．血球中ではヘモグロビンタンパク質のもつヒスチジン残基が緩衝作用を示す．ヘモグロビンは血球中の含量が多いため緩衝作用は大きい．

3）リン酸緩衝系

リン酸緩衝系は血液中での濃度が低いためあまり重要ではない．一方，細胞内での緩衝系としては重要で，タンパク質緩衝系，重炭酸緩衝系とともに機能している．

$$H_2PO_4^- \rightleftharpoons HPO_4^{2-} + H^+$$

3　アシドーシスとアルカローシス （表 5C-2）

血液の pH が 7.35 以下の酸性に傾く場合，アシドーシスと呼び，pH が 7.45 以上のアルカリ性に傾いた場合をアルカローシスと呼ぶ．

アシドーシスには肺の障害で呼気からの CO_2 排出が不全となり重炭酸イオンおよび水素イオン量が増加して pH の低下をきたす呼吸性アシドーシスと，腎臓の障害から水素イオンなどの排泄が低下する場合，糖尿病によるケトン体の増加，運動などによる乳酸の増加，脂肪酸酸化によるケトン体生成などにより pH の低下をきたす代謝性アシドーシスがある．

アルカローシスには過剰に CO_2 が排出される過換気で pH の上昇をもたらす呼吸性アルカローシスや嘔吐などによる胃酸の損失による代謝性アルカローシスがある．

>
>
> 1. 血液に関する記述である．正しいのはどれか．
>   (1) 赤血球の産生はエリスロポエチンにより抑制される．
>   (2) 赤血球の中のヘモグロビンは銅を含む．
>   (3) 老朽化した赤血球は腎臓で分解される．
>   (4) 単球が血管外へ遊走するとマクロファージになる．
>   (5) 血小板は核をもつ．
>
> 2. アシドーシス，アルカローシスとその原因に関する組み合わせである．正しいのはどれか．
>   (1) 呼吸性アルカローシス ―― 肺気腫
>   (2) 呼吸性アシドーシス ―― 過呼吸（過換気）
>   (3) 代謝性アルカローシス ―― 腎不全
>   (4) 代謝性アシドーシス ―― 嘔吐
>   (5) 代謝性アシドーシス ―― 糖尿病
>
> 3. 腎臓の構造と機能に関する記述である．正しいのはどれか．
>   (1) 糸球体で濾過された水分は，約50％が尿細管で再吸収される．
>   (2) ヘンレ係蹄は，遠位尿細管と集合管の間に存在する．
>   (3) 腎小体は，糸球体と尿細管からなる．
>   (4) 糸球体では，アミノ酸は濾過されない．
>   (5) 1本の集合管には，複数の尿細管が合流する．

D　時間栄養学

1　概日リズム，日周リズムと時間栄養学

　微生物，植物，動物を含む多くの生物は，自らリズム（周期変動）を刻むしくみを有しており，これは生体リズムと呼ばれ，その役割を担っているのが**体内時計**である．最もよく知られているリズムが約1日のリズムであり，**概日リズム（サーカディアンリズム）**と呼ばれる．体内時計の周期が24時間ちょうどではない（ヒトの場合24時間より少し長く，マウスでは逆に短い）ことから，「おおよそ」を意味する「概」や「サーカ」がつけられている．概日リズムは，光や食事などの刺激により，24時間に調整されるが，こうして調整されてできるリズムを日周リズムと呼ぶ．日周リズムには，朝に目が覚め夜には眠くなるなど，実感しやすいものもあるが，他にも実にさまざまな現象が日周リズムに従う．例えば，グルココルチコイド（コルチゾール）の分泌は，活動期の直前（起床前）にピークとなる．疾患に関しても，喘息は早朝に症状が現れやすく，心筋梗塞や脳梗塞は午前に発症しやすいことが知られている（**図5D-1**）．

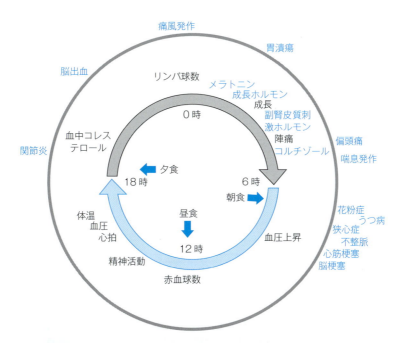

図 5D-1 1日におけるさまざまな生理現象や疾患のピークのリズム

回転する矢印の周りには，青字でホルモン分泌のピーク，黒字でさまざまな生理現象について値が最大になる，または開始されるおおよその時間帯を示している．円の外側には，疾患の発症や症状が最も悪化する時間帯を示している．

［小田裕紹：時間栄養学―時計遺伝子と食事のリズム，日本栄養・食糧学会（監修），香川靖雄（編），女子栄養大学出版部，p.57，2009をもとに筆者作成］

　概日リズムや日周リズムよりも短いリズムとして，心拍や呼吸などのほか，睡眠の深さのリズム（90分程度）などがある．睡眠やホルモン分泌などが示す数十分から数時間程度のリズムを特にウルトラディアンリズムと呼ぶ．一方，より長いリズムとして，週間リズム，月間リズム，季節リズム，年間リズムがある．女性の性周期は，月間リズムの代表的なものである．

　時間栄養学とは，このうち主に日周リズムや概日リズムを対象とする栄養学であり，大きく2つの目的に分けられる．その1つ目は，栄養の生体への作用が日周リズムによってどのように影響を受けるかを明らかにすることであり，もう1つは，食事を摂取するタイミングが体内時計にどのように影響を及ぼすかである．後者はさらに，何をどのタイミングで摂取するのが効果的かという問題につながる．

2　概日リズムのメカニズム

　概日リズムは，遺伝子に組み込まれた機構である（**図 5D-2**）．体内時計の中

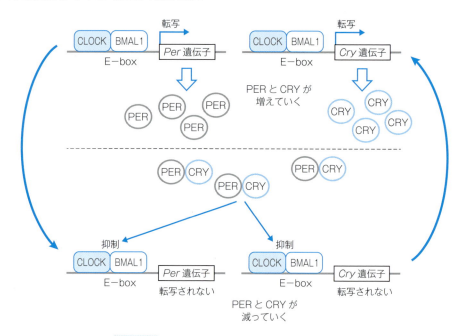

図 5D-2　概日リズムを刻む時計遺伝子の働き方
CLOCK と BMAL1 が *Per* と *Cry* の転写を促進して，PER と CRY が蓄積する（上）．蓄積した PER と CRY が CLOCK と BMAL1 の働きを抑制し，PER と CRY が減る（下）．点線の上の状態から下の状態を経て上の状態に戻るまで，すなわち PER と CRY が増え始めてから一度減り再び増え始めるまでがおおよそ 24 時間である．

心を担う主な遺伝子として，ピリオド（*Per*[*1]，この遺伝子からできるタンパク質を PER という．以下同），クリプトクロム（*Cry*[*2]，CRY），クロック（*Clock*[*3]，CLOCK），ビーマルワン（*Bmal1*[*4]，BMAL1）の 4 つが知られている．これらの**時計遺伝子**はいずれも転写調節因子で，このうち CLOCK と BMAL1 は結合して二量体となり，E-box と呼ばれる CACGTG の配列に結合する．*Per* と *Cry* の遺伝子上流の転写調節領域（プロモーター）には，E-box がありこれらの遺伝子は CLOCK-BMAL1 複合体によって転写が促進される．こうして PER と CRY が増えるが，これらは二量体となって次に CLOCK と BMAL1 の活性を抑制する．それにより今度は PER と CRY が減少するということが起こる．このような流れを負のフィードバックループと呼び，PER と CRY の増減がおおよそ 24 時間で繰り返されることで概日リズムが形成される．

　E-box は，これらの遺伝子以外のさまざまな遺伝子のプロモーター領域に存在する．さらに E-box のほかにも，日内リズムを伴う発現の増減にかかわる転写調節配列がいくつか存在する．それらの遺伝子の発現は，CLOCK，BMAL1

---

*1　period circadian regulator
*2　cryptochrome circadian regulator
*3　circadian locomoter output cycles kaput
*4　brain and muscle Arnt-like protein 1

や他の多くの転写調節因子の働きにより，リズムを伴って行われる．例えばマウスの肝臓では，遺伝子全体の10％近くが日内リズムに従っているようである．

3 中枢の時計と末梢の時計

概日リズムの形成において，特に重要な役割を担っているのが，脳の視床下部に存在する視交叉上核（SCN）という小さな（数千の細胞からなる）部分である．時計遺伝子の働きは，当初視交叉上核において発見されたものである．視交叉上核の時計を中枢時計（またはマスター時計）と呼ぶ．その後，体内のどの細胞も同様の時計のシステムをもっていることが明らかとなった．これは中枢時計に対して，末梢時計と呼ばれる．こうした細胞の時計は，外部からの刺激がなくても機能し続けるが，24時間ぴったりになっているわけではなく，また乱れた生活リズムなどによって狂いが生じて疾患の原因になったりする．中枢時計と末梢時計の働きを，24時間周期に整える（リセットする）外部からの刺激が必要であり，これを同調因子という．

中枢時計の主要な同調因子は光である．網膜からの光刺激により，視交叉上核の時計は24時間に整えられる．ヒトの概日リズムは24時間よりも少し長いことからも，朝に光を浴びて中枢時計をリセットすることが重要とされている．一方，末梢時計の同調因子はさまざまであるが，中でも食事が特に重要であるとされる．特に，朝食を食べることや夜遅くの食事をしないことは，末梢リズムの調整という点でも望ましい．

中枢時計と末梢時計は，互いに影響を及ぼし合う．中枢時計は，神経活動やホルモン（アドレナリン，ノルアドレナリン，コルチゾールなど），睡眠や摂食の行動などを介して末梢時計に影響を与える．末梢時計は，食事およびその成分，運動，薬剤などによって同調されているが，末梢時計の情報が中枢時計の調節にもかかわっている．インスリンは，食事による体内時計の同調を仲介する重要な因子である．時差ぼけや夜勤，不規則な生活などにより，中枢時計と末梢時計の間にずれが生じることが，さまざまな不調の要因となる．

4 何をどのタイミングで摂取するか

遅い夕食や夕食後の夜食は太りやすいことが知られている．これは夕食後にはインスリンの分泌が遅く血糖値が下がりにくいことが理由と考えられる．また，1日の総食事量が一緒でも，朝食に多めに摂取するほうが太りにくい．これにはさまざまな理由があるが，朝食を摂取することで昼食時の血糖の上昇が抑えられることがその一つである．同様に，適切に間食をとることで，夕食時の血糖値上昇を抑えることが可能であると報告されている．こうした朝食や間食の効果を，セカンドミール効果と呼ぶ．

一般に日本人は朝食でのタンパク質摂取は少なく，夕食において多くのタンパク質をとる．動物実験や疫学研究からは，朝食でのタンパク質摂取の割合を増やすことで筋肉のタンパク質合成の増加や筋肉の機能維持につながると報告されている．

カフェインやある種のフラボノイドなど，朝食にとると体内時計を朝型にすることに役立つ機能性食品因子もある．水溶性食物繊維，ドコサヘキサエン酸（DHA）やエイコサペンタエン酸（EPA），オルニチンなどさまざまな食品因子について，体内時計を介した作用が報告されている．

練習問題

1. 時間栄養学に関する記述である．正しいのはどれか．
   (1) ヒトの概日リズムは，24時間よりやや短い．
   (2) 外界からの刺激がなければ，細胞の概日時計は停止する．
   (3) 中枢時計は，脳の視交叉上核に存在する．
   (4) 末梢の時計は，主に光によって同調される．
   (5) セカンドミール効果は，次の食事の際の血糖値を上昇させる．

CHAPTER 6 外敵から生体をどのように守るか

A 免疫とワクチン

1 免疫とは何か

　私たちが生活している環境中には，生体にとって危害を及ぼすものが多数存在している．代表的なものが病原性を有する細菌やウイルスなどの微生物であるが，それらが生体内に侵入すると，私たちは咳，鼻水，発熱といった症状を介して侵入した微生物を排除しようとする．また外から侵入してくるだけでなく，生体内では変異した細胞や細胞代謝で不必要になった組織などが絶えず存在している．変異した細胞を放置したままにすると，悪性腫瘍を形成することもある．よってこれらは，排除されなければならない自らが生み出した異物であるともいえる．このように排除すべき敵（非自己）と守るべき自分（自己）を的確に認識し，非自己を排除しようとする生体内システムが免疫である．

2 ワクチンの歴史

a ジェンナーによる種痘

　今から約200年前頃，天然痘などの伝染病に罹ったことのある人は同じ伝染病には罹らないということがすでに知られていた．しかしそれは実験で確かめられてはいなかった．英国のジェンナー（Jenner）は，牛の天然痘（牛痘）に罹患経験のある牛の乳しぼりの女性たちが，ヒトの天然痘には罹患しないという事実を知ったとき，本当かどうか確かめてみることを決意し以下の観察実験と生体実験を行った．

〈観察実験〉
① 牛痘に罹患した牛を確認する（牛の乳房の発疹や腫れの確認）．
② その牛から乳しぼりの女性たちへの感染を確認する（女性たちの手首の腫れなどの確認）．

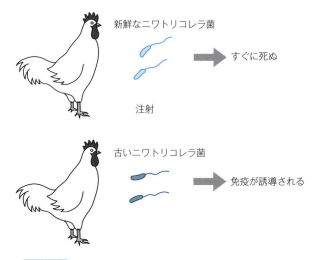

図 6A-1　パスツールの発見した病原性微生物の弱毒化
新鮮なニワトリコレラ菌をニワトリに接種するとニワトリは死ぬが，古くなったニワトリコレラ菌をニワトリに接種すると，ニワトリコレラ菌の病原性が弱くなったためにニワトリは死なず，免疫が誘導される．

③ 天然痘が流行しても，牛痘経験者は天然痘に罹らないことの確認．
〈生体実験〉
① 健康な子どもに牛痘の膿を塗りつける（悪寒などの軽い症状）．
② 牛痘回復後に同じ子どもに天然痘患者の膿を塗りつける．
③ 子どもには天然痘の症状は出現しなかった．

牛痘に罹患することで恐ろしい天然痘には罹患しないことがジェンナーによって証明された．牛痘と天然痘は非常に類似したウイルスであるため，牛痘を接種（<u>種痘</u>）することで天然痘ウイルスに対する免疫を獲得する．さらに獲得した免疫情報はメモリー細胞で記憶されるため，2度目の感染ではすばやく排除できるのである．後に世界各地で種痘が広がり，日本にも1858年に種痘所が設けられ天然痘患者は徐々に減少し，1980年にはWHO（世界保健機関）が根絶を宣言した．

b　パスツールによる弱毒生ワクチン

ジェンナーの種痘開発から約80年後，フランスのパスツール（Pasteur）はニワトリコレラ菌の研究を行っていた．1880年，パスツールは，新鮮なニワトリコレラ菌をニワトリに注射するとすぐにニワトリは死ぬが，しばらく放置した古いニワトリコレラ菌をニワトリに注射しても，軽い症状だけでニワトリが死なないことに気づいた．そこでパスツールは以下の実験を行った（**図 6A-1**）．

A. 免疫とワクチン　233

〈実験〉
① 古いニワトリコレラ菌をニワトリに接種する（軽い症状のみで発病しない）.
② 同じニワトリに新鮮なニワトリコレラ菌を接種する（発病しない）.
③ ニワトリは死なず元気なままであった.

　ジェンナーは類似した異なる病原体を用いたが，パスツールは古くなったコレラ菌を用いることで免疫の獲得を証明した．しばらく放置することでコレラ菌の生体への病原性が弱まり，ニワトリは死ぬことはないが，免疫はきちんと獲得できるという発見であった．これを細菌の弱毒化といい，現在でも麻疹，水痘ワクチンなど，弱毒化された生ワクチン（弱毒生ワクチン）は幅広く使用されている.

C　COVID-19 に対して開発・使用された mRNA ワクチン

　2019 年 12 月に中国より原因不明の肺炎感染症の集団発生の報告を受けた WHO は，2020 年 1 月に原因が新型コロナウイルスであることを発表し，この肺炎感染症を COVID-19（coronavirus disease 2019）と命名した．同時に「国際的に懸念される公衆衛生上の緊急事態」を宣言し，さらに同 3 月にはパンデミック（世界的に大流行となっている）との認識を示した.

　COVID-19 に対して日本で主に使用されたワクチンは mRNA ワクチンであり，実は過去にこの種類のワクチンをわれわれは使用した経験はない．しかしながら，研究においては 30 年の成果と技術があり，2017 年にはいくつかのウイルスやがん細胞などに対する mRNA ワクチンの臨床試験も開始され，実用化の一歩手前まで来ていた.

　ヒトの細胞内では DNA を鋳型に mRNA に遺伝情報が転写され，その情報をもとにリボソームでタンパク質が合成される（p.130〜142 参照）．本ワクチンはウイルスの mRNA（スパイクタンパク質の部分だけ）を筋肉細胞内に送り込み，ヒトのもっているこのタンパク合成システムを利用してウイルススパイクタンパク質を筋肉細胞で合成し，このウイルススパイクタンパク質を免疫系が「異物」と認識することで，免疫を惹起させるしくみである．mRNA の設計図を変えるだけで，変異株にも素早く対応できる利点があり，今後もさまざまな疾患で利用されていくと考えられる.

　現在では病原微生物の性質や免疫の反応性に応じて 5 種類のワクチンが製造されており（表 6A-1），感染症の予防に寄与している.

234 6. 外敵から生体をどのように守るか

表 6A-1 現在使用されているワクチンの種類

種 類	内 容	例
弱毒生ワクチン	生きた病原体を接種する	麻疹，風疹，結核など
不活化ワクチン	死滅している病原体を接種する	日本脳炎，コレラなど
トキソイド	毒性に対するワクチンで，毒性を失活させたものを接種する	ジフテリア，破傷風など
成分ワクチン	病原体の抗原だけを取り出したものを接種する	インフルエンザ，肺炎球菌など
mRNA ワクチン	病原体の mRNA を接種する	COVID-19

B 感染防御機構

　生体内における感染防御機構は，生まれながらに皆がもっている**自然免疫系**と，個々の経験から獲得する**獲得免疫系**に分けられる．

1 自然免疫系

　病原微生物が生体内に侵入する感染経路には，経口感染，経血液感染，経皮感染，飛沫感染，空気感染がある．どの場合においても，ある日突然に生体内に異物が侵入してくる．その際，生体は目的の微生物を排除する（**特異的**）システムを形成するまでに時間がかかるため，精度が悪く目的の微生物だけを排除するわけではないが（**非特異的**），すぐに対応できるシステムを有している．それが自然免疫系であり，生まれながらに生体に備わっている生体防御システムといえる．

a 解剖生理学的防御機構

　皮膚や粘膜など体表面を覆っている細胞は，上皮細胞同士が強固な結合をして上皮バリアを形成し，微生物の侵入を防いでいる．それに加え，皮膚では皮脂腺から分泌される脂肪酸や汗中の乳酸が皮膚の pH を低下させ，付着してしまった細菌の増殖を防いでいる．また粘膜面では上皮細胞から絶えずリゾチームなどの抗菌物質や IgA 抗体を含んだ粘液が分泌されており，付着してしまった微生物を洗い流すと同時に獲得免疫系を介した防御システムも働いている．腸管粘膜や口腔内粘膜に関しては多数の常在細菌が生息しており，常在細菌同士は互いの増殖に干渉しながら調和を保っているため，外来微生物は常在細菌が多い箇所には定着することができない．呼吸器系では気管支に異物が侵入すると，咳やくしゃみを起こして異物を排出すると同時に，異物を粘液で絡めて痰として排出する．このような生理学的な作用も防御機構である．

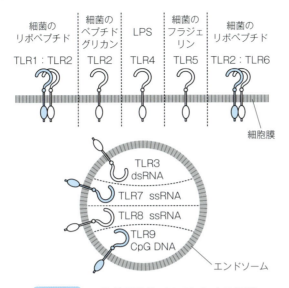

図 6B-1　Toll 様受容体（TLR）による認識

細胞の表面には TLR1，TLR2，TLR4，TLR5，TLR6 が存在し，細菌の構成成分などを認識する．また細胞内のエンドソームや小胞体には TLR3，TLR7，TLR8，TLR9 が存在し，細胞内に侵入してきたウイルス核酸などを認識する．
[黒木喜美子：免疫反応機構，薬系免疫学，第 4 版，植田　正，前仲勝実（編），南江堂，p.47，2024 より許諾を得て改変し転載]

b　マクロファージ

　解剖学的防御機構が備わっていても，微生物は種々の感染経路から生体内に侵入してくる．そこで次に機能するのが好中球やマクロファージの食細胞と呼ばれる細胞であり，これらは侵入してきた細菌などを細胞内に取り込み（貪食）消化処理することができる．マクロファージはさらに老廃細胞や不必要な組織を取り込んで消化する機能や，好中球では処理ができないような寄生性細菌や真菌などを処理できる機能ももっている．マクロファージは侵入してきた相手を「非自己」として認識はできないが，何となく正常の自分とは異なるということは認識できる．その理由は各種病原微生物には，ヒトにはない病原体関連分子パターン（pathogen-associated molecular patterns：PAMPs）があり，マクロファージは Toll 様受容体（Toll like receptor：TLR）のようなパターン認識受容体（pattern-recognition receptors：PRRs または PAMPs 認識センサー）を介して PAMPs を認識することができるからである（図 6B-1）．また自分の細胞であっても老廃細胞や損傷細胞には正常細胞には認められない危険分子関連パターン（danger associated molecular patterns：DAMPs）が発現しており，マクロファージは DAMPs 受容体を介してこれらを認識することもできるからである．

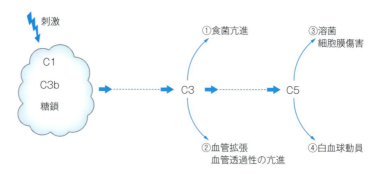

図 6B-2 補体の活性化
補体タンパクの C1 や C3b，また糖鎖などに刺激が加わると連鎖反応的に補体が活性化される．最終的に以下 4 つの主な機能を発揮する．①食菌亢進，②血管拡張と血管透過性の亢進，③細菌の細胞膜を傷害し溶菌する，④白血球を刺激部位に集める．

c 炎症反応

　マクロファージが何となく自分でない敵がやってきたと認識できても，生体免疫系には敵が侵入してきたことが伝わっていない．そこで次にマクロファージは IL-1，IL-6，TNF-α のようなサイトカインと呼ばれるシグナルタンパク質を放出し，血管拡張と血管透過性の亢進により炎症 ［発赤，腫脹，熱感，疼痛，（＋機能障害）］ を惹起する．その結果，より多くの好中球やマクロファージが非自己侵入部位に呼び寄せられ（走化能），異物を貪食する．また同時に急性期反応（全身的な発熱や倦怠感など）を引き起こすとともに，肝臓において病原体を排除するために必要な補体成分や C 反応性タンパク（C-reactive protein：CRP）などが生成される．

d 補体系

　炎症反応と同時に補体系が活性化される．補体系は約 30 種類のタンパク質から構成されているが，一般的に "補体（complement：C）" と呼ばれているのは C1～C9 の 9 つのタンパク質である．補体タンパクは血液中では非活性型であるが，炎症反応の場へ移動すると連鎖反応的に活性化反応が進み，最終的に，①食菌亢進作用，②血管拡張と透過性亢進作用，③溶菌，細菌の細胞膜傷害作用，④病原体侵入部位への白血球動員作用を行う（図 6B-2）．

e 自然免疫系にかかわるその他の細胞

1）NK（ナチュラルキラー）細胞
　ウイルス感染細胞や腫瘍細胞，ストレスを受けた細胞は細胞表面に特定物質を

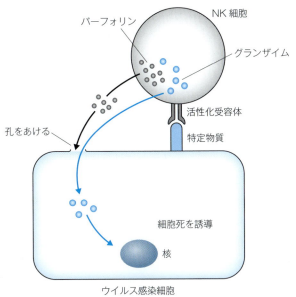

図6B-3　NK細胞によるウイルス感染細胞の破壊

出す．その特定物質を出している細胞を標的に，NK細胞は**パーフォリン**という物質を放出し細胞の細胞膜に孔をあける．またさらに**グランザイム**＊という物質も放出し，パーフォリンがあけた孔を通って細胞内から核に侵入し，細胞死を誘導する（**図6B-3**）．

2）NKT（ナチュラルキラーT）細胞

特定の糖脂質と反応してNK細胞と同様の働きをする．

2　獲得免疫系

自然免疫系によってすべての病原体が排除されればよいが，微生物の中には自然免疫を回避（escape）して生体内で増殖するものがある．これらに対して生体は獲得免疫系で対応する．獲得免疫と自然免疫で大きく異なる点は，自然免疫が非特異的であるのに対し，獲得免疫は特異的であるという点である．例えば，麻疹ウイルスに対する獲得免疫は麻疹ウイルスには有効であるが他のウイルスには無効であり，流行性耳下腺炎を引き起こすムンプスウイルスに対する獲得免疫はムンプスウイルスには有効であるが他のウイルスには無効である．このように鍵

＊グランザイムには，「DNA切断酵素の阻害酵素」を破壊する酵素を活性化する働きがあり，細胞内に入ると最終的にDNAが切断されて細胞死が起こる．

238   6. 外敵から生体をどのように守るか

と鍵穴のように獲得免疫は1:1の関係で対応する．その理由は一度侵入してき
た敵と的確に反応することで，リンパ球を増やしたり抗体を作ったりして相手に
対処するとともに，リンパ球が記憶し（免疫学的記憶），同じ敵の二度目の侵入
にはすばやく対処できることにある．

a 抗原提示

　獲得免疫成立のための最初のステップは抗原提示であり，樹状細胞を主とした
抗原提示細胞でなされる．ウイルスや細胞内寄生性細菌，腫瘍など細胞内に存在
する抗原（内在性抗原）の場合は，抗原タンパク質はプロテアソームで分解され
た後，その一部が細胞表面のMHCクラスⅠ分子の先端に提示される．また細胞
内に侵入しない細菌などの抗原（外来性抗原）の場合は，抗原提示細胞が抗原を
エンドサイトーシスにより細胞内に取り込み，リソソーム系によってペプチドの
断片となり，その断片がMHCクラスⅡ分子の先端に提示される．これを抗原提
示という．この抗原提示の意味は「敵はこんなタンパク質をもっているから，こ
のタンパク質を見つけたらやっつけてください」とT細胞（Tリンパ球）にみ
せることにある．T細胞は抗原提示細胞のMHC分子上のタンパクを認識するこ
とで，敵のタンパク分子がどのようなものなのかを知ることができる（図6B-4）．

b 抗原認識

　ではどのようにT細胞はMHC分子に抗原提示されたタンパク質を認識する
のだろうか．T細胞には細胞表面に提示されたタンパク質を認識するためのT
細胞抗原受容体（TCR）があり，抗原刺激を受けた経験のないT細胞（ナイー
ブT細胞）のTCRと抗原提示細胞の抗原提示をしているMHC分子が抗原を挟
み込むことで抗原認識が可能となる．このとき，ナイーブT細胞は活性化しエ
フェクターT細胞と呼ばれる積極的に免疫反応に関与するヘルパーT細胞に分
化する．またMHCクラスⅠ分子が提示している抗原はCD（cluster of
differentiation）* 8$^+$T細胞が，MHCクラスⅡ分子が提示している抗原はCD4$^+$T
細胞が認識し，CD4やCD8分子自身も抗原認識の手助けをしている（図6B-4）．

＊白血球の表面には種々の抗原となるタンパクが存在している．このタンパクをモノクローナ
ル抗体で分類したものがCD分類である．CD分類は表面抗原の名称としても用いられている．
簡単にいえば，CD4陽性細胞とはCD4と名前のつけられたタンパクが細胞表面に存在してい
る細胞のことを意味している．

B. 感染防御機構　239

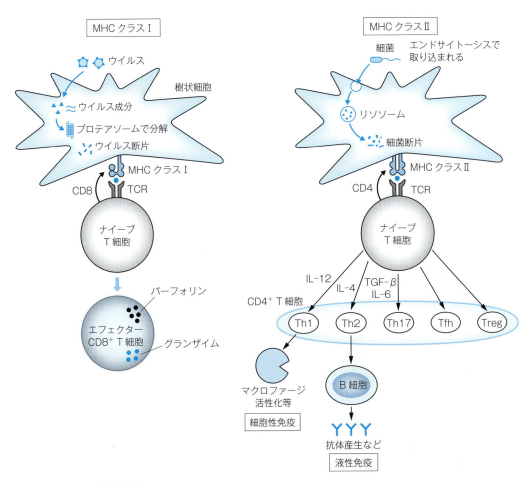

図 6B-4 抗原提示からエフェクター T 細胞への分化までのプロセス

C　エフェクター CD8⁺T 細胞の免疫応答

1) MHC クラス I 分子が提示している抗原刺激を受けた CD8⁺T 細胞

エフェクター CD8⁺T 細胞（キラー T 細胞，細胞傷害性 T 細胞）は細胞内にパーフォリンなどの細胞傷害性物質を作り，MHC クラス I 分子上に同じ抗原を乗せている細胞と出会うと，細胞死を誘導し細胞ごと破壊する．MHC クラス I は上皮細胞など多くの細胞に発現が認められ，それらにウイルスなどが感染すると，「私の細胞内にはこんなタンパク質分子をもつ異物が入っているので，殺してください」と CD8⁺T 細胞にみせるのである（**図 6B-4**）．

2) MHC クラス II 分子が提示している抗原刺激を受けた CD4⁺T 細胞

抗原認識と同時にナイーブ CD4⁺T 細胞は種々の CD4⁺T 細胞に分化する．
① インターロイキン 12（IL-12）存在下ではヘルパー 1（Th1）細胞へ分化し，IFN-γ などのサイトカインを産生し，マクロファージの貪食殺菌能などを

亢進させる．これを細胞性免疫という．

② IL-4存在下ではTh2細胞へ分化し，抗体産生を介した防御系を誘導する．これを液性免疫という．

③ TGF-βやIL-6存在下では細胞外細菌や真菌に対処可能なTh17細胞へ，その他T細胞の増殖を抑制する制御性のT細胞（Treg）や，液性免疫を手助けする濾胞性ヘルパーT細胞（Tfh）にも分化する（図6B-4）．

C 細胞性免疫

Th1細胞はIFN-γを産生しマクロファージ機能を亢進させると同時にキラーCD8$^+$T細胞も活性化することが可能である．

1 移植免疫

臓器機能が低下し移植を受けた場合，移植された他人の臓器はレシピエント（臓器被移植者）にとっては異物であるので排除しようとする．これを拒絶反応という．この拒絶反応の主体はキラーT細胞であるが，ドナー（臓器提供者）の細胞表面のMHCクラスIに直接反応する場合と，ドナーの抗原を樹状細胞が取り込み抗原提示をした後，Th1細胞からキラーT細胞が活性化されて攻撃する場合とがある（クロスプレゼンテーション）．

a 宿主対移植片反応（host versus graft reaction：HVG反応）

一卵性双生児でない限り，ドナーの組織細胞表面にはレシピエントと異なる抗原が存在しており，その抗原のことを組織適合抗原と呼び，これが拒絶反応を起こす．組織適合抗原を決定している主な遺伝子群を主要組織適合遺伝子複合体（major histocompatibility complex：MHC）といい，ヒトではヒト白血球抗原（HLA）で第6染色体に存在する．

b 移植片対宿主反応（graft versus host reaction：GVH反応）

輸血や骨髄移植では，ドナーのリンパ球がレシピエントに移入されるため，ドナー由来のリンパ球はさまざまな組織で反応を起こし始めることがある．キラーT細胞による組織破壊をはじめとする各種炎症反応や臓器障害を生じ，重いと死に至る．これを移植片対宿主反応と呼ぶ．

C. 細胞性免疫　**241**

表 6C-1　腫瘍抗原

	抗原の由来	抗原名	抗原の機能・特徴	発現腫瘍
腫瘍関連抗原 (TAA)	がん胎児性抗原	GPC3, CEA, α フェトプロテイン（AFP）	胎生期細胞とがん細胞に発現	肝がん，多くのがん種
	過剰発現遺伝子産物	HER2, EGFR WT1 Survivin（BIRC5） TERT	増殖シグナル伝達関連分子	乳がん，卵巣がん 急性骨髄性白血病 多くのがん種
	分化抗原	CD20 メラニン-A, gp100 PSA, PAP	B 細胞 メラニン細胞 前立腺	B 細胞性リンパ腫 メラノーマ 前立腺がん
	翻訳後修飾異常	MUC1 CA125 CA19-9	ムチン 糖タンパク質 糖鎖抗原	乳がん 卵巣がん 膵がん
	胚性タンパク質	MAGE, NY-ESO-1, XAGE1	正常胚細胞とがん細胞に発現	肺がん，多くのがん種
腫瘍特異抗原 (TSA)	ウイルスタンパク質	HPV16, E6/E7 EBNA1, LMP1/2 Tax LANA1	パピローマウイルス EB ウイルス HTLV-1 カポジ肉腫関連ヘルペスウイルス	子宮頸がん バーキットリンパ腫，上咽頭がん 成人 T 細胞白血病 カポジ肉腫
	がん遺伝子産物（遺伝子変異による新生抗原）	P53, RB1, VHL RAS, BRAF, EGFR BRCA	がん抑制遺伝子 細胞増殖，チロシンキナーゼ 核酸修復	多くのがん種
		BCR::ABL1, ETV6::RUNX1, EML4::ALK	融合遺伝子	慢性骨髄性白血病，急性リンパ性白血病
		β-カテニン	細胞接着関連分子	メラノーマ

[石橋大輔：がん（悪性腫瘍），薬系免疫学，第 4 版，植田　正，前仲勝実（編），南江堂，p.149，2024 より許諾を得て転載]

2　腫瘍免疫

　　腫瘍に関しては，腫瘍関連抗原に対する特異的な獲得免疫系と，腫瘍細胞上に存在する物質に対する自然免疫系の反応が考えられているが（**表 6C-1**），主体はキラー T 細胞と推測されている．腫瘍細胞からはエクソソームという細胞外小胞体が放出される．この小胞体の中の腫瘍関連抗原を樹状細胞が取り込み，抗原提示を行い，最終的にキラー T 細胞を活性化することで腫瘍細胞を破壊する．

3　母児免疫

　　妊婦にとって夫側の染色体を半分もつ個体（胎児）は異物であるにもかかわらず，胎児に対する拒絶反応は生じない．これは主に子宮と胎盤の接点では免疫が

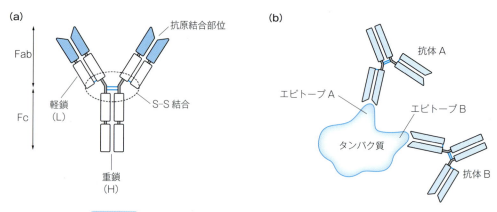

図 6D-1　抗体の構造（a）および抗原と抗体の結合概念図（b）
抗体はY字型で先端に可変領域が存在する．可変領域のアミノ酸配列を変化させることで，さまざまな抗原の抗原結合部位（エピトープ）に結合する．
［植田　正，前仲勝実（編）：薬系免疫学，第4版，南江堂，p.22-23，2024を参考に筆者作成］

成立しないようなシステムが働いているからである．さらに妊娠中の母体ではプロゲステロンなどのホルモンが増加し，免疫抑制物質として働くホルモンも存在している．

D　液性免疫

　Th2細胞はサイトカイン産生を介してB細胞にIgM，IgD，IgG，IgA，IgE型の5つの抗体を作らせる．さらにB細胞はメモリーB細胞や抗体産生細胞（形質細胞）へ分化し，分化した形質細胞では抗体が分泌される．抗体は異物と結合することで異物目印となり，生体免疫系は抗体が結合しているものをターゲットとして攻撃を行う．

1　抗体の基本構造

　抗体は免疫グロブリン（immunogloblin：Ig）というタンパク質で，2本の軽鎖（light chain：L鎖）と重鎖（heavy chain：H鎖）がそれぞれジスルフィド（S-S）結合しているY字形で，抗原と結合するFab部分と，細胞の受容体と結合するFc部分に分けることができる．Fab部分の先端には可変領域と呼ばれる部位が存在し，アミノ酸の多様性が立体的に反映されて，抗原の特異的認識が可能となっている（図6D-1）．

D. 液性免疫　243

表 6D-1　抗体の種類と特徴

抗体の種類	構　造		特　徴
IgM	五量体		初感染時の早期に出現して対応する（一次応答）
IgD			呼吸器系の免疫などに関与している
IgG			①胎盤を通過し，胎児に移行する ②二度目以降の感染時において，即座に強力に反応する（二次応答） ③最も多い抗体
IgA	血清型は単量体 分泌型は二量体		①粘膜面を守っている（局所免疫） ②母乳および分泌液中に含まれる
IgE			肥満細胞に結合し，Ⅰ型アレルギー反応の原因となる

2　抗体の種類と特徴

　生体内の抗体は5種類存在し，それぞれ特徴や構造が異なっている（**表 6D-1**）.

a　IgM

　分子量が最も大きい抗体であり，Y字構造の基本免疫グロブリンが5つ結合した五量体の構造となっている．Y字構造が5つあるということは，1つの場合よりも5倍多くの抗原を捕まえることができるという性質をもつ．よって感染症の初感染時の早期，特異性の最も強いIgGが作られるまでの間，病原体の処理を担う（一次応答）.

b　IgD

　血液中に微量に含まれている抗体で，詳細な機能はあまり解明されていなかったが，2009年に扁桃腺と上気道組織にある抗体産生細胞が免疫グロブリンD（IgD）を放出することが示され，少なくともIgD抗体が呼吸器感染に対抗する免疫系に関与していることは明らかとなっている.

6

外敵から生体をどのように守るか

c IgG

血中抗体の主体であり，ほとんどのワクチンはIgGを作ることを目的に接種される．移行抗体として胎盤を通過することができ，新生児に母体の免疫を伝達することができるため，新生児は，誕生してから半年間ほどは，母親からもらったIgGで守られている．IgMに遅れて産生され，同一抗原の二度目の感染時には，即座に，大量に，長期間産生される（二次応答）．

d IgA

血液中では単量体（血清型）であり，粘膜面に分泌されるときに，J鎖と呼ばれる鎖によって単量体のIgA 2つが結合し二量体となる．これを分泌型IgAという．生体内の粘膜において分泌されるためIgAでの免疫を局所免疫ともいう．IgAは母乳（特に初乳）にも多く含まれている．

e IgE

IgEのFc部分は肥満細胞や好塩基球に結合する．IgEの可変領域に抗原を結合させたままIgEのFc部分が肥満細胞に結合すると，細胞からヒスタミンなどの顆粒が放出され，痒みや血管透過性の亢進を引き起こし，Ⅰ型アレルギーを引き起こす．

3 抗体の機能

抗体は抗原と特異的に結合して，抗原抗体反応によって抗原抗体複合体（免疫複合体）を形成する．この反応によって種々の現象を引き起こす．またその現象は医療における診断などに利用されている．

a 凝集反応と沈降反応

細菌などの抗原とそれに対する抗体を混ぜて顕微鏡で観察すると，抗原同士がくっつき合い集塊を形成する．これを凝集反応という．顕微鏡で観察できないようなより小さいサイズのタンパク質でも抗体と混ぜて観察すると，集塊が濁りとして観察され，これを沈降反応という（図6D-2）．抗体は種類にかかわらず可変領域が2か所以上あるため，このような反応が生じる．特にIgMは可変領域を10か所有するため効率よく反応を起こすことができる．

この凝集反応は血液型のタイピングに利用されている．A型の人はA型抗原と抗B型抗体をもち，B型の人はB型抗原と抗A型抗体をもち，AB型の人は

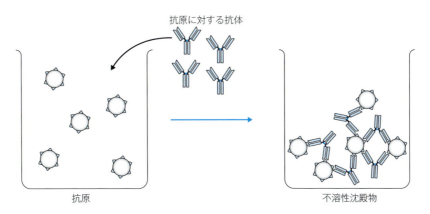

図 6D-2 凝集反応と沈降反応

凝集反応も沈降反応も抗原抗体反応の1つであり，抗原が抗体で結合されて不溶性の沈殿物として観察することができる．

表 6D-2 ABO 血液型と抗原抗体反応

血液型	抗原	抗体	抗原抗体反応
A	A	抗B	抗A抗体と反応を起こす B抗原と反応を起こす
B	B	抗A	抗B抗体と反応を起こす A抗原と反応を起こす
AB	AとB	なし	抗A抗体，抗B抗体と反応を起こす
O	なし	抗Aと抗B	A抗原，B抗原と反応を起こす

A型&B型抗原をもち抗体はもたない，O型の人は抗原はもたずに抗A型抗体&抗B型抗体をもっている．このことを利用して未知なる被験者の血液型を判定することが可能である（**表6D-2**）．

b 補体の活性化，免疫溶菌反応と細胞傷害試験

抗原抗体複合体にC1が結合すると，補体系を活性化し細胞膜傷害や食細胞の走化を引き起こす．細胞膜傷害は，ターゲットが細菌の場合は溶菌反応となり，赤血球の場合は溶血液反応となる．

補体活性化を利用して，特定の菌に対する抗体が存在するか調べることができる．被験者の血清と特定の菌と補体を混ぜて，菌が溶菌すれば抗体が存在し，溶菌しなければ抗体をもっていないことになる．また同様に細胞にも利用できる．血清中に腫瘍細胞に対する抗体の有無を調べたいとき，腫瘍細胞に被験者の血清と補体を作用させて，腫瘍細胞の細胞膜が傷害されて細胞が破壊されるか否かを観察する．

246   6. 外敵から生体をどのように守るか

C 中和試験

ウイルスや毒素は抗原抗体反応によって生物活性（感染性や毒性）を失う．このような働きを**中和（反応）**といい，ウイルスや毒素に対する抗体量を調べることができる．これを**中和試験**という．しかし完全に中和できるケースは少なく，抗体の Fc 部分が食細胞の Fc 受容体と結合し，食細胞の貪食能を亢進させ殺菌することのほうが多い．このような働きをする抗体を**オプソニン抗体**という．

E 粘膜免疫

人体の表面は皮膚と頭皮で覆われているが，人体内部にあって外界と接している部分は粘膜で覆われている．呼吸器系，消化器系，泌尿器系，生殖器系などであるが，飲食や吸入などとともに病原微生物の侵入やさまざまな異種抗原を取り込む．粘膜面は**免疫寛容**と解剖生理学的防御機構が働いているが，自己と非自己を認識し排除する獲得免疫システムも存在している．これらを粘膜免疫という．粘膜免疫の中心となる場が**腸管関連リンパ組織（GALT）**，鼻咽腔関連リンパ組織（NALT）や気管支関連リンパ組織（BALT）といったリンパ組織である．

小腸の吸収上皮には絨毛が存在しているが，絨毛が未発達な細胞集団が点在しており，その部分をパイエル（Peyer）板という．パイエル板の円蓋部を覆う細胞の中に M 細胞と呼ばれる細胞があり，異物貪食能力を有している．M 細胞の直下には T 細胞，B 細胞，マクロファージ，樹状細胞が存在しており，M 細胞に取り込まれた異物情報は直下の免疫細胞群に伝達される（**図 6E-1**）．樹状細胞から抗原提示を受けた $CD4^+T$ 細胞は B 細胞を刺激し，分泌型 IgA を分泌する形質細胞へ分化させる．

F アレルギー

免疫反応は，異物を排除し自己を守るための生体防御反応であるが，その反応が過剰で生体にとって不都合なほどの傷害を与える場合を「アレルギー反応」という．アレルギー反応を導く抗原をアレルゲンという．アレルギー反応は 4 ないし 5 つの型に分類されている．

1 Ⅰ型アレルギー

肥満細胞（マスト細胞）や好塩基球の細胞表面には Fcε 受容体が存在しており，この受容体には **IgE** の Fc 部分が結合することができる．Fcε 受容体に，抗原の

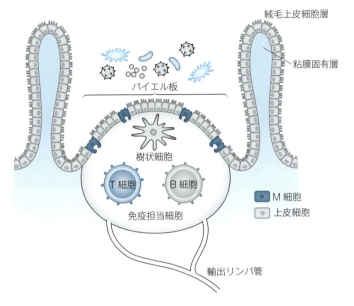

図 6E-1 腸管関連リンパ組織（GALT）としてのパイエル板

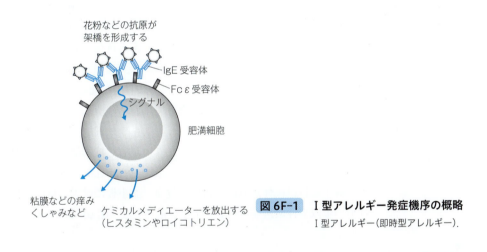

図 6F-1 I 型アレルギー発症機序の概略
I 型アレルギー（即時型アレルギー）．

結合した IgE が多数結合し，抗原自体も架橋が形成されると，細胞内伝達がなされて**ヒスタミン**や**ロイコトリエン**といった化学伝達物質（ケミカルメディエーター）が放出される．その結果，血管透過性の亢進による炎症反応や，神経刺激によるくしゃみや鼻水などが生じる．これらのアレルギー反応を I 型アレルギーという．アレルゲンの侵入から数分〜数十分で引き起こされるため即時型アレルギーともいう．花粉症，食物アレルギー，蕁麻疹（じんましん）などが相当する（図 6F-1）．

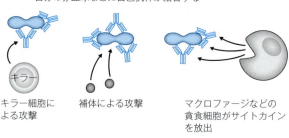

自分の赤血球などに自己抗体が結合する

キラー細胞による攻撃　補体による攻撃　マクロファージなどの貪食細胞がサイトカインを放出

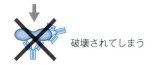

破壊されてしまう

図 6F-2　Ⅱ型アレルギー発症機序の概略
Ⅱ型アレルギー（抗体依存性細胞傷害型）．

2　Ⅱ型アレルギー

　通常，自分の組織に対しては異物目印である抗体は産生されない．しかし何らかの原因で自分の組織に対する抗体が産生され，自分の組織を攻撃するようになってしまう場合をⅡ型アレルギーという．自分の組織に自己抗体が結合すると，①補体が活性化し，細胞膜に孔をあけて細胞を破壊し，②貪食細胞が活性化されて活性酸素や細胞傷害性物質を放出し，③キラー細胞がパーフォリンやグランザイムを放出して細胞に傷害を与える．この現象を抗体依存性細胞媒介性細胞傷害作用（antibody dependent cell mediated cytotoxicity：ADCC）という．赤血球に対する自己抗体が原因の溶血性貧血，血小板に対する自己抗体が原因の特発性血小板減少性紫斑病（ITP）などが相当する（**図6F-2**）．

3　Ⅲ型アレルギー

　自分の組織に免疫複合体が沈着している場合，補体が活性化されマクロファージなどの食細胞が処理するために組織にやってくる．通常であればマクロファージが貪食して処理するが，免疫複合体が一定の大きさ以上になると貪食することができなくなる．その際には好中球が活性酸素やタンパク分解酵素を放出して，免疫複合体ごとやっつけようと反応する．そのため周囲の組織も傷害を受けることとなり，これをⅢ型アレルギーという．抗体をもつ個体の皮膚に抗原を注射すると，抗体が滲出してきて皮膚で免疫複合体を形成し，皮膚に発赤や浮腫が生じるが，これをアルサス現象という．β溶血性連鎖球菌感染後の糸球体腎炎や，全

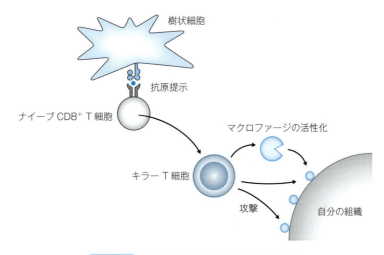

図 6F-3 Ⅲ型アレルギー発症機序の概略
Ⅲ型アレルギー（免疫複合型，アルサス型）．

図 6F-4 Ⅳ型アレルギー発症機序の概略
Ⅳ型アレルギー（細胞性免疫）．

身性エリテマトーデス（核に対する自己抗体が原因なので，Ⅱ型であると同時にⅢ型のアレルギー）などが相当する（図 6F-3）．

4 Ⅳ型アレルギー

　抗体の関与なしに，T 細胞が抗原と反応したことによって生じる炎症をⅣ型アレルギーという．抗原侵入から 24〜48 時間後に症状が最大になるため<u>遅延型アレルギー</u>ともいう．抗原提示を認識後，キラー T 細胞はさまざまなサイトカインを放出し組織に傷害を与えるとともに，マクロファージを呼び寄せてさらにいっそう攻撃する．Ⅰ〜Ⅲまでのアレルギーは液性免疫が関与しているのに対し，Ⅳ型アレルギーは細胞性免疫の亢進が原因となっている．ツベルクリン反応が相当する（図 6F-4）．

250 6. 外敵から生体をどのように守るか

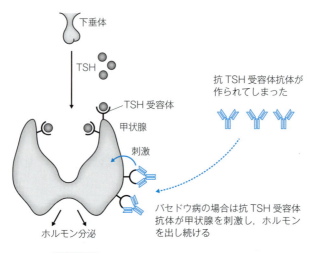

図 6F-5　V型アレルギー発症機序の概略

5　V型アレルギー

　自己抗体が原因ではあるが，組織傷害ではなく，細胞刺激によって細胞の機能を亢進させるために病気が生じてしまう場合をV型アレルギーといい，甲状腺機能亢進症が代表的な疾患である．甲状腺ホルモンは下垂体からの甲状腺刺激ホルモン（TSH）の指令を受けて甲状腺細胞から分泌される．よって甲状腺細胞には下垂体の指令を受けるためのTSH受容体が存在している．甲状腺機能亢進症ではこのTSHに対する自己抗体（抗TSH受容体抗体）が刺激型となって常にTSH受容体を刺激し，TSHが受容体に結合したときと同じ効果をもたらし続け，大量に甲状腺からホルモンを分泌させる（図6F-5）．

Column | HIV

HIV（human immunodeficiency virus，ヒト免疫不全ウイルス）は，性交渉や母子間などにおいて血液を介して感染するウイルスである．世界的に蔓延しているHIV-1と地域的にしかみられないHIV-2とに大別されており，両者は遺伝子構造や性質が異なっている．

HIV-1はマクロファージとCD4$^+$T細胞に感染する．その理由はウイルスの感染レセプターがCD4であり，また感染コレセプターがCXCR4またはCCR5といったケモカイン受容体（細胞表面に発現している受容体の一種）であるため，両者を発現しているマクロファージとCD4$^+$T細胞にウイルスが侵入できるからである．マクロファージ感染では持続感染状態が続き，CD4$^+$T細胞感染では最終的に細胞を破壊してウイルスが血中に放出され，次々にCD4$^+$T細胞が感染・破壊されていく．そのためCD4$^+$T細胞が激減し，日和見感染症（通常では病原性を発揮できないような弱い病原性しかもっていない微生物による感染症）を生じる．この状態をエイズ（AIDS：acquired immuno-deficiency syndrome，後天性免疫不全症候群）という．

練習問題

1. 免疫に関する記述である．誤っているのはどれか．2つ選べ．
   (1) 好中球は，抗体を産生する．
   (2) マクロファージは，抗原提示を行う．
   (3) 形質細胞は，細胞性免疫を担う．
   (4) T細胞は抗原提示されているタンパク質の情報を受け取る．
   (5) NK細胞はパーフォリンやグランザイムを放出し，ウイルス感染細胞を攻撃する．

2. アレルギーに関する記述である．正しいのはどれか．
   (1) Ⅰ型アレルギー反応には，ヒスタミンが関与する．
   (2) Ⅱ型アレルギー反応は，細胞性免疫による．
   (3) 自己免疫性溶血性貧血は，Ⅲ型アレルギー反応である．
   (4) Ⅳ型アレルギー反応は，免疫複合体の組織沈着により生じる．
   (5) 花紛症は，Ⅳ型アレルギー反応である．

3. 抗原提示についての記述である．正しいのはどれか．2つ選べ．
   (1) T細胞が抗原提示を行う．
   (2) MHCクラスⅠで外来抗原を提示する．
   (3) MHCクラスⅡ上の抗原を認識するのはCD4$^+$T細胞である．
   (4) 提示された抗原を認識するのはB細胞である．
   (5) 制御性T細胞は抗原認識を行わない．

4. 胎盤を通過できる抗体はどれか．
   (1) IgM

(2) IgG
(3) IgE
(4) IgA
(5) IgD

5. 免疫と HIV についての記述である．正しいのはどれか．2 つ選べ．
   (1) HIV 感染症の代表疾患としてニューモシスチス肺炎が挙げられる．
   (2) 抗生物質やステロイドの投与により菌交代現象が起こる．
   (3) HIV 感染症は水系感染症である．
   (4) エイズ（AIDS）では，$CD4^+T$ 細胞が増加する．
   (5) エイズ（AIDS）の治療戦略として DOTS がある．

6. 日本で主に使用された COVID-19 に対するワクチンはどれか．1 つ選べ．
   (1) 不活化ワクチン
   (2) 弱毒生ワクチン
   (3) mRNA ワクチン
   (4) 経口生ワクチン
   (5) 成分ワクチン

略　語

A	adenine　アデニン
A(Å)	オングストローム，長さの単位（10^{-10}m，0.1 nm）
ACAT	acyl–CoA–cholesterol acyltransferase アシル CoA：コレステロール O-アシル基転移酵素
ACP	acyl carrier protein　アシルキャリアータンパク質
ACTH	adrenocorticotropic hormone, adrenocorticotropin, corticotropin　副腎皮質刺激ホルモン
acyl–CoA	CoA のアシル誘導体（例えば butyryl–CoA）アシルコエンザイム A
ADCC	antibody dependent cell mediated cytotoxicity　抗体依存性細胞媒介性細胞傷害作用
ADH	antidiuretic hormone（vasopressin）抗利尿ホルモン（バソプレッシン）
	alcohol dehydrogenase　アルコール脱水素酵素
ADP	adenosine diphosphate　アデノシン二リン酸
AIDS	acquired immunodeficiency syndrome　後天性免疫不全症候群
Ala	alanine　アラニン
ALP	alkaline phosphatase　アルカリホスファターゼ
ALT	alanine aminotransferase　アラニンアミノ基転移酵素
AMP	adenosine monophosphate　アデノシン一リン酸
ANP	atrial natriuretic peptide　心房性ナトリウム利尿ペプチド
Arg	arginine　アルギニン
Asn	asparagine　アスパラギン
Asp	aspartic acid　アスパラギン酸
AST	aspartate aminotransferase　アスパラギン酸アミノ基転移酵素
ATP	adenosine triphosphate　アデノシン三リン酸
BCAA	branched–chain amino acid　分岐鎖アミノ酸
BNP	brain natriuretic peptide　脳性ナトリウム利尿ペプチド
C	cytosine　シトシン
cAMP	3′,5′–cyclic adenosine monophosphate, cyclic AMP　環状 AMP
CCK(PZ)	cholecystokinin（pancreozymin）コレシストキニン（パンクレオザイミン）
cDNA	complementary DNA　相補的 DNA
CDP	cytidine diphosphate　シチジン二リン酸
cGMP	3′,5′–guanosine monophosphate, cyclic GMP　環状 GMP
CoA	coenzyme A　補酵素 A
CoA·SH	free（uncombined）coenzyme A　パントテン酸を含むヌクレオチドの補酵素で，脂肪酸，ケトン体，酢酸およびアミノ酸を活性化させ，その代謝に重要な役割を果たしている．
CRP	C–reactive protein　C 反応性タンパク

CTP	cytidine triphosphate	シチジン三リン酸
Cys	cysteine	システイン
D–	dextrorotatory	右旋性の
D$_2$	ergocalciferol	ビタミン D$_2$（エルゴカルシフェロール）
D$_3$	cholecalciferol	ビタミン D$_3$（コレカルシフェロール）
1α,25-(OH)$_2$-D$_3$	1α,25-dihydroxycholecalciferol	1α,25-ジヒドロキシコレカルシフェロール
DAMPs	danger associated molecular patterns	危険分子-関連パターン
DNA	deoxyribonucleic acid	デオキシリボ核酸
dNTP	deoxynucleoside triphosphate	デオキシヌクレオシド三リン酸
DOPA	3,4-dihydroxyphenylalanine	3,4-ジヒドロキシフェニルアラニン
E	enzyme	酵素
E.C.	enzyme code number (IUBMB) system	酵素コード番号（国際生化学・分子生物学連合）
Enz	enzyme	酵素
Eq	equivalent	当量
FAD	flavin adenine dinucleotide	（酸化型）フラビンアデニンジヌクレオチド
FADH$_2$	flavin adenine dinucleotide	（還元型）フラビンアデニンジヌクレオチド
FDA	Food and Drug Administration	米国食品医薬品局
FFA	free fatty acid	遊離脂肪酸
FMN	flavin mononucleotide	フラビンモノヌクレオチド
Fp	flavoprotein	フラビン酵素
FSH	folicle-stimulating hormone	卵胞刺激ホルモン
g	gram(s)	グラム
g	gravity	重力
G	guanine	グアニン
GABA	γ-aminobutyric acid	γ-アミノ酪酸
GDP	guanosine diphosphate	グアノシン二リン酸
GH	growth hormone	成長ホルモン
G.I.	glycemic index	グリセミックインデックス
GIP	gastric inhibitory peptide	胃液抑制ペプチド
Gla	γ-carboxyglutamic acid	γ-カルボキシグルタミン酸
Glc	glucose	グルコース
GLC	gas-liquid chromatography	ガスクロマトグラフィー
Gln	glutamine	グルタミン
GLP-1	glucagon-like-peptide-1	グルカゴン様ペプチド-1
Glu	glutamic acid	グルタミン酸
GLUT	glucose transporter	グルコース輸送担体
Gly	glycine	グリシン
GMP	guanosine monophosphate	グアノシン一リン酸
GSH	glutathione	グルタチオン
GSSG	glutathione disulfide	酸化型グルタチオン

GTP	guanosine triphosphate	グアノシン三リン酸
GVH 反応	graft versus host reaction	移植片対宿主反応
Hb	hemoglobin	ヘモグロビン
HDL	high density lipoprotein	高密度リポタンパク質
His	histidine	ヒスチジン
HLA	human leukocyte antigen	ヒト白血球抗原
HMG-CoA	3-hydroxy-3-methylglutaryl-CoA	3-ヒドロキシ-3-メチルグルタリル-CoA
HVS 反応	graft versus host reaction	宿主対移植片反応
IDL	intermediate density lipoprotein	中間密度リポタンパク質
IgM	immunoglobulin M	免疫グロブリン M
Ile	isoleucine	イソロイシン
IMP	inosine monophosphate (inosinic acid)；hypoxanthine ribonucleotide	イノシン一リン酸（イノシン酸）；ヒポキサンチンリボヌクレオチド
IU	international unit(s)	国際単位
kcal	kilocalorie	キロカロリー
kJ	kilojoule	キロジュール
K_m		酵素反応において，最大反応速度の半分の速度を与える基質濃度［ミカエリス（Michaelis）定数］
L-	levorotatory	左旋回性の
LCAT	lecithin-cholesterol acyltransferase	レシチン-コレステロールアシル転移酵素
LCT	long-chain triacylglycerol；long-chain triglyceride	長鎖トリアシルグリセロール；長鎖トリグリセリド
LDH(LD)	L-lactate dehydrogenase	乳酸脱水素酵素
LDL	low density lipoprotein	低密度リポタンパク質
Leu	leucine	ロイシン
LH	luteinzing hormone	黄体ホルモン
LHRH	luteinizing hormone-releasing hormone	黄体形成ホルモン放出ホルモン
LPL	lipoprotein lipase	リポタンパク質リパーゼ
LTH	luteotropic hormone	黄体刺激ホルモン
Lys	lysine	リシン（リジン，ライシン）
mEq		Eq の 1/1000 当量　$1\text{mEq} = \dfrac{原子量}{原子価}\,\text{mg}$
Met	methionine	メチオニン
MHC	major histocompatibility complex	主要組織適合遺伝子複合体
mol	mole(s)	モル
mRNA	messenger RNA	メッセンジャー RNA
MSH	melanocyte-stimulating hormone	メラニン細胞刺激ホルモン
NAD	nicotinamide adenine dinucleotide	（酸化型）ニコチンアミドアデニンジヌクレオチド
NADH	nicotinamide adenine dinucleotide	（還元型）ニコチンアミドアデニンジヌク

		レオチド
NADP	nicotinamide adenine dinucleotide phosphate　（酸化型）ニコチンアミドアデニンジヌクレオチドリン酸	
NADPH	nicotinamide adenine dinucleotide phosphate　（還元型）ニコチンアミドアデニンジヌクレオチドリン酸	
nm	nanometer　1×10^{-9}m	
PAMPs	pathogen-associated molecular patterns　病原体関連分子パターン	
PG	prostaglandin　プロスタグランジン	
Phe	phenylalanine　フェニルアラニン	
Pi	inorganic phosphate　無機リン酸（正リン酸）	
PKU	phenylketonuria　フェニルケトン尿症	
PL	pyridoxal　ピリドキサール	
PLP	pyridoxal phosphate　ピリドキサールリン酸	
PM	pyridoxamine　ピリドキサミン	
PMP	pyridoxamine 5′-phosphate　ピリドキサミン 5′-リン酸	
PN	pyridoxine　ピリドキシン	
PNP	pyridoxine 5′-phosphate　ピリドキシン 5′-リン酸	
PPi	inorganic pyrophosphate　無機ピロリン酸	
ppm	parts per million　100万分の1	
PRL	prolactin　プロラクチン	
Pro	proline　プロリン	
PTH	parathyroid hormone　副甲状腺ホルモン	
RAE	retinol activity equivalents　レチノール活性当量	
RNA	ribonucleic acid　リボ核酸	
rRNA	ribosomal RNA　リボソーム RNA	
S	substrate　基質	
Ser	serine　セリン	
SNP	single nucleotide polymorphism　一塩基多型	
T	thymine　チミン	
T₃	triiodothyronine　トリヨードチロニン	
T₄	tetraiodothyronine；thyroxine　テトラヨードチロニン；チロキシン	
TCA	tricarboxylic acid　トリカルボン酸	
TG	triacylglycerol　トリアシルグリセロール（トリグリセリドと呼ばれていた）	
THF	tetrahydrofolic acid　L(-)-5,6,7,8-テトラヒドロ葉酸	
Thr	threonine　トレオニン（スレオニン）	
TLR	Toll like receptor　Toll 様受容体	
TPP	thiamin pyrophosphate　チアミンピロリン酸	
tRNA	transfer RNA　転写 RNA（sRNA も参照）	
Trp	tryptophan　トリプトファン	
TSH	thyroid-stimulating hormone；thyrotropin　甲状腺刺激ホルモン；チロトロピン	

TX	thromboxane　トロンボキサン
Tyr	tyrosine　チロシン
U	uracil　ウラシル
UCP	uncoupling protein　脱共役タンパク質
UDP	uridine diphosphate　ウリジン二リン酸
UMP	uridine monophosphate；uridine-5′-phosphate；uridylic acid　ウリジン一リン酸，ウリジル酸
UTP	uridine triphosphate　ウリジン三リン酸
V_{max}	maximal velocity　最大反応速度
Val	valine　バリン
VLDL	very low density lipoprotein　超低密度リポタンパク質

参考文献

- ●横溝岳彦（訳）：「ビジュアル パニーニ臨床生化学」，原書第 2 版，南江堂，2023.
- ●横溝岳彦（訳）：「マークス臨床生化学」，医学書院，2020.
- ●水島昇（監訳）：「ミースフェルド生化学」，東京化学同人，2020.
- ●石倉久之，近江谷克裕，笠井献一，渋谷勲，丸山清史，八木達彦：「図説生化学」，第 3 版，丸善出版，2000.
- ●今堀和友，山川民夫（監修）：「生化学辞典」，第 4 版，東京化学同人，2007.
- ●入村達郎，岡山博人，清水孝雄，仲野徹（監訳）：「ストライヤー 生化学」，第 8 版，東京化学同人，2018.
- ●恒吉正澄（監修）：「わかりやすい病理学」，第 7 版，南江堂，2021.
- ●遠藤克己，三輪一智：「生化学ガイドブック」，第 3 版増補，南江堂，2006.
- ●柴田克己，合田敏尚（編）：「基礎栄養学」，第 6 版，南江堂，2020.
- ●清水孝雄（監訳）：「ハーパー・生化学」，原書 30 版，丸善出版，2016.
- ●木村修一，古野純典（翻訳監修）：「最新栄養学」，第 10 版，建帛社，2014.
- ●佐々木敏（監修）：「日本人の食事摂取基準［2025 年版］」，第一出版，2025.
- ●中野昭一（編）：「図解生理学」，第 2 版，医学書院，2000.
- ●奈良信雄：「栄養アセスメントに役立つ臨床検査値の読み方考え方―ケーススダディ」，第 3 版，医歯薬出版，2023.
- ●日本ビタミン学会（編）：「ビタミン・バイオファクター総合事典」，朝倉書店，2021.
- ●林典夫，廣野治子（監修）：「シンプル生化学」，第 7 版，南江堂，2020.
- ●中村桂子（監訳）：「ワトソン 遺伝子の分子生物学」，第 7 版，東京電機大学出版局，2017.
- ●川嵜敏祐（監修）：「レーニンジャーの新生化学（上・下）」，第 7 版，廣川書店，2019.
- ●山本敏行，鈴木泰三，田崎京二：「新しい解剖生理学」，第 12 版，南江堂，2010.
- ●大西宏明（編）：「臨床検査ガイド 2020 年改訂版」，文光堂，2020.
- ●和田攻，南裕子，小峰光博（総編集）：「看護大事典」，第 2 版，医学書院，2010.
- ●平澤栄次：「はじめての生化学―生活のなぜ？を知るための基礎知識」，第 2 版，化学同人，2014.
- ●亀田和久：「亀田講義ナマ中継 生化学」，講談社サイエンティフィク，2012.
- ●伊東椒，児玉三明（訳）：「マクマリー 有機化学概説」，第 7 版，東京化学同人，2017.
- ●長倉三郎，井口洋夫，江沢洋，岩村秀，佐藤文隆，久保亮五（編）：「岩波 理化学辞典」，第 5 版，岩波書店，1998.
- ●田宮信雄，八木達彦，遠藤斗志也，吉久徹（訳）：「ヴォート 基礎生化学」，第 5 版，東京化学同人，2017.
- ●石崎泰樹，丸山敬（監訳）：「イラストレイテッド生化学」，原書 8 版，丸善出版，2023.
- ●大久保岩男，賀佐伸省（編）：「コンパクト生化学」，第 4 版，南江堂，2017.

260　参考文献

- ●生田哲：「脳と心を支配する物質」，SB クリエイティブ，2011.
- ●野口哲典：「マンガでわかる神経伝達物質の働き」，SB クリエイティブ，2011.
- ●山中伸弥，緑慎也：「山中伸弥先生に，人生と iPS 細胞について聞いてみた」，講談社，2012.
- ●畠山鎮次：「系統看護学講座 専門基礎分野 人体の構造と機能 [2] 生化学」，第 14 版，医学書院，2019.
- ●岡野栄之，鯉淵典之，植村慶一（監訳）：「オックスフォード 生理学」，原書 4 版，丸善出版，2016.
- ●Berg JM, Tymoczko JL, Gatto Jr. GJ, Stryer L："Biochemistry", 9th ed., W. H. Freeman, 2019.
- ●Barrett KM, Barman SM, Brooks HL, Yuan J："Ganong's Review of Medical Physiology", 26th ed., McGraw-Hill Education, 2019.
- ●Metabolic pathways—Reference pathway,〔https://www.genome.jp/kegg-bin/show_pathway?map01100〕（最終確認：2025 年 2 月 6 日）
- ●日本栄養・食糧学会（監修）：「時間栄養学—時計遺伝子と食事のリズム」，女子栄養大学出版部，2009.

練習問題解答

CHAPTER 1

1．(3)
  (1) 細胞内で最も多いのは陽イオンであるカリウム．ナトリウムは細胞外液に多く陽イオンではカリウムの次に多い．
  (2) 体水分含量は性差，年齢差が著しい．新生児で高く，高齢者で低い．女性は脂肪が多いので，水分は男性に比べて相対的に少ない．
  (4) 脂質の主成分はリン脂質とコレステロールで，トリアシルグリセロールではない．
  (5) 電子伝達系は酸素が存在しないと，反応は進まず，エネルギー供給はできない．

CHAPTER 2

A

1．(3)，(4)
  (1) 小腸粘膜上の消化酵素による膜消化もある．
  (2) 内分泌ではなく外分泌．
  (5) エキソ型ではなくポリペプチドの内部のペプチド結合を切断するエンド型タンパク質分解酵素．

B

1．(4)
  (1) 差異が大きいのは最終代謝産物である窒素化合物（尿酸やクレアチニン）がエネルギーをもっているタンパク質である．
  (2) 活動するためのエネルギー供給源となるのはATPのみで，ADPやAMPは直接的な供給源にはならない．
  (3) 基質レベルの酸化ではなく，酸化的リン酸化という．
  (5) 発エルゴン反応に比べて吸エルゴン反応が小さいので，必ずエネルギー損失が伴う．

CHAPTER 3

B

1．
  (1) グルコースは p.46，図 3B-2 参照．

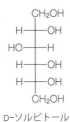
D-ソルビトール

262 練習問題解答

(2) なぜフルクトースが五員環となるかを理解する.

（フィッシャー式）　　　　　　　　　　　　　　　　　（ハース式）
α-D-フルクトフラノース

2. (4)

(1) アルデヒド基をもっているのでアルドースの一種である.

(2) グルコースはヘミアセタールを形成し, ピラノース（六員環）構造をとる.

(3) プロテオグリカンとはタンパク質とムコ多糖が共有結合した物質で, 細胞外に存在する.

(5) グリシンは炭素原子に水素原子が2個結合しているので, 不斉炭素原子はもたない.

3. (2), (5)

(1) 糖質は穀類, いも類など, 主に植物性食品に多くみられる.

(3) 単糖のうち栄養学的に重要なものはヘキソースのグルコース, フルクトース, ガラクトースなどである.

(4) スクロースは α-D-グルコースの1位の水酸基と β-D-フルクトースの2位の水酸基がグリコシド結合した非還元糖である.

4. (1)

UTP-グルコース 1-リン酸ウリジリル転移酵素は, UDP-グルコースピロホスホリラーゼとも称し, ウリジン 5′-三リン酸（UTP）と α-D-グルコース 1-リン酸より, UDP-グルコースと二リン酸（ピロリン酸）を生じる反応を触媒する酵素である. 正解はグリコーゲンホスホリラーゼである.

5. (1) 3, (2) 3, (3) 2, (4) 4, (5) 6

p.57, 図 3B-9 および p.60, 図 3B-10 を参照.

6. (5)

濃度は肝臓のほうが高いが, 全体量は筋肉のほうが多い.

C

1. (2)

(1) ミトコンドリア内で行われる.

(2) 3-ヒドロキシ-3-メチルグルタリル CoA（HMG-CoA）から合成される.

(3) 複合脂質である.

(4) 飽和脂肪酸である.

(5) 一般に, 炭素数が6以上のアルコールである.

2. (2)

(1) 水不溶性で，酸にもアルカリにも不溶である．
(2) ステロイドホルモン（副腎皮質ホルモンなど），胆汁酸などの原料となる．
(3) 生体膜の成分としての役割を，リン脂質とともにもつ．
(4) 血液中でリポタンパク質として循環している．
(5) 血管壁に多量に沈着すると，動脈硬化の要因となる場合がある．

3. (5)

(1) β 位の炭素が酸化され，炭素数 2 ずつ短く分解されていく．
(2) トリアシルグリセロールから生成された脂肪酸が，アシルカルニチンとなってミトコンドリア内に移行する．
(3) 8 分子のアセチル CoA となる．
(4) 脂肪酸の分解はミトコンドリア内の β 酸化で，脂肪酸の合成はサイトソルのアセチル CoA カルボキシラーゼと脂肪酸合成酵素による反応である．
(5) 末端の-SH を介してアシル基を結びつけて運ぶ．

D

1. (2)

(1) 構造タンパク質
(3) 輸送タンパク質
(4) 防御タンパク質
(5) 貯蔵タンパク質

2. (4)

(1) カテコールアミンはチロシンが原料であるが，ヒスタミンはヒスチジン，セロトニンはトリプトファンが原料である．
(2) アスパラギン酸ではなくアルギニン．
(3) グルタミン酸ではなくグルタミン．
(5) クレアチニンではなくクレアチン．

3. (5)

(1) 筋タンパク質の合成を促進する．
(2) 筋肉と肝臓が逆．肝臓は分岐鎖アミノ酸アミノ基転移酵素がないためにほとんど分岐鎖アミノ酸を分解できない．
(3) 小腸粘膜上皮細胞の細胞膜にある輸送担体を介して吸収される．
(4) 腎臓ではなく肝臓．

4. (3)

(1) D-アラニン，D-セリン，D-プロリン，D-アスパラギン酸などは生体内で作られている．
(2) 動物性食品に多く含まれ，大豆以外の植物性食品には比較的少ない．
(4) リシン，ヒスチジン，トレオニンは親水性である．
(5) 吸収に必須アミノ酸と非必須アミノ酸の差はない．

264　練習問題解答

E

1.（5）

（1）アデニンとグアニンはプリン塩基である．

（2）核酸はリン酸基の性質で負荷電をもつ．

（3）ウラシルは RNA に含まれる塩基で DNA に含まれるのはチミンである．

（4）核酸は体内で合成可能である．

2.（2）

（1）mRNA は RNA ポリメラーゼ II によって合成される．

（3）tRNA とアミノ酸の結合には ATP が必要である．

（4）スプライシングによってイントロンが除去される．

（5）リボソームがタンパク質合成の場である．

CHAPTER 4

B

1. b，c，f，h，j

2.（3）

（1）可溶型酵素，分泌型酵素など酵素の多くは球状タンパク質である．

（2）一般的な酵素は，特定の化学反応のみを触媒する．この性質は「反応特異性」と呼ばれ，生体内の代謝調節に大きな意味をもつ．

（4）イソメラーゼとは，異性化酵素のことである．グルコース 6-リン酸イソメラーゼはグルコース 6-リン酸からフルクトース 6-リン酸への異性化を触媒する酵素であり，解糖系や異性化糖の合成でよく知られている．

（5）トランスフェラーゼは，転移酵素の一種．脱離酵素とは，二重結合の生成もしくは二重結合部への付加による置換機導入を触媒する酵素である．カルボキシ基を導入するカルボキシラーゼがよく知られている．

3.（4）

（1）アポ酵素とは，補因子を必要とする酵素の本体となるタンパク質部分を指す．

（2）アポ酵素は酵素としての機能を持たず，補因子と結合しホロ酵素となって活性を示す．

（3）補因子は，2 価の金属イオンやビタミン B 群など非タンパク質（非アミノ酸）の物質である．

（5）微量元素は，一般に補欠分子族として利用されるものが多い．

4.（3）

（1）一連の反応系の最終生成物が，上流の反応を触媒する酵素の活性を調節することをフィードバック調節という

（2）競合阻害は，酵素と基質の結合を阻害する．即ち酵素–基質複合体には結合しない．

（4）「アロステリック」はギリシャ語の allos（別の）と stereos（形）を語源とする．アロステリック効果は，活性中心以外のアロステリック部位に調節リガンドが結合することにより起こる．

（5）律速段階とは，一連の代謝経路において反応速度が最も遅い段階であり，ここ

に関与する酵素を律速酵素という．律速酵素は一連の過程に関与する酵素のうち最も活性が低いといえる．

5. (3)

(1) 基質濃度が一定の場合，反応速度は酵素濃度に正比例する．ただし，基質に対して酵素の量が多くなり過ぎると比例関係が失われる．

(2) 酵素濃度が一定の場合，ある程度までは基質濃度の上昇とともに反応速度も増大する．基質濃度が上昇により，次第に反応液中の酵素がすべて酵素・基質複合体となり，反応速度が最大に達する．

(4) 基質が十分に存在する場合，はじめ生成物量は反応時間に伴い増加するが，やがて生成物阻害により生成物量が一定となる．

(5) K_m 値が高いということは，より高濃度の基質の存在下でないと酵素が作用しないということを意味する．酵素は基質と結合してその作用を示すことから，この場合の酵素は基質との親和性が低いと考えられる．

C

1. (5)

(1) カリウムの排泄を促進する．

(2) 乳汁分泌を促進する．

(3) 骨吸収を促進する．

(4) プロゲステロンが黄体から分泌されて妊娠の維持に働く．

2. (2)

筋肉グリコーゲンは血糖の上昇には関与しない．

3. (2)

下垂体前葉または副腎皮質の機能亢進．

4. (3)

(1) ステロイドホルモンは細胞膜を通過して細胞質の受容体と結合し，核内に移行する．

(2) ペプチドホルモンの受容体は細胞膜に局在している．

(4) cAMP はプロテインキナーゼを活性化する．

(5) 細胞膜受容体に結合する．

5. (2)

コレシストキニンは胆嚢を収縮して胆汁の分泌を促す．

6. (4)

尿量の増加により循環血流量が減少し，血圧は低下する．

D

1. (4)

(1) ヒトにはトリプトファンからナイアシンを合成できる反応系がある．

(2) 葉酸欠乏は巨赤芽球性（大球性）の貧血を，鉄欠乏は小球性の貧血を発症する．

(3) ビタミン B_{12} の構造式には，コバルトを含む．

(5) ビタミン D の栄養状態を判定する指標として，25-ヒドロキシビタミン D 濃度の値が用いられる．

2. (1)

(2) パントテン酸はアセチル CoA の構成成分である．

(3) ホモシステインはメチオニン代謝の中間代謝産物である．ビタミン B_{12} や葉酸が不足するとホモシステインからメチオニン合成系が障害されるため，ホモシステイン濃度は高くなる．

(4) ビオチンはカルボキシ基の転移反応に補酵素として働き，糖新生や脂肪酸の合成，アミノ酸代謝などにかかわるが，抗酸化作用はない．

(5) ビタミン E は抗酸化作用をもち，生体膜におけるフリーラジカルの産生を防止する．

E

1. (1)

(1) カルシウムイオンのほか，cAMP，イノシトールリン酸などが，セカンドメッセンジャーになる．亜鉛イオンもセカンドメッセンジャーであるという報告もある．

(2) 神経細胞，筋細胞をはじめ，カリウムイオンは細胞内に多い．

(3) マグネシウムは電位依存性カルシウムチャンネルを阻害することによって，その機能を適正に保つ．

(4) セルロプラスミンの主な機能は Fe^{2+} を酸化して Fe^{3+} に変えることであり，従来考えられていたような銅の輸送タンパクではない．

(5) ジンクフィンガーは亜鉛がタンパク質に結合して指状の構造をとったものであり，DNA に結合するなどの機能をもつ．したがって，遺伝子発現を調節している転写因子や核内受容体はジンクフィンガープロテインである．

2. (2)

正しい組み合わせの代表は次のとおりである

(1) 鉄……アコニット酸ヒドラターゼ　　または　　銅……リシルオキシダーゼ

(3) リン……ATP　　または　　塩素……胃酸

(4) マンガン……アルギナーゼ　　または　　鉄……ミオグロビン

(5) クロム……インスリン作用の調節　　または　　ナトリウム……膜電位の形成

3. (5)

(1) 副甲状腺ホルモン（PTH）は，骨破壊（吸収）を亢進して骨からカルシウムを血中に動員する．

(2) 活性型ビタミン D は腸管でのカルシウムの吸収と遠位尿細管でのカルシウムの再吸収を促進する．

(3) 非ヘム鉄のうち主に吸収されるのは 2 価鉄である．

(4) ヘモグロビンをはじめ生体内の鉄は大部分が再利用される．

(5) 貯蔵鉄のうち，フェリチンは利用されやすく，ヘモジデリンは利用されにくい．

練習問題解答　267

F

1. (3)

(1) 水（H_2O）と酸素（O_2）は無機物であるが，食物中の無機栄養素であるミネラルには含まれない．

(2) 水は脂肪細胞中にはあまり含まれないので，水含有率は男性が女性より高く，それぞれ60％と55％である．

(3) 水は電解質を溶解して電離させる能力が高いので，生体の膜電位の形成に必須である．

(4) 水とナトリウムイオンの動きは通常並行する．

(5) 浸透圧は溶質の濃度の高いほうに向かって起こる．ここで，拡散することによって浸透圧を発生させる主体は水分子であり，水分子にとっては濃度が高いほうから低いほうに向かって移動していることに気づいてほしい．

2. (5)

(1) 不感蒸泄で1日に約600〜900 mLの水が失われる．

(2) 糸球体濾過量の約99％が再吸収される．

(3) 血漿であって血清ではない．血清は血液が凝固した後に残る液体成分であり，体内を循環しているのは血漿である．

(4) 電解質はチャンネルやポンプを介して細胞膜を移動する．逆に，これらのものがないと，細胞膜を移動できない．

(5) その他，血漿浸透圧の上昇や血圧の低下が受容器を介して口渇中枢を刺激して，渇きの感覚が生ずる．

CHAPTER
5

A, B, C

1. (4)

(1) 赤血球の産生は腎臓が分泌するエリスロポエチンにより促進される．

(2) ヘモグロビンに含まれるのは鉄である．

(3) 老朽化した赤血球は脾臓で分解される．

(5) 血小板は巨核球から細胞片として生じるため，核をもたない．

2. (5)

(1) 肺気腫では二酸化炭素過多で呼吸性アシドーシスとなる．

(2) 過呼吸（過換気）では呼吸性アルカローシスとなる．

(3) 腎不全はH^+排泄不全で代謝性アシドーシスとなる．

(4) 嘔吐は胃液のH^+を失うためアルカローシスとなる．

(5) 遊離脂肪酸の動員によるケトン生成から代謝性アシドーシスとなる．

3. (5)

(1) 糸球体で濾過された水分は，約90％が尿細管で再吸収される．

(2) ヘンレ係蹄は，近位尿細管と遠位尿細管の間に存在する．

(3) 腎小体は，糸球体とボーマン嚢からなる．

(4) 糸球体では，低分子物質は濾過される．

268 練習問題解答

D

1.（3）

(1) ヒトの概日リズムは 24 時間よりやや長い.

(2) 外界からの刺激がなくても細胞は概日リズムを刻み続ける.

(4) 末梢の時計は，食事や運動などにより同調（リセット）される.

(5) セカンドミール効果は次の食事の際の血糖値上昇を抑制する.

CHAPTER 6

1.（1），（3）

(1) 好中球は白血球の一種で，侵入してきた異物を貪食し殺菌することができる細胞である．抗体を産生する細胞は形質細胞（B 細胞が変化した細胞）である.

(2) マクロファージは単球が成熟した細胞で，白血球の一種である．異物や生体内で不必要になった物質を貪食し，きれいにする役割をもつ．マクロファージに取り込まれた異物は消化され必要に応じて抗原提示される.

(3) 形質細胞は B 細胞が変化した細胞で，抗体を産生することができる細胞である．急性炎症の末期から慢性炎症時に出現し，抗体による液性免疫を担っている.

(4) T 細胞は，リンパ球性共通前駆体が骨髄を出た後，胸腺で分化して作られる．ヘルパー T 細胞，制御性 T 細胞，細胞傷害性 T 細胞などの種類があるが，抗原提示細胞の情報を受け取ることができる.

(5) NK 細胞は，グランザイムやパーフォリンという細胞傷害性顆粒を有しており，パーフォリンは標的細胞膜に孔をあけ，グランザイムは細胞内基質を切断してアポトーシスを誘導することができる.

2.（1）

(1)（5）IgE 抗体に花粉などの抗原が結合し，その抗原が結合した IgE が肥満細胞上で架橋形成することにより，肥満細胞からヒスタミンやロイコトリエンなどのケミカルメディエーターが放出される．この反応が行き過ぎた状態が I 型アレルギーであり，食物アレルギーや蕁麻疹などがある.

(2) アレルギーは I 〜 V 型まであるが，そのうち細胞性免疫であるのは IV 型のみであり，その他のアレルギーはすべて「抗体」が関与する液性免疫である.

(3) 自己免疫性溶血性貧血は自分の赤血球に対する自己抗体が体内で産生されるようになったために，赤血球の破壊が亢進される病気である．自己抗体産生が原因となるアレルギーを II 型アレルギーという.

(4) 抗原が侵入した際に，抗原抗体反応が生じ，それらが複合体を形成することがある．複合体は大きくマクロファージなどが貪食できないため，細胞傷害物質を注ぎ異物を排除しようとする．これが III 型アレルギーであり，糸球体腎炎やループス腎炎（II 型と III 型アレルギーの両者が原因）が挙げられる.

3.（3）（5）

(1) 抗原提示を主として行う細胞は樹状細胞であるが，マクロファージや B 細胞も提示することができる．また MHC クラス I は多くの細胞に発現しているため，内在性抗原は提示することができる.

(2) MHC クラス I は細胞内に侵入したウイルスやがん細胞など，内在性抗原を提

示する．MHC クラス II は細菌などの外来性抗原タンパクを貪食・消化を介して提示する．

(3) (4) MHC クラス II は外来性抗原タンパクを提示しているので，この情報を受けるのは基本的にナイーブ CD4$^+$T 細胞である．MHC クラス I の場合はナイーブ CD8$^+$T 細胞が情報を受け取る．

(4) (5) 抗原提示されたタンパク情報は CD8$^+$T 細胞または CD4$^+$T 細胞が情報を受け取り，その後，エフェクター T 細胞（Th1, Th2, Th17 Treg, Tfh など）に変化する．制御性 T 細胞（Treg）は末梢組織で誘導され，免疫応答を負に制御する T 細胞である．

4．(2)

それぞれの抗体の特徴を知っておく必要がある．

(1) IgM：基本の免疫グロブリン（Ig）が 5 個結合した五量体で感染の初期に対応する抗体．

(2) IgG：単量体で血清中に一番多い抗体である．特異度が高く，ほとんどのワクチンは IgG を獲得するために接種される．感染時では初期に IgM が対応し，IgM が少なくなった頃に IgG が出現し対応する．また同じ抗原の二度目の感作には即時に対応可能である．

(3) IgE：肥満細胞上にレセプターがあり，肥満細胞と結合することができる．抗原と結合した IgE が肥満細胞に結合し架橋を形成すると，I 型アレルギー反応を惹起させる．

(4) IgA：粘膜面を局所的に防御する抗体で二量体を呈している．唾液などの分泌液中だけでなく母乳にも含まれている．

(5) IgD：呼吸器系の免疫に作用することが報告されているが，詳細はまだ解明されていない部分も大きい．

5．(1) (2)

(1) (4) HIV は CD4$^+$T 細胞に感染し破壊するため，CD4$^+$T 細胞数が激減し免疫力の低下を招く．免疫力が低下すると通常では何も生体に病原性を発揮しないような微生物が病原性を発揮してくるようになり，健常では病気を起こさない微生物が原因の感染症となる．これを日和見感染というが，HIV ではカポジ肉腫（HHV8 感染）やカンジダ，ニューモシスチス肺炎が多くみられる．

(2) 私たちは多くの常在菌と共存しているが，常在菌同士も均衡を保ち一緒に棲んでいる．抗生物質は特定の菌のみを殺していくので（すべての菌を殺す抗生物質もあるが，感受性の違いは存在する），菌同士のバランスも崩れ，通常あまり増殖しないような菌が生体内ではびこり病原菌となるケースがある．これを菌交代現象という．

(3) HIV は精液，唾液（非常にまれ），血液から感染する経血液感染である．HIV が最初に報告された当時はホモセクシャル特有の病気と考えられていたが，それは誤りで，不適切な輸血製剤や医療における針刺し事故，一般的な性行為などで感染する．

(5) HIV の治療は多剤併用療法であり，作用機序の異なる抗ウイルス薬を複数同時

に飲み続けることにより，血中ウイルス量を減らした状態を維持するとともに，薬剤によるウイルス変異を防いでいる．DOTS は「直接監視下短期化学療法」という治療で，結核感染に用いられている．

6. (3)

(1) 不活化（菌の場合は死菌）ワクチンは，ホルマリンや紫外線で殺した病原体を使用するワクチンで，安全だが免疫の持続が短い．日本脳炎ウイルスやコレラ菌のワクチンなどがある．

(2) 弱毒生ワクチンは，毒性を弱めた生きた病原体を使用するワクチンで，接種後は体内で病原体が増殖するため免疫の持続は長いが，副反応に配慮が必要である．

(3) mRNA ワクチンは，病原体の RNA を生体に接種し，生体内で抗原を発現させるワクチンである．COVID-19 において初めて使用された．

(4) 経口生ワクチンは，文字通り生のウイルスを飲むワクチンであるが，ポリオのワクチンとして日本でも長年使用された経緯がある．しかしワクチンによるポリオ発症者が一定数いることより，不活化ワクチンに切りかえられた．

(5) 成分ワクチンは副作用を少なくしようと開発されたワクチンで，病原体の抗原部分のタンパク質を精製してワクチンとしている．季節性インフルエンザのワクチンはこの方法で作られている．

索　引

和文

あ

アイソザイム　153
亜鉛　201
悪性貧血　186
アシドーシス　225
アシル CoA　89, 100
　　——合成酵素　89, 101
　　——：コレステロール O-アシル基転移酵素　21
　　——：コレステロール O-アシルトランスフェラーゼ　21
　　——シンターゼ　89
アシルカルニチン　89
アシルキャリアータンパク質　98, 188
アスコルビン酸　188
アスパラギン　113
アセチル CoA　13, 59, 98
　　——カルボキシラーゼ　98, 187
アセチルコリン　180
アセト酢酸　95
アセトン　95
アディポサイトカイン　177
アディポネクチン　177, 178
アデニル酸シクラーゼ　102, 165
アデニン　129
アデノシルコバラミン　186
アトウォーター係数　25
アドレナリン　73, 173
　　——受容体　173
アニーリング　145
アポタンパク質　103
アミノアシル tRNA　138
アミノ基転移反応　118
アミノ酸　110
　　——価　128
　　——スコア　128
　　——代謝異常　161
　　——プール　116
アミノ糖　44
アラキドン酸　84, 97
アラニン　112
アルカプトン尿症　127

アルカリホスファターゼ（ALP）　153
アルカローシス　225
アルギニン　113
アルギン酸　79
アルサス現象　248
アルドース　45
アルドステロン　174, 208
アルブミン　219
アレルギー　246
アレルゲン　246
アロステリック酵素　132, 157
アンチコドン　138
アンドロゲン　165

い

イオン結合　114
イオンチャンネル　125, 194
異化　26, 39
移植片対宿主反応　240
移植免疫　240
異性化酵素　151
イソクエン酸　59
イソマルトース　49
イソロイシン　112
一塩基多型　147
一次応答　243
一次胆汁酸　94
一酸化窒素　121
遺伝子　129
　　——組換え技術　143
　　——組換え作物　145
　　——操作　143
　　——バリアント　146
遺伝性無セルロプラスミン　201
イノシトール 1,4,5-トリリン酸（IP）　168
イノシン酸　132
胃リパーゼ　19
インクレチン　177
飲水中枢　206
インスリン　73, 172
インドメタシン　97
イントロン　137

う

ウィルソン病　201
う蝕　77, 203
ウラシル　129
ウルトラディアンリズム　227
ウロビリノーゲン　216
ウロン酸　44
　　——回路　65

え

エイコサノイド　96, 179
エイコサペンタエン酸　97
エイズ　251
栄養　1
　　——素　1
液性免疫　240
エキソ型タンパク質分解酵素　21
エキソサイトーシス　21
エキソン　137
エクソソーム　241
17β-エストラジオール　175
エストロゲン　165
エネルギー換算係数　25
エフェクター T 細胞　238
エリスロポエチン　215
エルゴカルシフェロール　191
エルゴステロール　191
塩基性アミノ酸　110
炎症　236
塩素　194, 199
エンド型タンパク質分解酵素　21

お

オートクリン　164
オートファジー　116
岡崎フラグメント　134
オキサロ酢酸　59
オキシトシン　170
オキシヘモグロビン　216
オプソニン抗体　246
オリゴ糖　49, 74
　　——類　16
オリゴペプチド　114
オリゴマータンパク質　109, 115
オルニチン回路　122

272 索引

オロト酸 132

概日リズム 226
解糖系 54
外来性抗原 238
核 8
　——ゲノム 129
拡散輸送型糖輸送担体ファミリー 18
核小体 8, 139
獲得免疫系 234, 237
核内受容体 164
下垂体後葉ホルモン 170
下垂体前葉ホルモン 170
加水分解酵素 151
ガストリン 176
家族性高コレステロール血症 106
家族性リポタンパク質リパーゼ欠損症 162
脚気 183
活性化因子 194
活性化エネルギー 158
活性型ビタミンD 164
滑面小胞体 9
カテコールアミン 121, 179
カフェイン 102
ガラクトース血症 162
ガラクトセレブロシド 88
カリウム 194, 199
顆粒球 217
加リン酸分解 61
カルシウム 194, 195
　——チャンネル 198
カルシトニン 170, 195
カルニチン 89
カルボキシペプチダーゼ 22
カルモジュリン 168, 195
カロリー 28
管腔内消化 16
ガングリオシド 88
還元ヘモグロビン 216
緩衝機構 224
感染防御機構 234
肝臓 55
寒天 79

き

飢餓 88, 96
器官 6
基質 151
拮抗阻害 156
機能鉄 199

キャップ構造 136
吸エルゴン反応 27
吸収 16
球状タンパク質 149
牛痘 231
凝固因子 197
競合阻害 156
凝集反応 244
鏡像異性体 45, 110
競争阻害 156
局所免疫 244
巨赤芽球性貧血 186
拒絶反応 240
キロミクロン 21, 103, 104
近位尿細管 206
金属酵素 109

く

グアニル酸シクラーゼ 168
グアニン 129
クエン酸 59
　——回路 55
　——合成酵素 59
　——シンターゼ 59
グランザイム 237
グリコーゲン 51, 61, 71
　——合成酵素 63
　——ホスホリラーゼ 61
グリコサミノグリカン 53
グリシン 112
クリステ 9
グリセミックインデックス 80
グリセルアルデヒド 44
　——3-リン酸 58
グリセロール 88
　——3-リン酸 99
　——リン酸経路 99
グリセロリン脂質 92
グルカゴン 73, 172
グルクロン酸経路 55
グルコース 45
　——1-リン酸 61
　——6-ホスファターゼ 70
　——6-リン酸 56
　——-アラニン回路 68
　——輸送担体 173
グルコキナーゼ 56
グルココルチコイド 174
グルコマンナン 52, 79
グルタチオン 121
　——ペルオキシダーゼ 203
グルタミン 113
くる病 191, 195
クレアチニン 121

クレアチン 35
　——リン酸 35, 120
グレリン 176
クローン 143
グロブリン 218
クロマチン 8
　——構造 131
クロム 203

形質膜 6
血圧調節 181
血液 211
　——型 245
　——凝固 197
血漿 214, 218
　——浸透圧 223
　——タンパク質 218
　——電解質 219
血小板 211, 217
血清 218
血中遊離脂肪酸 96
血糖 70
ケトアシドーシス 96
ケトース 45
ケト原性アミノ酸 96, 119
ケトン血症 96
ケトン体 95, 172
ケトン尿症 96
ケノデオキシコール酸 94
ゲノム 129
ケファリン 86
原核細胞 6
原核生物 6

高エネルギーリン酸化合物 30
好塩基球 217
光学異性体 110
口渇中枢 206
抗原抗体複合体 244
抗原提示 238
好酸球 217
恒常性 149, 211
甲状腺機能低下症 203
甲状腺ホルモン 164, 170
　——脱ヨード酵素 203
合成酵素 152
構成素 5
酵素 16, 109, 219
　——活性 151
　——複合体 98
構造タンパク質 108

索　引　273

抗体　242
　——依存性細胞媒介性細胞傷害作用　248
好中球　217, 235
高張性脱水　208
後天性免疫不全症候群　251
高度不飽和脂肪酸　82
高ホモシステイン血症　186
高密度リポタンパク質（HDL）　103
抗利尿ホルモン　224
コエンザイム A　188
コール酸　86, 94
呼吸性アシドーシス　225
呼吸性アルカローシス　225
克山病　203
骨塩　194, 198
骨粗鬆症　195
骨軟化症　195
コドン　137
　——表　138
コハク酸　59
コラーゲン　188
コリ回路　68
ゴルジ体　9
コルチゾール　174
コレカルシフェロール　191
コレシストキニン　176
コレステロール　85, 92, 106
　——エステル　85

サーカディアンリズム　226
再生医療　127
サイトカイン　236
細胞外液　206
細胞質可溶性物質　10
細胞性免疫　240
細胞内液　206
細胞内受容体　164
細胞内小器官　6
細胞分画法　11
細胞膜　6
　——受容体　165
サイレント　142
サブユニット　115
サルベージ経路　131
酸塩基平衡　224
酸化還元　29
　——酵素　150
　——電位　29
酸化的リン酸化　31, 34
酸化ヘモグロビン　216
酸性アミノ酸　110

三大栄養素　4

ジアシルグリセロール（DG）　19, 85, 168
ジェンナー　231
歯牙う蝕症　203
時間栄養学　227
糸球体　206, 220
　——濾過量　221
シグナルペプチド　141
視交叉上核　229
自己分泌　164
脂質　19, 82
　——代謝異常　161
システイン　112
ジスルフィド結合　112
自然免疫系　234
シトシン　129
ジヒドロキシアセトン　46
　——リン酸　58
1α,25-ジヒドロキシビタミン D　191
脂肪酸　82, 88
脂肪酸合成酵素複合体　98
脂肪組織　101
弱毒生ワクチン　233
シャペロン　141
自由エネルギー　25
収縮タンパク質　108
宿主対移植片反応　240
樹状細胞　238
種痘　232
受容体タンパク質　109
消化　16
　——粥　15
　——器官　13
　——吸収性糖質　19
脂溶性ビタミン　23
常染色体潜性遺伝　126
小胞体　9
食細胞　235
食物繊維　52, 75, 79
ショ糖　49
仁　8
真核細胞　6
真核生物　6
ジンクフィンガープロテイン　201
神経伝達物質　124
腎小体　220
新生児頭蓋内出血　192
新生児マススクリーニング　126
腎臓　220
伸長反応　134
浸透圧　199, 211, 219

心房性ナトリウム利尿ペプチド（ANP）　168, 177, 181, 208
腎門　220

7α-水酸化酵素　94
水素結合　130
水溶性ビタミン　23
スーパーオキシドジスムターゼ　201
スカベンジャー経路　106
スクシニル CoA　59
スクロース　49
錫　204
ステロイドホルモン　95, 164, 174
ステロール　85
スフィンゴシン　88
スフィンゴ糖脂質　88
スフィンゴミエリン　86
スプライシング　137
スルファチド　88
スルホリピド　88

制限酵素　144
生体アミン　179
生体膜　7
生理的燃焼熱　24
セカンドミール効果　229
セカンドメッセンジャー　165, 194
セクレチン　176
赤血球　211, 215
セファリン　86
セリン　112
セルロース　51, 79
セルロプラスミン　201
セレブロシド　88
セレン　203
セロトニン　122, 179
染色体　8
全能性細胞　127

走化能　236
相補性　129
阻害剤　151
促進拡散　18
組織　6
　——適合抗原　240
ソマトスタチン　172
粗面小胞体　9

274　索　引

体液浸透圧　223
代謝　39
　　──水　205
　　──性アシドーシス　225
　　──性アルカローシス　225
耐糖能　71
体内時計　226
タウロコール酸　94
多価不飽和脂肪酸　82
脱共役タンパク質　147
脱水　208
脱水素酵素　29
脱炭酸　60
脱離（付加・除去）酵素　151
多糖　50
単球　217
短鎖脂肪酸　82
胆汁酸　19, 86
単純拡散　18
単純脂質　82
単純多糖　50
単純タンパク質　109
単純糖質　44
炭水化物　43
単糖　45
　　──類　16
タンパク質　21, 108
　　──分解酵素　21
単量体タンパク質　109

ち

チアミン　183
　　──二リン酸　183
遅延型アレルギー　249
チミン　129
中間密度リポタンパク質（IDL）
　103, 105
中鎖脂肪酸　82
中心体　10
中枢時計　229
中性アミノ酸　110
中性脂肪　19, 82
中和　246
腸管関連リンパ組織　246
長鎖脂肪酸　82
腸性肢端皮膚炎　201
調節素　5
調節タンパク質　108
超低密度リポタンパク質（VLDL）
　103, 105
腸内細菌　75
　　──叢　77

腸内フローラ　77
超微量元素　204
貯蔵タンパク質　108
チロキシン（T$_4$）　170
チロシン　112
沈降反応　244

て

低張性脱水　209
低密度リポタンパク質（LDL）
　103, 105
デオキシコール酸　86, 94
デオキシヘモグロビン　216
デオキシリボース　129
デオキシリボ核酸（DNA）　8, 129
テストステロン　175
鉄　199
5,6,7,8-テトラヒドロ葉酸　186
デノボ経路　131
デヒドロゲナーゼ　150
7-デヒドロコレステロール　191
テロメア　134
テロメラーゼ　134
転移 RNA（tRNA）　134
転移酵素　150
電解質　194, 224
電子伝達系　33
転写　134
天然痘　231
デンプン　51
伝令 RNA（mRNA）　134

と

銅　201
糖アルコール　44, 48, 74
同化　26, 39
糖原性アミノ酸　119
糖原病　63
糖脂質　88
糖質　43
　　──代謝異常　161
糖新生　55, 67
糖タンパク質　52
同調因子　229
等張性脱水　208
特異的免疫　214
毒性タンパク質　109
トランスフェリン　108, 127, 199
トリアシルグリセロール　19, 82, 88, 99, 104
トリプトファン　112
トリヨードチロニン（T$_3$）　170
トレオニン　112

トレハラーゼ　16
トレハロース　49
トロンボキサン　96, 179
貪食　235

な

ナイアシン　122, 184
　　──当量　185
ナイーブ T 細胞　238
内因子　23
内在性抗原　238
ナチュラルキラー細胞　217, 236
ナチュラルキラー T 細胞　237
ナトリウム　194, 198
　　──ポンプ　116
生ワクチン　233
難消化吸収性糖質　19, 75
難消化性多糖　79
ナンセンス　142

に

ニコチンアミド　184
　　──アデニンジヌクレオチド　184
　　──アデニンジヌクレオチドリン酸　184
ニコチン酸　184
二次胆汁酸　94
二重逆数プロット法　161
ニッケル　204
日周リズム　226
二糖類　16
　　──水解酵素　16
乳酸脱水素酵素（LD）　150, 153
乳糖　49
尿　220
尿細管　206, 220
尿酸　133
尿素　133, 222
　　──回路　122

ぬ

ヌクレオシド　129
ヌクレオソーム　131
ヌクレオチド　129

ね

熱変性　145
熱量素　5
ネフロン　220
ネルボン酸　88
粘膜免疫　246

索　　引　275

の

脳性ナトリウム利尿ペプチド
　　(BNP)　168, 177, 181
能動輸送　18
ノルアドレナリン　173

は

パーフォリン　237
パイエル板　246
麦芽糖　49
パスツール　232
バソプレッシン　170, 208, 222
発エルゴン反応　27
白血球　211, 217
発酵　16
パラクリン　164
パラトルモン　170, 195
バリン　112
反拮抗阻害　156
反競合阻害　156
パントテン酸　188
反応生成物　151

ひ

ヒアルロン酸　53
ビオチン　187
非還元糖　50
ヒスタミン　121, 179, 247
ヒスチジン　113
ヒストン　131
ビタミン　23, 182
　　——A　189
　　——B群　59
　　——B$_1$　183
　　——B$_2$　184
　　——B$_6$　185
　　——B$_{12}$　186
　　——C　188
　　——D　191
　　——E　190
　　——K　192
必須アミノ酸　112
必須無機元素　2
非特異的免疫　214
ヒト絨毛性性腺刺激ホルモン　175
ヒト白血球抗原　240
ヒト免疫不全ウイルス　251
3-ヒドロキシ-3 メチルグルタリル
　　CoA　92
3-ヒドロキシ酪酸　95
泌尿器系　220
ピノサイトーシス　20

非必須アミノ酸　112
肥満細胞　246
ピリドキサールリン酸　121, 185
ピリドキシン　185
ピリミジン塩基　120, 129
ピリミジンヌクレオチド　132, 133
ピルビン酸カルボキシラーゼ　187,
　　202
ピルビン酸キナーゼ　58
ピルビン酸脱水素酵素複合体　59
貧血　215

ふ

フィードバック作用　43
フィードバック調節　93
フィブリノーゲン　218
フィブリン　217
フィロキノン　192
フェニルアラニン　112
フェニルケトン尿症　126, 161
フェロオキシダーゼ活性　201
付加・除去（脱離）酵素　151
不可逆阻害　156
不感蒸泄　205
複合脂質　82
副甲状腺ホルモン　170, 195
複合多糖　50
複合タンパク質　109
複合糖質　45, 52
副腎髄質ホルモン　173
副腎性アンドロゲン　175
副腎皮質ホルモン　174
複量体タンパク質　109
不斉炭素原子　45, 110
物質代謝　26
フッ素　203
プテロイルモノグルタミン酸　186
ブドウ糖　45
負のフィードバックループ　228
不飽和脂肪酸　82, 99
フマル酸　60
プライマー　62
プライマーゼ　133
フラビンアデニンジヌクレオチド
　　184
フラビンモノヌクレオチド　184
プリン塩基　119, 129
プリンヌクレオチド　132, 133
フルクトース 6-リン酸　57
フレームシフト　142
プレグネノロン　95
プレバイオティクス　77
プレプロインスリン　172
プロゲステロン　175

プロスタグランジン　96, 179
プロスタサイクリン　96
プロテオグリカン　53
プロモーター配列　135
プロリン　113
分岐鎖アミノ酸　112

へ

ヘキソース　45
ヘキソキナーゼ　56
ベクター　144
ペクチン　52, 79
ペプシノーゲン　21
ペプシン　21
ペプチド結合　113
ベヘン酸　88
ヘマトシド　88
ヘミアセタール　47
ヘミセルロース　52, 79
ヘム　216
ヘモグロビン　199, 216
ペラグラ　184
ペルオキシソーム　10
変性　115
ペントース　45
　　——リン酸経路　55, 64, 131
ヘンレ係蹄　206

ほ

補因子　194
防御タンパク質　108
抱合　65
ホウ素　204
傍分泌　164
飽和脂肪酸　82, 97
ボーマン嚢　220
補欠分子　152
補酵素　152
ホスファチジルイノシトール 4,5-
　　ビスリン酸（PIP$_2$）　167
ホスファチジルエタノールアミン
　　86
ホスファチジルコリン　86
ホスファチジルセリン　88
ホスホエノールピルビン酸カルボ
　　キシキナーゼ　70
ホスホフルクトキナーゼ　57
ホスホリパーゼ A$_2$　92
ホスホリパーゼ C　167
ホスホリパーゼ D　92
ホスホリボシルピロリン酸　132
補体　236
ホメオスタシス　149, 211

276　索　引

ホモシスチン尿症　126
ホモシステイン　122
ポリ（A）構造　136
ポリソーム　140
ポリペプチド　114
ポリメラーゼ連鎖反応（PCR）　145
ポルフィリン環　120
ホルモン　164, 170
　——感受性リパーゼ　101
　——受容体　164
　——-受容体複合体　164
ホロ酵素　152
翻訳　138
　——修飾　141

ま

膜消化　16
膜タンパク質　18
膜電位　198
マグネシウム　194, 198
マクロファージ　235
マスト細胞　246
末梢時計　229
末端修飾　136
マトリックス　9
マルトース　49
マルピギー小体　220
マロニル CoA　98
マンガン　202

み

ミカエリス定数（K_m）　159
ミカエリス・メンテン式　159
ミクロソーム画分　11
水　205
　——欠乏性脱水症　205
ミスセンス　142
ミセル形成　20
ミトコンドリア　9, 59
　——ゲノム　129
ミネラル　193
　——コルチコイド　174

む

無機栄養素　193
無機元素　2
無機質　193
無機触媒　150
むし歯　77, 203

め

メープルシロップ尿症　126
メタボリックシンドローム　177
メチオニン　112
メチルコバラミン　186
メナキノン　192
メラトニン　122, 177
免疫　231
　——学的記憶　238
　——寛容　246
　——グロブリン　242
　——複合体　244
メンケス病　201

も

モノアシルグリセロール　85
　——経路　99
モノマータンパク質　109
モリブデン　203

や

夜盲症　189

ゆ

有機酸　59
有機触媒　150
有機溶媒　82
誘導脂質　82
遊離脂肪酸　19, 96, 101
輸送酵素　152
輸送担体　116
輸送タンパク質　108
輸送鉄　199
ユビキチン　116

よ

葉酸　186
ヨウ素　202

ら

ラインウィーバー・バーク式　160
ラクトース　49
ランゲルハンス島　171

り

リグニン　79
リシルオキシダーゼ　201
リシン　113
リソソーム　10
リゾホスファチジルコリン　20
リゾリン脂質　92
リゾレシチン　20, 92
リトコール酸　94
リノール酸　84
リボース　129
リボ核酸（RNA）　129
リボソーム　9, 139
　——RNA（rRNA）　134
リポタンパク質　103
　——リパーゼ　104, 162
リボフラビン　184
リン　194, 197
リンゴ酸　60
リン酸化　165
リン脂質　19, 86, 99
リンパ球　217

る

ルミナコイド　79

れ

レジスタントスターチ　80
レシチン　86
　——-コレステロールアシル転移
　　酵素　107
　——-コレステロールアシルトラ
　　ンスフェラーゼ　107
レセプタータンパク質　109
レチノイン酸　189
　——受容体　190
レチノール　189
レニン-アンギオテンシン系　175
レプチン　177

ろ

ロイコトリエン　96, 179, 247
ロイシン　112
ロドプシン　190

わ

ワクチン　231

索　引

数字・欧文

1α,25-ジヒドロキシビタミンD　191
2-オキソグルタル酸　59, 118
　──脱水素酵素複合体　59
2-オキソ酸　116
2′-デオキシリボース　129
3-ヒドロキシ-3メチルグルタリルCoA（HMG-CoA）　92
3-ヒドロキシ酪酸　95
3′-5′-リン酸ジエステル結合　129
5,6,7,8-テトラヒドロ葉酸　186
7-デヒドロコレステロール　191
7α-水酸化酵素　94
17β-エストラジオール　175
Ⅰ型アレルギー　246
Ⅱ型アレルギー　248
Ⅲ型アレルギー　248
Ⅳ型アレルギー　249
Ⅴ型アレルギー　250

A

α-ケトグルタル酸　59
α酸化　91
α炭素　82
α-トコフェロール　190
αヘリックス　114
α-リノレン酸　84
ACAT　21
ADCC（antibody dependent cell mediated cytotoxicity）　248
ADH　224
AIDS（acquired immuno-deficiency syndrome）　251
ALP（alkaline phosphatase）　153
ANP　168, 177, 181, 208
ATP　13, 29, 97
Atwater　25

B

β構造　114
β酸化　90
B細胞　217, 242
Bリンパ球　217
BNP　168, 177, 181

C

C反応性タンパク　236
Cペプチド　172
cAMP　63, 102, 165
CD4⁺T細胞　238
CD8⁺T細胞　238
centrosome　10
cGMP　168
chylomicron　21
chyme　15
Cori回路　68
cytosol　10

D

D-アミノ酸　125
DG　168
DNA（deoxyribonucleic acid）　8, 129
　──合成　133
　──合成酵素　145
　──複製　133
　──ヘリカーゼ　133
　──ポリメラーゼ　134
　──リガーゼ　144

E

E-box　228
EPO　215
ER（endoplasmic reticulum）　9
ES（embryonic stem）細胞　127

F

FAD（flavin adenine dinucleotide）　184
FFA（free fatty acid）　19
FMN（flavin mononucleotide）　184

G

γ-アミノ酪酸（GABA）　122
γ-カルボキシグルタミン酸　192
Gタンパク質　165
GABA　122
GALT　246
GFR（glomerular filtration rate）　221
GLUT（glucose transporter）　18, 173
Golgi body　9
GTP依存性調節タンパク質　165
GVH（graft versus host）反応　240

H

H鎖　242

hCG　175
HDL（high density lipoprotein）　103
Henle loop　206
HIV（human immunodeficiency virus）　251
HLA　240
HMG-CoA　92
HVG（host versus graft）反応　240

I

IDL（intermediate density lipoprotein）　103, 105
Ig（immunogloblin）　242
IgA　244
IgD　243
IgE　244
IgG　244
IgM　243
IP₃　168
iPS細胞　127
isozyme　153

J

Jenner　231

K

K_m値　159

L

L-グロノラクトンオキシダーゼ　188
L-グロノラクトン酸化酵素　188
L鎖　242
LD　153
LDL（low density lipoprotein）　103, 105
Lineweaver-Burkの式　160
lipid　82
lysosome　10

M

M細胞　246
Menkes病　201
Michaelis-Menten式　159
mitochondria　9
mRNA　134

n-3系　84
n-6系　84
Na$^+$/D-グルコース共輸送担体　18
NAD（nicotinamide adenine dinucleotide）184
NADP（nicotinamide adenine dinucleotide phosphate）184
NK 細胞　217, 236
NKT 細胞　237

PTH（parathyroid hormone）170, 195

T$_3$　170
T$_4$　170
TATA ボックス　135
TCA（tricarboxylic acid）サイクル　13, 55, 58, 91
TCR　238
Th2 細胞　242
tRNA　134, 138

UCP（uncoupling protein）147
UDP-グルコース　62
　——ウリジリルトランスフェラーゼ　63
UTP-グルコース 1-リン酸ウリジリル転移酵素　63

ribosome　9
RNA（ribonucleic acid）129
rough surfaced ER　9
rRNA　134
RTP（rapid turnover protein）127

S-アデノシルメチオニン　120
SGLT1（sodium dependent glucose transporter 1）18, 173
smooth surfaced ER　9
SNP（single nucleotide polymorphism）147

T 細胞　217
　——抗原受容体　238
T リンパ球　217

ω酸化　91
ω炭素　82, 91

Pasteur　232
PCR（polymerase chain reaction）145
peroxisome　10
PIP$_2$　168
PLP（pyridoxal phosphate）121, 185

VLDL（very low density lipoprotein）103, 105

Wilson 病　201

基礎から学ぶ生化学（改訂第 4 版）

2008 年 12 月 20 日	第 1 版第 1 刷発行	監修者 山田和彦
2014 年 3 月 30 日	第 2 版第 1 刷発行	編集者 福島亜紀子，叶内宏明
2019 年 8 月 20 日	第 3 版第 1 刷発行	発行者 小立健太
2021 年 9 月 1 日	第 3 版第 2 刷発行	発行所 株式会社 南 江 堂
2025 年 3 月 31 日	改訂第 4 版発行	☎113-8410 東京都文京区本郷三丁目 42 番 6 号

☎（出版）03-3811-7236 （営業）03-3811-7239
ホームページ https://www.nankodo.co.jp/
印刷 壮光舎印刷／製本 ブックアート
装丁 永田早苗

Basic Learning of Biochemistry
© Nankodo Co., Ltd., 2025

定価は表紙に表示してあります．
落丁・乱丁の場合はお取り替えいたします．
ご意見・お問い合わせはホームページまでお寄せください．

Printed and Bound in Japan
ISBN978-4-524-20762-6

本書の無断複製を禁じます．
JCOPY 〈出版者著作権管理機構 委託出版物〉
本書の無断複製は，著作権法上での例外を除き禁じられています．複製される場合は，そのつど事前に，
出版者著作権管理機構（TEL 03-5244-5088，FAX 03-5244-5089，e-mail: info@jcopy.or.jp）の許諾
を得てください．

本書の複製（複写，スキャン，デジタルデータ化等）を無許諾で行う行為は，著作権法上での限られた例
外（『私的使用のための複製』等）を除き禁じられています．大学，病院，企業等の内部において，業務
上使用する目的で上記の行為を行うことは私的使用には該当せず違法です．また私的使用であっても，代
行業者等の第三者に依頼して上記の行為を行うことは違法です．